Tomando Control de su Salud:

Una guía para el manejo de las enfermedades del corazón, diabetes, asma, bronquitis, enfisema y otros problemas crónicos

Tercera Edición

Virginia González, MPH, María H. Marin, B.A. Kate Lorig, RN, DrPH, Halsted Holman, MD, David Sobel, MD, Diana Laurent, MPH, Marian Minor, RPT, PhD

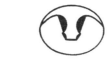

Bull Publishing Company
Boulder, Colorado

Bull Publishing Company
P.O. Box 1377
Boulder, CO 80306
800-676-2855
www.bullpub.com

ISBN 978-1-933-503-09-7

The work is supported by: NIHNR Grant NR 04438 and California State Tobacco-Related Disease Research Program Award 6RT 0107.

Library of Congress Cataloging-in-Publication Data

Living a healthy life with chronic conditions. Spanish
    Tomando control de su salud: una guía para el manejo de las enfermedades del corazón, diabetes, asma, bronquitis, enfisema y otros problemas crónicos / by Virginia González . . . [et al.]. —Segunda ed.
    p. cm.
    Includes index.
    ISBN 978-1-933503-09-7
    1. Chronic diseases—Popular works. I. Gonzalez, Virginia. II. Title.

RC108.L56518 2007
616'.044—dc22   2007032850

10 9 8 7 6 5 4 3 2 1

Publisher: James Bull
Production: Shadow Canyon Graphics
Cover Design: Lightbourne Images

Tabla de Contenido

v

Agradecimientos

Este libro es el resultado de la colaboración y participación de muchas personas. Las más importantes son los primeros participantes del estudio y programa, Tomando Control de su Salud. A estos se agregaron otros participantes, a los cursos y estudio, en los Estados Unidos y México. A través de su participación y sus comentarios, estas personas nos compartieron la información que necesitaron para poder manejar mejor su salud, y nos ayudaron a desarrollar en forma más completa este libro y el programa Tomando Control de su Salud. También queremos agradecer a nuestros lideres o instructores del programa, por su apoyo, dedicación y compromiso para ayudar a las personas con enfermedades crónicas. De la misma manera queremos agradecer a todos los profesionales y a las organizaciones comunitarias que colaboraron en la realización del este programa.

La realización del programa y el libro no se hubieran sido posible sin el apoyo del National Institute of Nursing Research y del State of California Tobacco-Related Research Program. Así mismo en forma especial agradecemos a Paso del Norte Health Foundation y El Paso Diabetes Association.

Otras personas merecen ser mencionadas, especialmente quienes contribuyeron con su tiempo, esfuerzo, ideas, traducción y revisión de este libro y el éxito del programa: Susan Kayman, Lori Doyle, Dra. Teresa Bravo, Dr. Arturo Madrigal, Dr. Jesus Mendiolaza, Dra. Monica Ochoa, Blanca Schwarz, Lidia Bongiorno, Frank Villa, Claudia Ortega, Jesus Dora Maudeño-Moya, Mirna Sanchez, Esmeralda Fernández, John J. Marin y Damaso Rosas.

Finalmente, queremos agradecer a nuestro publicador Jim Bull. Jim siempre creyó en nuestro proyecto. Se dió cuenta de la necesidad en la comunidad latina y nos ayudó a realizar este libro para poder alcanzar a la población de habla hispana.

Capítulo
1

Visión General del Manejo Personal
de las Enfermedades Crónicas

NADIE QUIERE TENER UNA ENFERMEDAD CRÓNICA. Sin embargo, la mayoría de nosotros desarrollará una o más de estas enfermedades en el transcurso de nuestras vidas. Aunque nadie las desee, las enfermedades o problemas de salud nos afectan a todos. Todos vamos a tener que pasar o manejar algún tipo de enfermedad desde unas muy simples, a otras muy complicadas; de unas temporales o que duran corto tiempo, a otras con las que vamos a vivir por el resto de nuestras vidas, las que llamamos enfermedades crónicas. Este libro se ha escrito con el propósito de ayudar a las personas con enfermedades crónicas a aprender que es posible vivir una vida plena y más saludable a pesar de la enfermedad. Esto puede parecer un concepto extraño. ¿Cómo una persona enferma puede vivir una vida más saludable? Para responder a esta pregunta necesitamos enfocarnos en las consecuencias que traen la mayoría de las enfermedades crónicas. Estas enfermedades, ya sean del corazón, hígado, diabetes, presión alta, colesterol alto, asma, enfisema, o cualquier otra enfermedad que se derive o se desarrolle de alguna enfermedad crónica, traen como consecuencia que la persona, en la mayoría de los casos, pierda su condición física y se sienta más fatigada. Esto a su vez causa estrés emocional, frustración, disgusto, enojo, depresión y desesperanza, haciendo que la persona sienta que pierde el control de su salud y de su vida. La buena salud se manifiesta en un cuerpo sano y mente sana. Aplicando este principio diríamos, una manera saludable de vivir con una enfermedad crónica es trabajar para vencer los problemas físicos y emocionales causados por la enfermedad. Para una persona con enfermedad crónica, la meta debería ser de alcanzar su mejor capacidad física posible, y a la vez mantener y mejorar su habilidad para hacer las cosas que más le gustan. De esta manera podrá disfrutar mejor de la vida. Este libro se ha desarrollado exactamente para ayudar a las personas con enfermedades crónicas a lograr esa meta.

Usted no encontrará curas milagrosas en estas páginas. Mas bien, se beneficiará de cientos de ideas y consejos que le ayudarán en el manejo de su enfermedad y su vida. Estos consejos vienen de médicos y otros profesionales en el campo de salud. Aun más importante, ofrecemos consejos de personas como usted que tienen la enfermedad y aprendieron a manejarla en *forma positiva*. Por favor, note que decimos *manejar positivamente* la enfermedad. Es importante enfatizar que cuando se tiene una enfermedad crónica no hay forma de evitar manejarla. Si usted decide no hacer nada y sólo sufrir, es una forma de manejar su enfermedad. Si usted sigue un tratamiento tomando sólo medicinas, es otro estilo de manejar la enfermedad. Usted logrará vivir una vida más saludable si maneja en forma positiva su enfermedad, obteniendo los mejores tratamientos que los proveedores de salud puedan ofrecer. Además de ser proactivo en el cuidado y manejo cotidiano de su salud. Esto le llevará a vivir una vida plena y productiva.

En este capítulo vamos a ofrecer un panorama de las enfermedades crónicas. Hablaremos en forma general de los problemas más comunes causados por estas enfermedades. Además, ofreceremos algunas guías para desarrollar habilidades de manejo personal que son únicas o específicas a una condición en particular. Pronto usted notará que los problemas de las enfermedades y la habilidad para manejarlos tienen más en común de lo que usted se imaginaba. El resto del libro le ofrece información detallada que le ayudará a aprender y desarrollar todas las habilidades necesarias para el manejo personal de su enfermedad.

Las Enfermedades Crónicas

Para entender el significado de una enfermedad crónica vamos a clasificar los problemas de salud en general en dos grupos, "curables" y "crónicos". Las enfermedades curables son aquellas que se presentan en forma rápida e inesperada, y están relacionadas a un factor causante, se diagnostican fácilmente, afectan por un período determinado o corto y responden a un tratamiento o cirugía. En una enfermedad curable tanto el paciente como el doctor saben que esperar, no hay incertidumbre o dudas. El paciente normalmente sigue las instrucciones o tratamiento hasta su completa recuperación, y después puede seguir con su vida normal. Las enfermedades curables generalmente tienen un ciclo de empeorarse por un tiempo, ser tratados y recuperarse. Además, pueden variar de una condición simple a una condición de riesgo, pero la persona se recupera completamente. Finalmente, el éxito en el cuidado de una enfermedad curable depende del conocimiento y experiencia de su proveedor de salud para diagnosticar y administrar el tratamiento adecuado.

Algunos ejemplos de enfermedades curables son: una infección causada por un virus, bacteria o germen, como una gripa o influenza, una infección a la garganta, o pueden pasar de situaciones simples a complicadas; pero pueden ser tratadas con medicinas y curarse completamente. Una apendicitis, generalmente comienza con una señal rápida con náuseas y dolor en el abdomen, el diagnóstico lo establece el médico con un examen físico, esto lleva a una cirugía para remover el apéndice inflamado. Después de un período el paciente se recupera completamente. Una torcedura, corte, luxación o ruptura de huesos causado por accidentes, en la mayoría de casos pueden ser tratados y curadas completamente.

Las enfermedades crónicas son diferentes. Se presentan en forma gradual y lentamente, a veces sin síntomas o malestares, pero van deteriorando nuestra salud en forma permanente. Podemos comparar con lo que sucede con una cerca de madera expuesta al medio ambiente sin protección. Con el tiempo la madera se comienza a deteriorar lentamente por el sol, la lluvia y el viento, muchas veces no lo notamos. Muchas enfermedades crónicas no presentan síntomas, y cuando estos aparecen generalmente la enfermedad está muy avanzada, como en el caso de la arteriosclerosis, donde la señal puede ser un ataque cardíaco, un derrame cerebral o apoplejía. En el caso de artritis se inicia con un pequeño hormigueo o adormecimiento y avanza gradualmente. A diferencia de las enfermedades curables, las enfermedades crónicas tienen múltiples y diferentes factores causantes, incluyen el factor genético o hereditario, el estilo de vida (fumar, falta de ejercicio, vida sedentaria, falta de una alimentación balanceada, el estrés etc.), el medio ambiente y el factor fisiológico.

El diagnóstico de las enfermedades crónicas a diferencia de las curables puede ser difícil de determinar y a veces requiere muchas pruebas. Esto puede ser

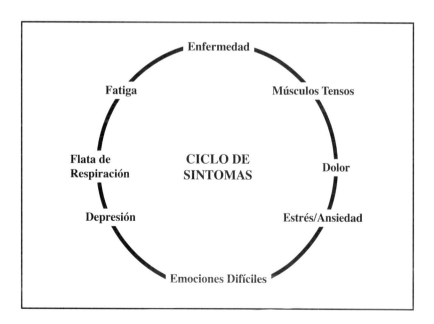

Figura 1.1   ***Ciclo Vicioso de los Síntomas***

frustrante para aquellos que quieren una respuesta rápida. En la arteriosclerosis la señal puede ser un ataque cerebral o cardíaco; en el caso de diabetes la señal puede ser problemas con la visión, complicaciones con heridas que no cicatrizan o un coma diabético; en el caso de asma si no se controla un ataque severo puede ser fatal. En algunos casos, aunque el diagnóstico puede ser rápido, los efectos a largo plazo pueden ser difíciles de determinar como en el caso de un ataque cardíaco o derrame cerebral. La característica más importante de las enfermedades crónicas es la falta de un patrón regular donde se pueda predecir lo que va a suceder.

4

A diferencia a las enfermedades curables donde el paciente se recupera completamente, las enfermedades crónicas generalmente nos llevan a más síntomas y a una pérdida de la condición física. Muchas personas suponen que los síntomas que experimentan son el resultado de una sola causa, la enfermedad. Aunque es verdad que la enfermedad provoca dolor, falta de respiración, fatiga, etc., la enfermedad no es la única causa. Cada uno de estos síntomas, por sí mismo, puede contribuir a los otros síntomas. También, todos los síntomas juntos pueden afectar a un solo síntoma. Aún más difícil, se pueden aumentar o intensificar uno a otro. Por ejemplo, la depresión causa la fatiga, el estrés provoca la tension muscular, y estos pueden causar más dolor o falta de respiración y así sucesivamente. Las interacciones de los síntomas, a su vez, empeoran nuestra enfermedad o condición, creando un ciclo vicioso. Este ciclo se va empeorando a menos que podamos encontrar una manera para romperlo. (Revise la figura 1.1 de ciclo vicioso de los síntomas.)

La Tabla 1.1 resume las diferencias entre las enfermedades curables y crónicas. A través de este libro examinamos formas de romper el ciclo de los síntomas y alejarnos del problema de pérdida de la condición física y de la pérdida de la esperanza de mejorar nuestra situación, que con frecuencia se siente como resultado de una enfermedad crónica.

¿Cuál es la Causa de una Enfermedad Crónica?

Para contestar esta pregunta necesitamos entender como opera el organismo. Como sabemos las células son la base o los cimientos (es decir los materiales como ladrillos, arena, cementos, etc.) que forman los tejidos y los órganos: el corazón, los pulmones, el cerebro, la sangre, los vasos sanguíneos, los huesos, los músculos, en realidad todo el cuerpo está formado de células. Para que una célula se mantenga viva y funcione en forma normal, deben suceder tres cosas: debe ser nutrida,

Tabla 1.1 Diferencias entre enfermedades agudas o curables y crónicas

Característica	ENFERMEDADES AGUDAS O CURABLES	ENFERMEDADES CRÓNICAS
Comienzan	En forma rápida e inesperada.	Gradual y lentamente.
Causas	Generalmente existe sólo un factor causante.	Existen varios factores causantes.
Duración	Un tiempo determinado o corto.	El tiempo es indefinido.
Diagnóstico	Comúnmente es preciso.	Generalmente es incierto, sobre todo al inicio.
Pruebas del diagnóstico	Con frecuencia son decisivas.	Con frecuencia no son decisivas y son limitadas.
Tratamiento	Comúnmente se curan.	Rara vez se curan.
Función del profesional	Seleccionar y dirigir el tratamiento.	Educar y trabajar en conjunto con el paciente.
Función del paciente	Seguir el tratamiento, hasta la recuperación.	Trabajar en conjunto con el doctor y otros profesionales a cargo de su tratamiento.
		Tomar responsabilidad por el manejo diario de su enfermedad.

5

recibir oxígeno y eliminar los productos residuales. Si por alguna razón la célula no puede realizar alguna de estas tres funciones se dice que la célula está enferma. Cuando las células se enferman no pueden realizar su función, los tejidos y órganos sufren, esto hará que usted "experimente" limitación en sus habilidades para realizar sus actividades cotidianas.

La diferencia entre unas enfermedades crónicas depende en qué órganos están siendo afectados y el proceso en el cual este efecto ocurre. Por ejemplo, en un ataque cerebral o apoplejía, los vasos sanguíneos del cerebro se bloquean o se rompen. Esto evita que el oxígeno y otros nutrientes lleguen al cerebro causando daño o lesión cerebral. Cuando esto ocurre, alguna parte del cuerpo controlado por el cerebro lesionado pierde su función. Por ejemplo, perdemos la habilidad de mover una pierna, un brazo, o parte de la cara.

Si usted tiene una enfermedad cardíaca, muchas cosas suceden. Por ejemplo, un ataque al corazón ocurre cuando no llega suficiente sangre al corazón, porque los vasos sanguíneos se bloquean. Esto se llama trombosis coronaria. Cuando esto sucede, se bloquea el paso del oxígeno al corazón causando lesión o daño al músculo cardíaco, produciendo dolor. El corazón que experimenta una lesión muscular, se debilita y no puede realizar su función normal. Un corazón débil no es capaz de bombear la sangre al torrente sanguíneo, por lo tanto, la sangre no puede llevar el oxígeno y los nutrientes a las células y los tejidos. Cuando la sangre no llega en forma eficiente al organismo los tejidos acumulan fluidos o sustancias, esto hará que la persona experimente fatiga y dificultad para respirar.

6

Con asma, bronquitis y enfisema las vías respiratorias se estrechan bloqueando o limitando el paso del oxígeno. En el caso del asma y bronquitis la dificultad es para que el *oxígeno* llegue a los pulmones. En el caso de enfisema la capacidad pulmonar disminuye, por lo tanto los pulmones no pueden pasar en forma efectiva el oxígeno a la sangre. En ambos casos hay una obstrucción del flujo de aire hacia dentro y fuera de los pulmones, privando al organismo del oxígeno en la sangre.

En la diabetes, el páncreas, una pequeña glándula del cuerpo, no produce suficiente insulina (hormona producida por el páncreas), o la insulina que produce no puede realizar su función eficientemente en el organismo. Sin la ayuda de la insulina las células del organismo no pueden utilizar la glucosa (azúcar sanguíneo) que lleva la sangre y que sirve para nutrir la célula y para producir energía. En las enfermedades del hígado y de los riñones, las células que forman estos órganos no funcionan adecuadamente; por lo tanto, estos órganos tendrán dificultad en cumplir su función de eliminar o desechar los residuos del cuerpo.

Hemos mencionado diferentes enfermedades crónicas, sin embargo, las consecuencias básicas de todas estas enfermedades son similares. Por ejemplo, pérdida o limitación en la función de algunos órganos debido a la reducción o falta de oxígeno, acumulación de productos residuales, o la inhabilidad del organismo de utilizar la glucosa (azúcar sanguíneo) para obtener energía. La perdida de la función también ocurre en la enfermedad como la artritis pero por diferentes razones. Por ejemplo, en la osteoartritis, el cartílago, el tejido firme y gomoso que se encuentra al final de los huesos y entre los "discos" que forman los huesos de la columna vertebral se desgasta, se deshilacha, o se sale de su lugar causando dolor. No sabemos claramente porque las células de los cartílagos se debilitan o mueren, pero los resultados son dolor e incapacidad.

Hemos visto hasta ahora, que todas las enfermedades crónicas empiezan al nivel de las células. Pero una enfermedad es más que el mal funcionamiento celular. También involucra los problemas que día a día tenemos que afrontar en nuestras vidas. Los que incluyen no hacer las cosas que queremos hacer (lo que nos gusta hacer) o la necesidad de cambiar nuestros hábitos y actividades sociales. En general, hasta que usted sienta los síntomas (dificultad para respirar, fatiga, dolor, mareos, problemas con la visión, etc.) no se dará cuenta que realmente tiene la enfermedad. Comparamos antes lo que sucede con una cerca de madera expuesta al medio ambiente, se comienza a deteriorar lentamente y muchas veces no lo notamos hasta que esté muy dañada. Lamentablemente, muchas de las enfermedades crónicas avanzan silenciosamente sin dar señales y ya están muy avanzadas.

Las causas biológicas de las enfermedades crónicas son diferentes, sin embargo, los problemas que causan a los pacientes son similares. Por ejemplo, la mayoría de las personas que tienen enfermedades crónicas sufren de fatiga y falta de energía. La alteración del sueño es un problema común. En algunos casos se tiene dolor y en otros, el problema es la dificultad para respirar. Estar discapacitado, hasta cierto punto, es parte de tener una enfermedad crónica. Puede ser la dificultad para usar las manos, debido a la artritis o a un ataque cerebral; dificultad para caminar debido a la falta de respiración, apoplejía, artritis o diabetes. Algunas veces la incapacidad proviene de la falta de energía o de encontrarse extremadamente fatigado.

Otro problema común de las enfermedades crónicas es la depresión, o el "sentimiento de tristeza o pesadumbre". Es difícil mantener una actitud alegre cuando su enfermedad le causa problemas que probablemente no desaparecerán. Acompañan a la depresión, el temor o incertidumbre acerca del futuro. Usted se preguntará, ¿seré capaz de mantener mi independencia? Si no puedo ser capaz de cuidarme a mí mismo, ¿quién me cuidará?, ¿qué le pasará a mi familia?, ¿mi condición empeorará? La limitación para valerse por sí mismo, o la incapacidad y la depresión harán que la persona pierda la confianza en sí misma, afectando su autoestima.

Una de las cosas importantes que debemos aprender es que, debido a las similitudes entre las enfermedades crónicas, las principales tareas o habilidades que debemos aprender para manejar estas enfermedades también son similares. Además, para poder superar los problemas físicos y emocionales es necesario aprender la habilidad para resolver problemas que surgen durante el transcurso de su enfermedad. Estas tareas y habilidades incluyen desarrollar y mantener un programa de ejercicio, de nutrición, manejar los síntomas; hacer decisiones acerca de cuando buscar ayuda médica. Además, trabajar en forma efectiva con su médico; usar medicamentos, disminuyendo los efectos secundarios que estos puedan producir; buscar y utilizar los recursos en su comunidad, hablar con un familiar o amigo acerca de su enfermedad, y si es necesario cambiar sus actividades sociales. La tarea más importante de todas, posiblemente será aprender a responder a su enfermedad en forma continua, resolviendo día a día los problemas que se presenten. El cuadro 1, ilustra algunos de los problemas causados por las enfermedades crónicas más comunes.

Cuadro 1: *Problemas del Manejo Personal Causados por las Enfermedades Crónicas Comunes.*

POSIBLES PROBLEMAS CAUSADOS POR LAS ENFERMEDADES CRÓNICAS

Enfermedad Crónica	Dolor	Fatiga	Falta de aire o dificultad para respirar	Función física	Emociones
Acidez y reflujo gastro-esofágico	X				X
Artritis	X	X		X	X
Asma y enfermedades pulmonares		X	X	X	X
Ataque / derrame cerebral (apoplejía)		X		X	X
Cálculos (piedras) en los riñones	X				
Cáncer	X	X	algunas veces	X	X
Diabetes	X	X		X	X
Dolor crónico	X	X		X	X
Enfermedades cardíacas	X	X	X	X	X
Enfermedad de HIV (SIDA)	X	X	X	X	X
Enfermedad inflamatoria del intestino	X				X
Enfermedad de Parkinson		X		X	X
Esclerosis Múltiple		X		X	X
Fallo renal		X			X
Hepatitis	X	X			X
Insuficiencia cardíaca congestiva		X	X		X
Presiona alta					X
Síndrome del intestino irritable	X				X
Ulcera péptica	X				X

De esta pequeña introducción usted podrá apreciar que las enfermedades cróni-cas tienen más en común de lo que pensábamos o veíamos a primera vista. En este libro, trataremos acerca del manejo de estas enfermedades crónicas. En la mayor parte del libro hablarémos más acerca de las tareas o habilidades más comunes para el manejo personal de estas enfermedades. Si usted tiene más de una enfermedad crónica, no se verá confundido de cómo o donde va a empezar. Las técnicas o habi-lidades que aprenderá para las enfermedades cardíacas también le serán útiles para las enfermedades del pulmón, artritis o ataque cerebral. Empiece con el problema o la enfermedad que más le afecta y le molesta. El cuadro 2 señala algunas de las habilidades o técnicas que tal vez necesita para manejar algunas de estas enfer-medades específicas. Algunas de estas técnicas también son discutidas en otros capítulos que tratan de enfermedades específicas.

Antes de discutir las técnicas de manejo personal, vamos a hablar un poco más acerca de lo que para nosotros significa el manejo personal de enfermedades crónicas.

El Camino de las Enfermedades Crónicas

Para manejar una enfermedad crónica la primera responsabilidad que la persona debe asumir es entender su enfermedad y qué está pasando en su organismo. Esto significa, convertirse en una persona proactiva, aprendiendo cada vez más acerca de las causas y tratamientos para su enfermedad. También significa poner atención y observar cómo la enfermedad y los tratamientos afectan o generan cambios en su organismo. Las enfermedades son diferentes para cada persona, con la experiencia y la práctica usted y su familia se harán expertos en determinar los efectos de la enfermedad y sus tratamientos. Es más, usted es la única persona que siente y tiene que vivir con su enfermedad día tras día. Por eso, el observar su enfermedad y reportar correctamente a sus proveedores de salud son parte importante de conver-tirse en una persona proactiva en el manejo de su enfermedad. Como mencionamos anteriormente las enfermedades crónicas pueden subir o bajar en intensidad y no tienen patrón estable. Estas enfermedades no siguen ningún transcurso o camino recto, actualmente están llenas de subidas y bajadas.

La figura 1.2 (página 10) representa el camino que generalmente siguen las enfermedades crónicas después de la primera visita con su médico u otro profesio-nal en el campo de salud. Aunque, la intensidad de los síntomas parecen que están al mismo nivel en las tres visitas, lo que ha pasado en el transcurso de esas tres visi-tas puede significar algo completamente diferente cuando el equipo de profesionales a cargo de su tratamiento está evaluando si mantienen o cambian su tratamiento. En el caso de la primera visita, los síntomas mejoran, entonces mantener estable o tal

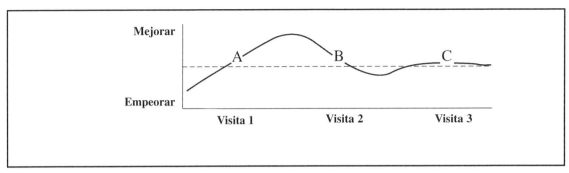

Figura 1.2 **Transcurso de la Enfermedad**

10

vez disminuir el tratamiento puede ser lo indicado. En el caso de la segunda visita, parece que las cosas empeoran, entonces lo indicado será elegir un tratamiento adicional. En el caso de la tercera visita, las cosas se han mantenido estables por un tiempo; entonces quiere decir que mantener ese tratamiento es la mejor opción.

Su experiencia y entendimiento de su enfermedad, así como reportar o comunicar claramente a su médico son con frecuencia los mejores indicadores del camino o la ruta que sigue su enfermedad. Su médico y cualquier otro experto en el campo de salud comúnmente depende de estos reportes para hacer sus decisiones. Aun más, si el profesional en el campo de salud anima y facilita el aprendizaje del paciente; y éste responde participando en las decisiones y siendo proactivo, podemos decir que se ha iniciado el "trabajo en conjunto" o una "sociedad" entre el paciente y sus proveedores de salud. Para ser más efectivo, el manejo personal de las enfermedades crónicas es muy importante la formación de esta sociedad, paciente-proveedor de salud.

Cuando uno desarrolla una enfermedad crónica, uno se vuelve más consiente de su cuerpo. Los síntomas pequeños que generalmente antes ignorábamos ahora pueden ser causa de preocupación. Por ejemplo, ¿es este dolor en el pecho una señal de un ataque al corazón?, ¿es mi dolor en la rodilla una señal que mi artritis se ha extendido? No hay una respuesta simple que reafirme o niegue estos temores y que se pueda aplicar a todos los pacientes. Tampoco no hay una forma segura de clasificar las señales o síntomas serios de los simples o temporales, y saber cuáles son los que podemos ignorar o descartar.

Es de gran ayuda entender el ritmo natural de su enfermedad crónica. En general, los síntomas deberían ser reportados y chequeados por su médico si estos son *raros o poco usuales, severos, persistentes o se presentan después de haber usado un nuevo medicamento.*

Cuadro 2: *Estrategias para Manejar las Enfermedades Crónicas, más Comunes*

HABILIDAD Y DESTREZA EN EL MANEJO PERSONAL

Enfermedad Crónica	Manejo del Dolor	Manejo de la Fatiga	Técnicas de Respiración	Relajación y Manejo de las Emociones	Nutrición	Ejercicio	Medicinas
Acidez y reflujo gastro-esofágico.					X		X
Artritis	X	X		X	X	X	X
Asma y enfermedades pulmonares		X	X	X		X	X
Ataque / derrame cerebral (Apoplejía)		X		X		X	X
Cálculos (piedras) en los riñones	X				X		X

Acidez y reflujo gastro-esofágico.

Otras "herramientas" útiles en el manejo personal de su enfermedad crónica
- Evite ingerir sustancias irritantes (Por ej., café, alcohol, aspirinas, medicinas antiinflamatorias no esteroides).
- Eleve la cabecera de la cama.

Artritis

Otras "herramientas" útiles en el manejo personal de su enfermedad crónica
- Use objetos o aparatos que hagan más fácil sus actividades.
- Use apropiadamente las articulaciones.
- Use el calor y el frío.
- Tome descansos cortos durante sus actividades.

Asma y enfermedades pulmonares

Otras "herramientas" útiles en el manejo personal de su enfermedad crónica
- Use inhaladores y un medidor de flujo respiratorio.
- Evite el contacto con lo que inicia su alergia.

Ataque / derrame cerebral (Apoplejía)

Otras "herramientas" útiles en el manejo personal de su enfermedad crónica
- Use objetos o aparatos que hagan más fácil sus actividades.

Cálculos (piedras) en los riñones

Otras "herramientas" útiles en el manejo personal de su enfermedad crónica
- Beba bastante líquido.
- Evite calcio o las sustancias oxálicas, dependiendo del tipo de cálculos.

a continuación

11

Cuadro 2: *Estrategias para Manejar las Enfermedades Crónicas más Comunes*

HABILIDAD Y DESTREZA EN EL MANEJO PERSONAL

Enfermedad Crónica	Manejo del Dolor	Manejo de la Fatiga	Técnicas de Respiración	Relajación y Manejo de las Emociones	Nutrición	Ejercicio	Medicinas
Cáncer	X	X		X	X		X

Otras "herramientas" útiles en el manejo personal de su enfermedad crónica
- Varía según el tipo de cáncer.
- Manejo de la cirugía, la radiación y la quimioterapia.

| Diabetes | X | X | | X | X | X | X |

Otras "herramientas" útiles en el manejo personal de su enfermedad crónica
- Hágase la prueba de sangre (glucosa) en casa.
- Inyección de insulina.
- Cuídese los pies.
- Cuídese la vista (retinas). Vaya al oculista y oftalmólogo regularmente.

| Dolor crónico | X | X | | X | | X | X |

Otras "herramientas" útiles en el manejo personal de su enfermedad crónica
- Tome descansos cortos.
- Practique ejercicios específicos para su enfermedad.
- Acomode sus muebles ergonómicamente (para uso eficiente y práctico).
- Ajuste sus actividades.

| Enfermedades cardíacas | X | X | X | X | X | X | X |

Otras "herramientas" útiles en el manejo personal de su enfermedad crónica
- Reconozca y vigile los síntomas y señales de un ataque al corazón.

| Enfermedad de HIV (SIDA) | X | X | X | X | X | X | X |

Otras "herramientas" útiles en el manejo personal de su enfermedad crónica
- Prevenga las infecciones. (Practique sexo usando protección; mantenga la higiene).
- Vigile las señales de un principio de infecciones.
- Evite inyectarse droga intravenosa.

a continuación

Cuadro 2: *Estrategias para Manejar las*
Enfermedades Crónicas más Comunes

HABILIDAD Y DESTREZA EN EL MANEJO PERSONAL

Enfermedad Crónica	Manejo del Dolor	Manejo de la Fatiga	Técnicas de Respiración	Relajación y Manejo de las Emociones	Nutrición	Ejercicio	Medicinas
Enfermedad inflamatoria del intestino	X			X	X		X
Enfermedad de Parkinson		X		X		X	X

Otras "herramientas" útiles en el manejo personal de su enfermedad crónica
• Manejo de la movilidad.

Esclerosis múltiple		X		X		X	X

Otras "herramientas" útiles en el manejo personal de su enfermedad crónica
• Manejo de la incontinencia urinaria.
• Manejo de la movilidad.

Fallo renal		X		X	X		X

Otras "herramientas" útiles en el manejo personal de su enfermedad crónica
• Diálisis

Hepatitis	X	X		X	X		X

Otras "herramientas" útiles en el manejo personal de su enfermedad crónica
• Evite ingerir alcohol, inyectarse drogas intravenosas o medicinas tóxicas al hígado.
• Prevenga las infecciones (Por ej. para la hepatitis B y C, practique sexo usando protección, mantenga la higiene).

Insuficiencia cardíaca congestiva		X	X	X	X	X	X

Otras "herramientas" útiles en el manejo personal de su enfermedad crónica
• Vigile su peso diario.
• Limite el consumo de sodio/sal.

a continuación

13

Enfermedad Crónica	Manejo del Dolor	Manejo de la Fatiga	Técnicas de Respiración	Relajación y Manejo de las Emociones	Nutrición	Ejercicio	Medicinas
Presión alta				X	X	X	X

Cuadro 2: *Estrategias para Manejar las Enfermedades Crónicas más Comunes*

HABILIDAD Y DESTREZA EN EL MANEJO PERSONAL

Otras "herramientas" útiles en el manejo personal de su enfermedad crónica
- Vigile frecuentemente su presíon arterial. Use en casa una máquina para medirse la presión.
- Limite el consumo de sodio/sal.

| Síndrome del intestino irritable | X | | | X | X | | X |
| Úlcera péptica | X | | | X | X | | X |

Otras "herramientas" útiles en el manejo personal de su enfermedad crónica
- Evite ingerir sustancias irritantes (Por ej. café, alcohol, aspirinas, medicinas antiinflamatorias no esteroides).

A través de este libro, les ofrecerémos algunos ejemplos específicos de los pasos que pueden tomar cuando se presentan ciertos síntomas. Es aquí, cuando el trabajo en conjunto o "la sociedad" que han formado con su proveedor de salud se vuelve sumamente importante. Él o ella puede ayudarle o guiarle a manejar los problemas o síntomas específicos. El manejo personal de la enfermedad, no significa que lo tiene que hacer solo. Lo que significa es que usted debe actuar o participar activamente en todo el proceso, convertirse en una persona proactiva. Si usted tiene preguntas, dudas o preocupaciones acerca de su salud, como persona proactiva, buscará ayuda, guías o consejos para manejar esos problemas.

Basándonos en todo lo que hemos mencionado, este término "manejo personal" puede parecer un término bastante simple. Para entender mejor el "manejo personal", podemos compararlo con el concepto de "dirigir o administrar" un centro de trabajo. Los gerentes que dirigen organizaciones no hacen todo el trabajo ellos mismos; ellos contratan y trabajan con "asesores o consultores" que les ayudan a hacer decisiones y realizar el trabajo. En su papel de gerentes, ellos son los responsables en tomar las decisiones y asegurarse que se lleven a cabo.

Como "administrador de su enfermedad", usted será responsable de tomar decisiones sobre su salud y asegurarse también de que estas se lleven a cabo, y manejar día a día los cambios o problemas que se presenten. Al decidir ser una persona proactiva anticipamos posibles contratiempos y emprendemos una serie de acciones para provocar cambios que favorecerán nuestra situación actual y futura. Para lograr esto, obtenemos información de diferentes "asesores o consultores", como familiares, amigos, doctores, terapeutas físicos, psicólogos u otros profesionales en el campo de la salud, las asociaciones o fundaciones de enfermedades crónicas o algún otro recurso comunitario. Nos rodeamos de un grupo de profesionales en el campo de salud que guíen y dirijan nuestro tratamiento. Sin embargo, una vez que tenemos toda esta información, depende de nosotros llevarlo a cabo o ponerlo en práctica. Todas las decisiones que pongamos en práctica afectarán de alguna manera a nuestra enfermedad y calidad de vida. Muchos de nosotros conocemos personas con problemas de salud serios que parecen vivir muy bien, y a otros, con problemas menores que parecen haberse dado por vencido ante la vida. La diferencia radica en la forma proactiva de cómo manejan su enfermedad.

15

Elegir convertirse en persona proactiva en el cuidado de su salud, es como ser el "gerente de una empresa"; y como en cualquier empresa este proceso puede ser una tarea que requiere mucho trabajo. Se le van a presentar muchas subidas, bajadas, curvas y caminos difíciles a seguir. Al aprender nuevas habilidades o destrezas, muchos de los problemas relacionados con enfermedades crónicas se pueden aliviar, evitarse o aún eliminarse.

El éxito de cualquier empresa radica primero en decidir qué queremos hacer, luego decidir cómo lo vamos a hacer y finalmente aprender nuevas técnicas y habilidades y llevarlas a cabo. Esta tarea está basada en aprender nuevas técnicas o habilidades y prácticarlas hasta dominarlas. La tarea del manejo personal de enfermedades está basada en este mismo proceso de aprender técnicas y habilidades hasta dominarlas e incorporarlas, integrándolas en forma permanente a nuestro estilo de vida. Recuerden, cualquier actividad nueva que elijamos toma tiempo y práctica hasta convertirnos en "maestros o expertos". Es más, dominar estas técnicas o habilidades es una de las tareas más importantes en la tercera edad.

En este libro ofrecemos cientos de nuevas técnicas, habilidades y estrategias que pueden ayudarle a aliviar algunos de los problemas causados por las enfermedades crónicas. No esperamos que usted ponga en práctica todas las técnicas, pero sí que seleccione o escoja algunas. Experimente, trate cosas nuevas. Establezca sus propias metas. Lo que usted decida hacer, tal vez no es tan importante, como la confianza y el control que sentirá al realizar algo que *usted eligió* y que sí *quería* hacer. Sin embargo, hemos aprendido que el puro conocimiento de técnicas o habilidades no es suficiente. Muchos de nosotros necesitamos una forma práctica de incorporarlas diariamente a nuestras vidas.

Casi siempre, los primeros intentos no tienen éxito y los resultados positivos casi no se aprecian. Por eso, nos resulta fácil regresar a nuestros viejos patrones de comportamiento, en vez de adquirir nuevas técnicas o habilidades que parecen difíciles. Por muy difícil que parezca, la llave del éxito para el manejo de las enfermedades crónicas es adquirir conocimientos necesarios para evitar complicaciones.

Uno de los métodos más importantes para dominar nuevas técnicas es establecer metas concretas, llevarlas a cabo y evaluar los resultados. En las siguientes páginas, ofreceremos sugerencias acerca de cómo hacerse propósitos para cumplir metas a corto plazo. Si usted decide utilizar estos principios, es casi seguro que tendrá éxito en el manejo de los síntomas de sus enfermedades crónicas.

16

Técnicas y Habilidades de Manejo Personal

Nuestra forma de actuar está generalmente regida por nuestra forma de pensar o por la opinión que tenemos acerca de esa situación. Por ejemplo, si usted piensa que tener una enfermedad crónica es como haber caído en un abismo profundo, usted tendría dificultad en tratar de salir de ese abismo, o tal vez podría pensar que es imposible sobrevivir esa situación. Su forma de pensar determina en gran parte lo que le sucede y cómo maneja sus problemas de salud.

Las personas que tienen más éxito en el manejo personal de su enfermedad son aquellas que piensan en su enfermedad como en un camino. Este camino tiene subidas, bajadas, curvas etc. A veces este camino es plano y suave. Otras veces este camino puede ser áspero y difícil. Para atravesar este camino uno tiene que usar muchas habilidades y estrategias. Algunas veces podrá avanzar fácilmente, otras tal vez tendrá que ir más despacio. En el camino encontrará obstáculos que deberá superar.

Las personas capaces de manejar su enfermedad crónica con más éxito son aquellas personas proactivas que han aprendido técnicas y habilidades para superar aquellas barreras y obstáculos que encontraron en el camino.

Estas habilidades se dividen en tres categorías:

- *Habilidades para manejar la enfermedad*
  Cualquier enfermedad requiere que usted implemente nuevas cosas. Esto puede incluir tomar medicina, usar inhaladores u oxígeno. Significa visitar con más frecuencia a su médico o proveedor de salud. A veces requiere que haga nuevos ejercicios o cambie sus hábitos alimenticios. Hasta las enfermedades como el cáncer requieren un manejo personal. Un buen manejo personal puede hacer más fácil la quimioterapia, radiación y cirujia. Todo esto forma parte del trabajo que usted tiene que hacer para manejar su enfermedad.

- *Habilidades necesarias para continuar con su vida normal*
  El hecho de tener una enfermedad crónica no significa que toda su vida debe parar. Todavía hay muchas cosas que hacer: continuar sus relaciones familiares, mantener sus amistades, responsabilidades de trabajos. Las cosas que antes hacía sin pensar o sin problemas ahora pueden ser más difíciles debido a la enfermedad crónica. Usted tal vez necesite aprender nuevas habilidades para mantener sus actividades diarias y disfrutar de la vida.

- *Habilidades necesarias para manejar sus emociones*
  Cuando recibe un diagnóstico que tiene una enfermedad crónica, su futuro cambia, también cambian sus planes y su estado de ánimo y emociones. Muchas de las emociones son negativas. Pueden incluir enojo: "¿Por qué a mí? No es justo"; depresión: "Ya no puedo hacer nada, ni vale la pena"; frustración: "No importa lo que yo haga, nada cambiará. No puedo hacer lo que yo quiero"; o aislamiento: "Nadie entiende, nadie quiere estar cerca de una persona que está enferma". Para recorrer el camino de una enfermedad crónica, se requiere aprender habilidades para trabajar con estas emociones negativas, y poder manejarlas.

Con este cuadro de fondo, usted puede empezar a convertirse en una persona proactiva pensando acerca de las habilidades de manejo personal para:

1. Manejar el trabajo de cuidar su enfermedad.
2. Manejar el trabajo para continuar con sus actividades diarias.
3. Manejar los cambios emocionales que trae consigo una enfermedad crónica.

Tareas para el Manejo Personal

1. **Cuidar su enfermedad** (como tomar medicina, hacer ejercicio, visitar a su médico, describir y comunicar sus síntomas clara y completamente, cambiar sus hábitos alimenticios).

2. **Llevar a cabo sus actividades normales** (como quehaceres del hogar, trabajo, actividades sociales y familiares, etc.).

3. **Manejar sus cambios emocionales** (cambios de sentimientos que vienen de su enfermedad, como el enojo, incertidumbre acerca del futuro, cambios de expectativas, de metas, y a veces depresión. Tambien usted puede incluir cambios en las relaciones con sus familiares y amigos).

En este libro usted encontrará información que le ayudará a aprender y ensayar nuevas técnicas y habilidades para convertirse en persona proactiva en el manejo personal de su enfermedad. Este *no* es un libro de estudio que tiene que leer completamente. Le sugerimos que lea los primeros dos capítulos y luego revise la *tabla de contenido* para encontrar los capítulos con la información que usted más necesita. Siéntase libre de saltearse todos los temas que no son de interés. Así podrá enfocarse y aprender las habilidades que necesita para recorrer su propio camino.

Capítulo
2

Convirtiéndose en Persona Proactiva en el Cuidado de Su Salud

SERÍA IMPOSIBLE VIVIR CON UNA ENFERMEDAD CRÓNICA SIN CONVERTIRNOS EN PERSONAS PROACTIVAS. Tenemos la enfermedad y de alguna manera tenemos que manejarla. Podemos responder de dos formas a nuestra enfermedad: podemos ser pasivos, o podemos ser proactivos. Elegir ser pasivos significa no hacer nada y gradualmente perder la habilidad de hacer las cosas que nos gustan. Elegir ser proactivos, significa participar activamente en el proceso y tratamiento de nuestra enfermedad, mejorando nuestra calidad de vida y evitando complicaciones. Algunas personas manejan su enfermedad aislándose de todo y de todos en la vida. Prefieren quedarse en cama y se vuelven menos sociables. Sus enfermedades pasan a ser el centro de su existencia. Otras personas en las mismas condiciones y con los mismos síntomas manejan sus enfermedades, incorporándolas como parte de sus vidas. Para lograr esto, ellos han hecho algunos cambios en las cosas que acostumbraban hacer o han encontrado otra vía para poder realizarlas. Sin embargo, para estas personas la vida continúa siendo completa y activa. La diferencia entre estos dos extremos no es la enfermedad sino la forma cómo la persona que padece una enfermedad crónica decide manejarla.

En el trabajo y en la casa, usted es responsable de tomar decisiones y asegurarse de que se lleven a cabo. Al decidir ser una persona proactiva, anticipamos posibles contratiempos que sabemos nos suceden y emprendemos una serie de acciones para provocar cambios que favorecerán nuestra situación actual y futura. De la misma forma se aplica este principio a las personas que tienen enfermedades crónicas. Para ser proactivo(a) en el cuidado de su enfermedad, su tarea es informarse de todo lo posible acerca de ésta y asumir responsabilidad por su cuidado cotidiano. Para lograr esto, podemos obtener información de familiares, amigos, doctores, terapeutas físicos, psicólogos u otros profesionales en el campo de la salud, asociaciones y fundaciones como la del pulmón, el corazón y diabetes, o algún otro recurso comunitario.

Estas personas nos proporcionan información, consejos o sugerencias; como personas proactivas es de nuestro interés decidir cómo vamos a utilizar esta información. Todas las decisiones y acciones que pongamos en práctica afectarán de alguna manera a nuestra enfermedad y calidad de vida. Muchos de nosotros conocemos personas con problemas de salud serios que parecen vivir muy bien, y a otros con problemas menores que parecen haberse dado por vencido ante la vida. La diferencia radica en la manera positiva y la actitud proactiva de las personas que parecen vivir bien.

Elegir convertirse en persona proactiva en el cuidado de su salud también significa trabajar en conjunto con otras personas, y sobre todo, reconocer que el manejo personal de sus síntomas es un trabajo de todos los días y a veces nada fácil. Al igual que los problemas que surgen en las relaciones interpersonales, existen muchos cambios y correcciones en el proceso de convertirse en persona proactiva. Al aprender nuevas habilidades y adquirir nuevas aptitudes, muchos de los problemas relacionados con diferentes enfermedades se ven aliviados y pueden evitarse o aún eliminarse.

Pero, *¿cómo comenzar?* El secreto del éxito es primero aprender un conjunto de habilidades y acciones, practicarlas hasta dominarlas por completo e integrarlas a su estilo de vida. De la misma forma como un niño empieza a leer las letras del abecedario, después aprende sus sonidos y sus combinaciones hasta llegar al conocimiento de frases sencillas y después de años de práctica puede leer una novela completa. Podríamos decir que lo mismo se aplica para casi cualquier actividad nueva que escogemos realizar. Toma tiempo convertirnos en maestros de una actividad.

Este libro contiene una gran variedad de técnicas nuevas que le pueden ser útiles para el alivio de algunos de los problemas causados por las enfermedades crónicas. Sin embargo, hemos aprendido que el conocer las técnicas y/o aptitudes no es suficiente, también necesitamos una forma práctica y la habilidad para incorporarlas en nuestra vida cotidiana. Desafortunadamente, los primeros intentos suelen dejar mucho que desear, especialmente porque no vemos resultados positivos. Parecería más sencillo regresar otra vez a nuestros viejos patrones de comportamiento que tratar de adquirir nuevas habilidades, las que pueden ser más difíciles. Uno de los mejores métodos para dominar nuevas aptitudes es haciéndonos metas concretas. En las siguientes páginas, resumimos algunas sugerencias sobre cómo hacerse propósitos para cumplir metas. (Un propósito es un plan de acción que describe las acciones que va a tomar para lograr una meta.) Si usted decide utilizar estos principios, es casi seguro que tendrá éxito en el manejo de los síntomas de su enfermedad.

Al igual que cualquier nueva técnica, ser proactivo también es una habilidad que debe ser aprendida y practicada. Para convertirse en persona proactiva en el manejo de su enfermedad usted debe seguir los siguientes pasos:

1. Decida lo que desea lograr (su **meta** a mediano o largo plazo).
2. Busca todas las **alternativas para cumplir su meta**.

3. Haga planes concretos a corto plazo (**propósitos**, acuerdos consigo mismo).
4. **Lleve a cabo** sus propósitos/acuerdos.
5. **Revise** los resultados obtenidos.
6. Realice **correcciones** o cambios conforme sea necesario.
7. Prémiese usted mismo por los logros alcanzados.

Decidir lo que Quiere Lograr—Metas

Decidir o escoger lo que queremos lograr es tal vez la parte más sencilla del proceso para convertirse en persona proactiva. Piense en todas las actividades que le gustaría hacer. Por ejemplo, una persona quería lograr caminar 20 pasos cuesta arriba para visitar a su hija en un día festivo. Otra persona quería perder peso para controlar mejor su diabetes; otra persona quería poder ser más sociable. En cada uno de estos casos, les llevaría al menos varias semanas o aún meses cumplir la meta final. De hecho, muchas metas parecen sueños irrealizables y por esta razón, a veces no tratamos de alcanzarlas. Sin embargo, un buen programa de manejo de su enfermedad empieza con metas y propósitos concretos que se puedan realizar. Tome unos minutos para escribir aquí sus metas a largo o corto plazo.

Mis metas son:

1. _____

2. _____

3. _____

Ponga un asterisco (*) al lado de la meta que usted quisiera lograr primero.

Buscar Alternativas para Lograr Su Meta

Existen muchas formas de alcanzar una meta específica. Por ejemplo, la persona que quería caminar 20 pasos cuesta arriba podría comenzar un programa para caminar lentamente al inicio, ejercicios de fortalecimiento de las rodillas, aprender a utilizar un bastón o comenzar a subir algunas escaleras cada día. La persona que deseaba perder peso podría decidir dejar de comer entre comidas, dejar de comer postre, no comer alimentos fritos o empezar un programa de ejercicio aeróbico. La persona que quería poder ser sociable, podría asistir a clases, a grupos en iglesias u otras organizaciones o grupos de apoyo en la comunidad. Incluso participar en clases de ejercicios u ofrecerse como voluntaria para alguna causa social. A veces para una persona puede ser difícil pensar en todas las opciones. Si encuentra problemas, puede acudir a alguien que le pueda orientar (un consejero, asesor, etc.). Comparta sus metas con familiares, amigos, y profesionales que puedan ayudarle. Puede llamar a organizaciones comunitarias como la Asociación del Pulmón, Corazón o la Fundación de Artritis. Puede usar el Internet. No pregunte qué debería hacer. Pregunte, en vez por sugerencias o ideas para lograr su meta. También es importante hacer una lista de opciones que pueda realizar.

Tenga en cuenta que muchas opciones no se consideran porque uno piensa o asume que no existen o que no trabajan. Nunca asuma, primero investigue si la opción puede funcionar para usted. Por ejemplo, una persona había vivido en su ciudad toda su vida y pensaba que conocía todos los recursos de su comunidad. Cuando se le presentaron dificultades con su seguro de salud, una amiga que vive en otra ciudad le sugirió que se contactara con un consejero de seguros. La persona descartó esta sugerencia porque creía que ese servicio no existía en su ciudad. Sólo meses después y a través de su amiga, llamó la agencia local de ayuda para personas mayores, se enteró que habían tres agencias en su ciudad que prestaban consejería para seguros y ella no sabía. Estos servicios comunitarios existen en casi todos los Estados Unidos, la persona de este caso asumió que en su comunidad no había. En pocas palabras, asumir es el peor enemigo de las personas proactivas.

Existen varias formas para alcanzar la meta que uno se propone: usted sólo tiene que escoger cómo va a hacerlo. En las siguientes líneas, haga una lista de las opciones o pasos puede tomar para alcanzar su meta, y después escoja y marque con una estrella (*) dos o tres con las que le gustaría empezar a trabajar.

Posibles opciones

1. _____

2. _____

3. _____

4. _____

5. _____

6. _____

Estableciendo Metas a Corto Plazo. Hacerse Propósitos

Llamamos propósito a un plan a corto plazo que requiere de acciones específicas y que usted está seguro de poder realizar en las próximas semanas. Aprender a incorporar estos planes o propósitos semanales le proporcionaría una nueva aptitud para manejar los síntomas de su enfermedad. La mayoría de nosotros podemos incorporar hábitos que nos harían más saludables, desafortunadamente, no lo hacemos. Por ejemplo, muchas personas con enfermedades crónicas pueden caminar, aunque sólo sean distancias cortas, otros lo pueden hacer por distancias mayores. Sin embargo, muy pocos establecen y ponen en práctica un programa de ejercicio, a pesar de conocer los beneficios. Por esta razón, recurrimos a hacernos propósitos para realizar nuestras metas; quiere decir que nos proponemos hacer algo y lo cumplimos. Revisemos todos los pasos para hacernos un propósito.

Primero, decida qué quiere realizar esta semana. Por ejemplo, la persona que quiere subir escaleras puede empezar subiendo 3 escaleras cuatro veces por semana. La persona que quiere perder peso, puede dejar de comer entre comidas 3 días de la semana. Esta acción debe ser algo que en verdad quiere realizar, además debe ser realista; elija algo que pueda realizar, con la finalidad de alcanzar una meta a largo plazo.

Entonces, puede hacer un plan específico. Esta es la parte más importante en la realización de su propósito. Decidir lo que quiere hacer sin un plan para llevarlo a cabo no tiene ningún valor. El plan debe contener al menos lo siguiente:

1. *¿Qué es exactamente lo que va a hacer?* Por ejemplo, ¿qué distancia va usted a caminar, cómo va usted a comer menos, cuál técnica de relajación va usted a practicar, qué actividad desea realizar?

2. *¿Cuánto?* Por ejemplo, caminar en la vecindad durante 15 minutos alrededor de la cuadra, subir tres escalones, dejar de comer 1 ó 2 bocadillos al día, escribir dos cartas.

3. *¿Cuándo va a hacer la actividad?* Esto debe ser específico: antes de la comida, durante el baño, cuando regrese del trabajo, etc. Relacionar una nueva actividad con un hábito viejo es una buena forma de asegurarse de llevarla a cabo.

4. *¿Cuántas veces va a realizar la actividad?* Esta parte puede ser engañosa. La mayoría de nosotros tendemos a decir "todos los días". Sin embargo, somos

humanos y esto no es siempre posible. Por lo tanto, es mejor hacer algo 4 veces a la semana y exceder la meta haciéndolo 5 veces en esa semana, que proponerse algo para todos los días y fallar uno o dos días. Si usted es como la mayoría de nosotros, puede realizar su actividad 3 ó 4 veces por semana con mucho éxito.

Cuando hace su propósito, hay algunas sugerencias que puede considerar. La primera es empezar con metas pequeñas, hacerlo despacio o en el nivel en que se encuentra. Es decir, si usted puede caminar una vez alrededor de la cuadra, comience su programa caminando una vez alrededor de la cuadra, no intente caminar un kilómetro o una milla. Si nunca ha hecho ejercicios, empiece en forma gradual con algunos minutos de calentamiento, algunos ejercicios de resistencia y de enfriamiento en un tiempo total de 5 minutos. Si quiere perder peso, póngase una meta basándose en sus hábitos alimenticios, por ejemplo, no comer más después de haber cenado. (Vea el capítulo 6 para mayor información acerca de la nutrición.)

Finalmente, dése a sí mismo algunos días libres. Todos tenemos días en que no deseamos hacer nada.

Una vez que se ha hecho su propósito, pregúntese lo siguiente: en una escala del 0 al 10, en donde 0 representa inseguridad total y 10 certeza total, "¿Qué tan seguro me siento de poder llevar a cabo mi propósito completamente?" Si su respuesta es

---

Consejos Exitosos para Hacerse Propósitos

1. Algo que USTED quiere hacer

2. Algo razonable y realista (*que puede lograr esta semana*)

3. Especifique algún hábito que desea cambiar o empezar (*perder peso **no es** un hábito; no comer después de la cena **es** un hábito*)

4. Responda a las siguientes preguntas:
   ¿Qué puedo hacer?
   ¿Cuánto es razonable hacer?
   ¿Cuándo lo puedo hacer? (*días, horas, etc. de la semana*)
   ¿Con qué frecuencia?

5. Grado de seguridad de 7 o más (*que puede cumplir su propósito*)

7 o un número mayor, lo más probable es que su propósito sea rea-lista. Si su respuesta es menor a 7, ¿qué le hace sentirse inseguro? ¿Qué problemas cree que se le pueden presentar? ¿Qué obstáculo debe superar para cumplir su propósito? Si puede encontrar las soluciones a estos problemas o rehacer su propósito, lo más probable es que tendrá éxito.

Una vez que ha decidido cual es su propósito, considere escribirlo en el calendario, o en la forma que se encuentra al final de este capítulo, para ayudarle a llevar cuenta de sus actividades y sus éxitos.

Realizando Sus Propósitos

Una vez completado su propósito y siendo éste realista, llevarlo a cabo será mucho más fácil. A veces es muy útil contar con el apoyo de la familia o amigos para ayudarnos a realizar nuestros propósitos. Es una buena motivación tener con quien compartir y comunicar nuestro progreso. Además, puede tomar notas durante el día al llevar a cabo sus planes, esto le ayudará a ver qué es lo que ha cumplido y los obstáculos que se le presentaron. De esta manera podrá utilizar estas anotaciones en la resolución de los problemas.

Por ejemplo, la persona que quería subir escaleras, nunca llegó a hacerlo, ya que casi siempre se encontraba problemas: estaba cansada, no tuvo tiempo suficiente, el clima era demasiado frío, etc. Cuando se dió cuenta de esto, llegó a la conclusión que la razón real por la que no cumplió con su propósito era que encontrarse sola y sin ayuda y se temía caer en las escaleras. Después, decidió acompañarse de una amiga y utilizar un bastón como apoyo. Esto la ayudó a cumplir su propósito.

Revisando los Resultados

Al final de la semana, observe si está más cerca de realizar su meta. ¿Puede caminar más lejos? ¿Ha perdido peso? ¿Está menos fatigado? Es importante revisar los resultados; probablemente su progreso no será obvio cada día, pero podrá observar cambios positivos al final de cada semana. Si encuentra problemas en el proceso, recuerde que puede pedir ayuda a otras personas como amigos, familiares u otros profesionales en cl campo de la salud. Al final de cada semana, evalúe como le fue con su propósito y que bien se siente de haberlo cumplido. Si no lo pudo cumplir o tuvo problemas este es el momento para aplicar la técnica de resolución de problemas, de la que hablaremos a continuación.

Cambios y Correcciones Durante el Proceso
(Resolución de Problemas)

Cuando tratamos de superar obstáculos, el primer plan para hacerlo no siempre será el que mejor trabaje. Si el primer plan no le funciona, no pierda el ánimo, busque otras alternativas y siga tratando. A veces es necesario hacer cambios y correcciones a nuestros propósitos para hacerlos más realistas. Usted puede modificar sus propósitos semanales para que sea más fácil cumplirlos o permitirse más tiempo para cumplir tareas difíciles. También puede cambiar los pasos para alcanzar su meta más fácilmente, o pida ayuda a otras personas o consultores.

El primer y más importante paso para resolver problemas es *identificar el problema.* Este es también el paso más difícil. Por ejemplo, para usted subir gradas es un problema, pero tomaría un poco más de esfuerzo el definir que el problema verdadero es su miedo de caerse, cuando sube gradas.

Cuando identificó y definió el problema, el siguiente paso es hacer una *lista de ideas para resolver el problema.* Podría hacer una buena lista por su cuenta, pero escuchar a asesores o consultores ayuda. Los asesores pueden ser amigos, familiares, personas del equipo de servicios de salud o recursos comunitarios.

Cuando tiene su lista de ideas, *seleccione una idea y póngala en práctica.* Recuerde que es difícil realizar una actividad nueva. Dé a la opción que eligió una oportunidad y un tiempo adecuado antes de decidir que no trabaja.

Después de poner en práctica la opción que eligió *evalúe los resultados.* Si todo marcha bien usted habrá resuelto su problema. Si con esa opción no pudo resolver su problema y cumplir su propósito, pase al siguiente paso, haga cambios, corrija la opción.

Si no encuentra solución, *substituya la idea* con alguna otra opción de su lista, *ajuste la idea* un poco para que pueda lograrla. Así puede ir tratando diferentes ideas o alternativas para ver cual de ellas le da mejor resultado.

Si después de tratar con diferentes opciones todavía no encuentra una solución, utilice otros recursos. Pida ayuda a sus asesores (familiares, amigos, o profesionales) para que le den más ideas.

Si todo lo anterior no trabajó, tal vez necesite aceptar que el problema no tiene solución por ahora. Esto a veces puede ser difícil de aceptar. Recuerde, si no puede resolver su problema ahora tal vez más adelante o con tiempo pueda resolverlo. Aun si su camino está bloqueado por ahora, probablemente hay otros caminos que usted pueda tomar. No se rinda, continúe buscando la solución.

Resumen de los Pasos para Resolver Problemas

1. Identifique el problema *(este es el primer paso y el más difícil)*.
2. Haga una lista de ideas para resolver el problema.
3. Elija una de las soluciones y póngala en práctica.
4. Evalúe los resultados.
5. Substituya por otra idea, si la primera no le dio resultado.
6. Utilice otros recursos *(pida ideas a familiares, amigos y profesionales para solucionar su problema, si las suyas no le dieron resultado)*.
7. Acepte que el problema no tiene solución por el momento.

Premiando Sus Éxitos

Una de las mejores recompensas al ser proactivo, es la satisfacción de cumplir sus metas. Sin embargo, no tiene que esperar ver realizadas sus metas para recompensarse frecuentemente. Por ejemplo, una persona proactiva a quien le costaba mucho esfuerzo hacer diez minutos de ejercicio para mejorar su enfermedad crónica, se permitía ver su programa favorito de televisión después de hacer su ejercicio. Otro persona proactiva decidió leer el periódico después de hacer sus ejercicios; leer el periódico se convirtió en su recompensa. Otra persona proactiva que dejó de fumar, utiliza el dinero que ahorra al dejar de comprar cigarrillos para sus pasatiempos favoritos, como ir al estadio a ver un juego de fútbol con sus amigos. Seguramente usted tiene muchas formas de premiarse a sí mismo. Nosotros le animamos a hacerlo cada vez que cumpla con sus propósitos.

En resumen una persona proactiva con éxito hace lo siguiente:

1. Se pone metas.
2. Hace una lista de alternativas para alcanzar sus metas.
3. Se hace propósitos semanales a corto plazo para cumplir sus metas.
4. Lleva a cabo sus propósitos.
5. Evalúa su progreso semanal.
6. Hace cambios durante el proceso, si es necesario.
7. Se premia a sí mismo por los éxitos logrados.

Una ultima nota: Es importante reconocer que cuando se tiene una enfermedad crónica es posible que hayan opciones que no se puedan realizar. Por tanto, no será posible realizar algunas de nuestras metas. Si esto es una realidad para usted, no se lamente o enfoque demasiado en lo que no puede hacer. Es mejor enfocarse en una nueva meta que usted si pueda lograr, en algo que sea realista para su condición. Conocemos una persona proactiva en silla de ruedas, que habla del 90% de las cosas que si puede hacer y se pasa desarrollando ese 90% en su máxima capacidad. ¿Está usted listo para convertirse en persona proactiva? En las páginas 29 y 30 le ofrecemos una guía para hacerse propósitos (un ejemplo y otro en blanco). Utilice esa guía para realizar cambios importantes para usted y convertirse en persona proactiva en el manejo de su enfermedad.

Ahora que ya conoce el significado de ser proactivo, ya está listo a utilizar todas las herramientas de manejo personal que le ofrecemos en este libro. Este libro será de gran utilidad para usted, aunque no tenga un capítulo específico de la enfermedad que usted padece, las técnicas que le ofrecemos le ayudarán para cualquier tipo de enfermedad. El cuadro 2 de las paginas 11 a 14 contiene información que lo guiará hacia la habilidad específica que necesita para el manejo de su condición en particular. Recuerde, las técnicas de manejo personal son similares para todo tipo de enfermedad. Algunos capítulos de este libro contienen información específica acerca de enfermedades crónicas como diabetes, problemas cardíacos, respiratorios y artritis. También tenemos un capítulo acerca de las medicinas y sus usos. Pero la mayor parte del libro se ha dedicado a ofrecer diferentes he-rramientas (técnicas y habilidades) que lo ayudarán en el manejo de cualquier tipo de enfermedad crónica. En este libro se han incluido temas como ejercicio, nutrición, dejar de fumar, manejo de los síntomas, comunicación, hacer decisiones para el futuro, encontrar recursos en su comunidad, poder duradero permanente para su tratamiento médico y por supuesto sexualidad e intimidad.

Formulario para Hacerse Propósitos (Ejemplo)

Si decide escribir su propósito, asegúrese de incluir lo siguiente:

1. ¿Qué es lo que va hacer?

2. ¿Cuánto va hacer?

3. ¿Cuándo lo va hacer (a qué hora)?

4. ¿Cuántas veces por semana va hacerlo?

Por ejemplo: Esta semana voy a caminar (qué) alrededor de la cuadra (cuánto), antes de la comida (cuándo), tres veces esta semana (cuántas veces).

Esta semana voy a *Caminar alrededor de la casa*   (Qué)
                3 veces   (Cuánto)
                antes del almuerzo   (Cuándo)
                3 días por semana   (Cuántas veces)

¿Qué tan seguro(a) se siente de cumplir todo su propósito? En la escala de (0 - 10) donde 0 = muy inseguro(a), y el 10 = muy seguro(a) ¿Qué número elegiría usted?

_____

Por cada día que usted cumple su propósito, le sugerimos poner una marca (√):

Día	Marque	Comentarios
Lunes	—	*Estuvo lloviendo*
Martes	✔	*Caminé despacio y observé todo lo que había a mi alrededor*
Miércoles	✔	*Hacía mucho frío, pero la caminata me cayó bien*
Jueves	—	*Estuvo lloviendo*
Viernes	✔	*Sólo camine alrededor de la casa dos veces*
Sábado	✔	*Me acompañó mi amiga, tuvimos una buena conversación.*
Domingo	—	*Me sentí cansado*

Formulario para Hacerse Propósitos

Si decide escribir su propósito, asegúrese de incluir lo siguiente:

1. ¿Qué es lo que va hacer?

2. ¿Cuánto va hacer?

3. ¿Cuándo lo va hacer (a qué hora)?

4. ¿Cuántas veces por semana va hacerlo?

30

Por ejemplo: Esta semana voy a caminar (qué) alrededor de la cuadra (cuánto), antes de la comida (cuándo), tres veces esta semana (cuántas veces).

Esta semana voy a

_____ (Qué)

_____ (Cuánto)

_____ (Cuándo)

_____ (Cuántas veces)

¿Qué tan seguro(a) se siente de cumplir todo su propósito? En la escala de (0 - 10) donde 0 = muy inseguro(a), y el 10 = muy seguro(a) ¿Qué número elegiría usted?

_____

Por cada día que usted cumple su propósito, le sugerimos poner una marca (√):

Día	Marque	Comentarios
Lunes		
Martes		
Miércoles		
Jueves		
Viernes		
Sábado		
Domingo		

Capítulo
3

Encontrando Recursos en
Su Comunidad

G RAN PARTE DE SER UNA PERSONA PROACTIVA EN EL CUIDADO DE SU ENFERMEDAD ES SABER CUANDO NECESITA AYUDA Y CÓMO ENCONTRARLA. Pedir ayuda para realizar las actividades diarias, quehaceres, u otras áreas de su vida, no quiere decir que usted ha caído víctima de su enfermedad, o que no puede valerse por sí mismo.

Al contrario, el saber a donde dirigirse para adquirir ayuda en áreas específicas de su vida, requiere iniciativa, reconocimiento de su condición, y de sus propias capacidades. Al hacerse más consciente de lo que siente a través del día, usted puede hacerse más consciente de la cantidad de energía, y de paciencia que necesitará para poder realizar sus actividades. Si usted encuentra que le hace falta energía, tiempo, paciencia o capacidad para algunas tareas, considere los otros recursos que le ofrezcan ayuda para realizar las cosas más importantes en su vida.

La primera fuente de ayuda a la que nos dirigimos es la familia y amigos cercanos. Sin embargo, a algunas personas se les hace difícil pedir ayuda a sus seres queridos porque no quieren ser una carga. Sin embargo, es importante recordar que muchas personas van a querer ayudarle pero no saben cómo hacerlo. Su trabajo es aprender a decirles cuáles son sus necesidades y cómo le pueden ayudar. En el capítulo 12, ofrecemos algunos consejos para ayudarle a pedir el apoyo que necesita. Desafortunadamente, hay otras personas que no tienen familia o amigos cercanos a quien llamar. Si esta es su situación, necesitará buscar otros recursos en su comunidad.

Encontrar otros recursos o servicios en su comunidad es en cierto modo como "buscar un tesoro", para conseguirlo deberá ser creativo. A veces, encontrar lo que necesita puede ser tan simple como buscarlo en el libro telefónico y hacer algunas llamadas o usar la computadora y el Internet. Otras veces, puede requerir ser como un detective para encontrar la ayuda que busca.

Encontrar y reconocer indicios o pistas de lo que busca es la labor más importante de un detective o investigador. Así usted debe encontrar que tareas se le dificultan más. Por ejemplo, si usted tiene dificultad para preparar las comidas debido a que tiene que estar mucho tiempo de pie, esto le va a causar dolor y cansancio. Sin embargo, si usted decide continuar preparando sus comidas en lugar de buscar a alguien que le ayude, usted debería de explorar la manera en que permita preparar sus comidas sentada. Esto tal vez requiera alterar un poco su área de trabajo en la cocina.

¿Pero dónde o cómo encontrar la persona que tenga conocimiento y experiencia para realizar alteraciones a la cocina para personas con limitaciones físicas? Usted necesita un punto de partida para la búsqueda de su "tesoro". Buscando en la guía telefónica en las páginas amarillas y/o en la sección de clasificados del periódico, usted puede encontrar anuncios o una lista de contratistas. Algunos se anuncian como especializados en cocinas, y otros no mencionan ninguna especialidad. Tal vez ninguno mencione nada acerca de modificaciones para personas con limitaciones físicas. Si después de algunas llamadas, usted no tiene éxito para encontrar a alguien que se especialice en modificaciones para personas con limitaciones, ¿ahora qué puede hacer?

Bueno, usted tiene algunas opciones. Primero, puede llamar a cada uno de aquellos que se anuncian hasta que encuentra lo que busca. Esto no solamente pudiera tomar tiempo, sino también pudiera ser que usted no tiene confianza en la persona que encontró, hasta que no encuentre a alguien que le dé referencias acerca de la calidad del trabajo que hace esta persona.

¿A quién más puede recurrir para obtener información de este tipo? La mejor fuente de información puede ser alguien que trabaje con personas con limitaciones físicas. Por ejemplo, un terapeuta físico, en la tienda para equipo ortopédico, el departamento o la comisión de servicios humanos de su condado, el centro más cercano para personas incapacitadas, la oficina para servicios de rehabilitación, el colegio comunitario o la oficina local de una organización voluntaria de salud, etc.

También usted puede preguntar entre sus conocidos, si saben de alguien que ha remodelado su cocina para ayudarse específicamente con su problema de incapacidad. Tal vez esa persona pudiera ser la indicada, no sólo dándole el nombre de alguien que hace este tipo de trabajo, sino también ideas acerca del costo y problemas que pudiera encontrar en el proceso.

Suponiendo que su búsqueda no dio resultado, trate de encontrar personas en su comunidad quienes son "fuentes de información" sobre recursos existentes. Estas personas parecen saberlo todo porque han estado relacionados y han vivido mucho tiempo en la comunidad. Ellos son los que pudieran ayudar a solucionar este tipo de problemas.

Es posible que usted conozca a este tipo de persona. Ellas siempre buscan consejos, y siempre tratan de ayudar a otros. A lo mejor ya hay alguien así entre sus amigos o conocidos. Si le consulta a una de estas personas, puede ser que encuentre la respuesta, o ponerlo en la dirección correcta para encontrarla. Esta persona también pudiera unirse en la búsqueda para resolver su problema. Esta persona como una fuente de información, puede ser amigo, un socio de negocios, el cartero, su doctor, el encargado de la tienda, el farmacéutico, el chofer del autobús, la secretaria de la escuela de sus niños, o el encargado de la biblioteca. Todo lo que usted tiene que hacer es preguntar entre sus conocidos.

Recuerde que una vez que usted se hace bueno en buscar recursos y soluciones, usted también puede convertirse en una de estas "fuentes de información" en su comunidad.

Algunos Recursos Comunitarios

A veces cuando uno necesita encontrar información, productos o servicios, es necesario utilizar otros tipos de recursos que existen en la comunidad. Algunos ejemplos de estos recursos incluyen los siguientes.

El libro telefónico es probablemente una de las más importantes herramientas que podemos usar. Este libro contiene nombres de personas y organizaciones que le pueden ayudar, y a través del cual usted puede contratar a algún servicio. Existen varios directorios telefónicos incluso un libro en español. Este directorio ha sido diseñado para satisfacer las necesidades de la comunidad latina en diferentes partes del país. Para la mayoría de las personas que buscan algún servicio o ayuda, es aquí donde se puede empezar.

En el libro telefónico también se puede encontrar los números para los servicios de información y referencia. Hay muchas agencias que operan estos servicios que son de mucha ayuda. Busque abajo del servicio de información y referencia (I & R) de United Way (una organización voluntaria), e información y referencia para personas mayores de edad (Senior Information & Referral). Una vez que usted tenga estos números, lo que usted busca se hará mucho más fácil. Estos servicios contienen una gran lista de direcciones y números telefónicos para casi todo lo que usted pudiera necesitar. Están dispuestos a referirle a otras agencias que le puedan ayudar en su búsqueda de servicios.

Otro recurso importante donde puede encontrar información o ayuda son las agencias de salud no lucrativas (en inglés "non-profits"). En los Estados Unidos estas incluyen La Asociación Americana del Corazón (para enfermedades del corazón y derrames cerebrales), La Asociación Americana del Pulmón, La

Asociación Americana de Diabetes y La Fundacíon Nacional de Artritis. También existen organizaciones similares en otros paises. Estas asociaciones reciben contribuciones de individuos, así como contribuciones de diferentes corporaciones. Proveen información actualizada acerca de enfermedades, además ofrecen apoyo y servicios a personas con estas enfermedades. Algunas de estas agencias tienen información y servicios en español. También conducen investigaciones con la esperanza de ayudar a las personas manejar mejor su enfermedad, mejorar los tratamientos o tal vez encontrar curación. Por una pequeña cuota usted puede hacerse miembro de estas organizaciones. Así recibirá en forma regular folletos de información en el correo sobre la enfermedad y los programas y servicios ofrecidos en su comunidad. Sin embargo, usted no necesita hacerse miembro para recibir los servicios que ofrecen; esas agencias están allí para servirle. Muchas de estas organizaciones también tienen sitios web que son muy buenos, algunos con información en español. Hoy día, en el mundo de ciberespacio, puede vivir en una parte lejana del mundo y obtener información o ayuda en el Web de una organización en otra parte del mundo.

Hay otras organizaciones en la comunidad que ofrecen servicios directos de información y referencia. Entre ellas se incluyen los centros comunitarios, centros para personas de mayor edad, servicios de salud del condado y agencias religiosas para servicio social. Estas organizaciones ofrecen clases, información, oportunidades de recreación, programas de nutrición y ejercicios, ayuda legal y de impuestos, servicios sociales y más. Probablemente hay algún centro comunitario o centro para personas mayores cerca de usted. La oficina del gobierno de su ciudad o condado, así como el encargado de la biblioteca pudieran decirle donde están localizados estas organizaciones. Muchas veces, en la sección del calendario comunitario del periódico o en la radio y televisión se informan de los programas y servicios que ofrecen estas organizaciones.

La mayoría de las organizaciones religiosas ofrecen información y servicios a las personas que lo necesitan, ya sea directamente a través de la iglesia o de la diócesis u otro grupo de servicio social. Para conseguir ayuda de organizaciones religiosas, empiece con su iglesia local, y ellos le ayudarán o le referirán a alguien que le pueda ofrecer la ayuda que necesita. Usted no necesita ser miembro de la religión o de la iglesia para poder recibir ayuda.

Su clínica, hospital u organización de salud también pudiera ofrecer algunos servicios. Llame a su clínica, hospital local o a su plan de seguro médico, y pregunte por el departamento de educación para la salud o el departamento de servicios sociales. Su doctor u otra profesional de salud también pudiera tener información sobre los servicios disponibles en la organización de salud a la cual se encuentra afiliado. (A continuación de esta sección encontrará más información sobre los diferentes profesionales de salud y cómo le puedan ayudar.)

Otro recurso que puede contactar es la biblioteca. Esta es un recurso muy importante, particularmente cuando usted busca información acerca de su enfermedad. La biblioteca, en particular el bibliotecario, puede proveer información y servicios de referencia. A menudo, la sección de referencia de la biblioteca tiene libros o folletos de información que enlistan varios recursos. El bibliotecario puede ayudarle a encontrar lo que busca, si usted no lo puede encontrar por si mismo. En las bibliotecas de la ciudad o del condado aún pueda encontrar información y libros en español sobre varios temas. También, las bibliotecas ofrecen acceso libre a las computadoras y al uso del Internet.

Además de la biblioteca de la ciudad o del condado, hay otras más especializadas y disponibles. Pregunte al servicio de información y referencia si hay una biblioteca de salud en su comunidad. Las bibliotecas especializadas en recursos relacionados con la salud, muchas veces tienen información computarizada, servicio de investigación disponible, material impreso, vídeo y audiocasetes. Estas bibliotecas generalmente están disponibles a través de organizaciones no lucrativas y hospitales. Por eso, algunas veces piden una pequeña donación o cobran una pequeña cuota para algunos de sus servicios.

Los colegios y universidades también tienen bibliotecas abiertas al público. Por cierto, bajo la ley, las secciones de los "documentos de gobierno" regionales en las bibliotecas, deben ser abiertos al público sin costo alguno. Publicaciones gubernamentales existen casi en cualquier tema, y las publicaciones particularmente relacionadas con la salud son muy extensas. Generalmente estas publicaciones se realizan con el dinero de los impuestos que pagamos.

Si usted vive cerca de una escuela de medicina, tal vez pueda tener acceso a la biblioteca médica de esa escuela. Sin embargo, este es un lugar para obtener sólo información sobre varios temas de salud. Esta información generalmente es más técnica. Por eso, al menos que usted tenga algunos conocimientos médicos, es posible que la información no le va a servir, y aún puede confundirle.

Los periódicos locales también son un excelente recurso, y los diferentes editores pueden tener mucho conocimiento sobre diferentes recursos en la comunidad. Las secciones del periódico más importantes son la de la salud o ciencias, la del calendario de eventos, y la de los anuncios clasificados. Estas le pudieran servir en su búsqueda de información y/o servicios. A veces usted puede encontrar indicios de lo que busca en la sección de los clasificados. Busque abajo las secciones que dicen "anuncios", "salud", o cualquier otro título que le interesa. Muchas organizaciones anuncian clases, charlas u otros eventos en estas secciones. Aun si no estuviera interesado en este evento, el número de teléfono que publican puede ser importante para ayudarle a buscar otras cosas en el futuro. Existen algunos periódicos en español que le pueden ayudar con información especialmente dirigida a las necesidades de la comunidad latina.

35

Un Sobrecargo de Información – El Internet

Un recurso que está creciendo rápidamente en nuestra sociedad es el Internet (también conocida como la *red informativa*). Cada segundo de cada día, se está acrecentando a una velocidad alarmante más y más información a la red mundial. El Internet y el Web ofrecen una cantidad enorme de información sobre la salud y cualquier otra cosa que se puede imaginar. También ofrecen oportunidades a comunicar con diferentes personas en todas partes del mundo. Por ejemplo, la persona que padece de una condición rara de salud pueda tener dificultades para encontrar otra persona con la misma enfermedad en donde vive; sin embargo, con el Internet, es posible que esta persona puede encontrar un grupo de personas con quien puede hablar, compartir información y experiencias, y conseguir alguna forma de apoyo. No importa si la persona está al otro lado de la calle o al otro lado del mundo.

Cualquier persona puede tener un sitio web; esto puede ser bueno y malo a la vez. Lo bueno es que el Internet proporciona mucha información útil sobre cualquier tema, y muchas personas pueden compartirla en una forma rápida. Lo malo es que el Internet prácticamente no tiene ningún control sobre quien manda esta información ni que la información sea correcta, sana y segura. ¡Es decir que alguna información en la red puede ser incorrecta, engañosa, y aun peligrosa! Por esta razón, es necesario ser un buen detective para encontrar sitios en los que pueda confiar.

Una manera para poder averiguar y analizar el propósito de un sitio web es leer la dirección red (o URL); se parece algo así:

http://www.stanford.edu/

La última parte de la dirección le dirá a quién pertenece ese sitio web y le dará una idea de cuan fiable es. En este ejemplo, el sitio web pertenece a la Universidad de Stanford. Termina con ".edu" ("punto edu") e indica que es una institución educativa. En general, sitios que terminan con ".org," ".edu," y ".gov" son fiables. Organizaciones sin fines de lucro tienen sitios web que terminan en .org. Universidades y colegios tienen sitios web que terminan en .edu. Agencias gubernamentales tienen sitios web que terminan en .gov.

Cuídese de sitios que terminen con .com. Son sitios de negocios, y probablemente traten de venderle algún producto o servicio. Un sitio web comercial no es necesariamente malo. Algunos sitios son dedicados a proporcionar buena información sobre la salud, pero solo lo pueden hacer por vender publicidad o por aceptar becas de organizaciones comerciales. Entonces, como buen detective, recuerde ser minucioso y escéptico y asegúrese hacer preguntas sobre esta información.

A continuación encontrará algunos sitios web en los Estados Unidos que tienen información sobre la salud en español:

Institutos Nacionales de Salud
    http://www.nih.gov
Centros para el Control y la Prevención de Enfermedades
     http://www.cdc.gov
Centro de Información sobre Enfermedades Genéticas y Raras
    http://rarediseases.info.nih.gov
Departamento de Salud y Servicios Humanos de los Estados Unidos
    http://www.healthfinder.gov./español
Biblioteca Nacional de Medicina
    http://www.medlineplus.gov/español
Academia Americana de Alergias, Asma e Inmunología
    http://www.aaaai.org/patients/resources/spanish.stm
Asociación Americana del Corazón
    http://www.americanheart.org
Asociación Americana de la Diabetes
    http://www.diabetes.org
Asociación Americana del Pulmón
    http://www.lungusa.org
Fundación Nacional de Artritis
    http://www.arthritis.org
Madres de Asma, Familias Ayudan a Familias a Manejar Asma
    http://www.asthmamoms.com/español.htm
Instituto Nacional de Cáncer
    http://www.cancer.gov
Sociedad Americana del Cáncer
    http://www.cancer.org

Recursos para el Cuidado Médico

El sistema de salud en los Estados Unidos presenta claras diferencias con los sistemas en América Latina. En este país existe una gran variedad de recursos y servicios que pueden ayudar en el tratamiento de su enfermedad. Por eso, es necesario informarnos y desarrollar nuevas aptitudes para poder utilizar más efectivamente los recursos disponibles para el cuidado de su salud.

Es difícil adaptarse y utilizar un sistema con el cual no está familiarizado. Aún más difícil es la comunicación en un idioma que no es el propio. Sin embargo,

37

existen soluciones a estos problemas. Los traductores profesionales forman parte de la mayoría de los hospitales o clínicas, sólo hay que llamar con anticipación para asegurar la presencia de una persona bilingüe durante su cita. Si no se siente cómodo trabajando con una persona extraña como traductor, tal vez un miembro de la familia que domine los dos idiomas puede ayudarle.

El segundo problema es familiarizarse con el sistema médico. Algunas personas se sienten incómodos cuando esperan ver al médico pero les recibe una enfermera. Las enfermeras en el sistema médico poseen una educación especializada en identificar y proporcionar tratamiento a varios problemas de la salud, además complementan el conocimiento de los médicos. No tema por la preparación profesional de estas personas, le aseguramos, está en buenas manos.

En la siguiente sección, explicamos la función de diferentes profesionales en el campo de la salud física y mental, a quienes puede recurrir para complementar su tratamiento. Tomar ventaja de estos recursos que le ofrece el sistema, le facilitará encontrar información y el mejor tratamiento, que consiste en una combinación de la utilización de recursos, no solamente la visita con su médico. Finalmente, comprender el funcionamiento de las partes del sistema de la salud, le permitirá utilizarlo más adecuadamente.

Profesionales en el Campo de Salud

Muchas personas gastan tiempo y dinero consultando a varios médicos y cambiando de médicos constantemente. Estas circunstancias pueden crear problemas para el paciente, evitando el desarrollo de una relación más íntima y amigable. Además, hace difícil la aplicación de un plan de tratamiento adecuado para su enfermedad.

Para lograr un cuidado médico adecuado, también es importante saber las funciones que cumplen los diferentes profesionales en el campo de salud. A continuación ofrecemos una breve explicación de la labor que realizan algunos de ellos:

Un doctor general (también conocido como doctor familiar o médico de cabecera), es el primer doctor que consultamos cuando empezamos con problemas de la salud. A veces el médico general es el único que lo trata en el cuidado de diferentes tipos de enfermedades. Este médico puede ser un internista que se especializa en el tratamiento de problemas de la salud comunes en adultos. También, el médico general o familiar se encarga de los problemas de salud en otros miembros de la familia. Si su enfermedad se complica o empieza a hacerse crónica, el médico general puede consultar o referirle a un especialista.

El doctor especialista es el que ha profundizado más el estudio y conocimiento de un órgano o sistema del cuerpo. Por tanto se dedica al diagnóstico y tratamiento de una enfermedad específica. Por ejemplo:

- El cardiólogo—Especialista en las enfermedades del corazón.

- El endocrinólogo—Especialista en diabetes y problemas glandulares u hormonales.

- El oftalmólogo—Especialista en las enfermedades de los ojos.

- El neurólogo—Especialista en el cerebro y los problemas del sistema nervioso.

- El nefrólogo—Especialista en los riñones.

- El podiatra—Especialista en el cuidado de los pies.

- El reumatólogo—Especialista en la artritis y otras enfermedades reumáticas.

A veces, se puede ir con un especialista sin tener una referencia, pero es muy común que su seguro médico le pida que su doctor general lo refiera con un especialista.

Los médicos también pueden trabajar en conjunto o referirle a otros profesionistas entrenados para resolver sus problemas específicos; estos incluyen los siguientes.

- ***Enfermeras(os) u otros colaboradores del médico*** están capacitados para hacer ciertos diagnósticos y resuelven problemas. Especialmente él/la enfermero(a) práctico(a) ("Nurse Practitioner" o "Physician Assistant") quienes reciben un entrenamiento especial para proveer servicio en reemplazo del médico. Pueden pasar más tiempo con los pacientes y ofrecerles información educativa sobre su condición y sobre otros recursos comunitarios disponibles.

- ***Terapeutas físicos, ocupacionales o respiratorios,*** nos enseñan cómo hacer ejercicios, cómo adaptar y planear sus actividades o cómo respirar más efectivamente. También nos muestran en donde encontrar instrumentos o aparatos especiales y cómo utilizarlos efectivamente para ayudar nuestra condición.

- ***Farmacéuticos,*** nos proporcionan importante información acerca de las medicinas que son prescritas por el médico. Cuando usted va a la farmacia para adquirir su receta médica, por ley el farmacéutico debe explicarle, qué es la medicina, cómo usarla en forma efectiva y cuales son los efectos secundarios que se pueden presentar. También le dan información acerca de las medicinas sin prescripción médica ("over-the-counter") para el tratamiento de enfermedades leves o comunes (influenza, gripa). A diferencia de nuestros países de origen, aquí los farmacéuticos no pueden recetar medicinas fuertes sin prescripción médica.

- ***Los educadores de la salud*** ofrecen consejos y enseñan habilidades sobre cómo manejar las enfermedades. Además poseen información sobre los recursos disponibles en su comunidad. De hecho, los educadores de la salud frecuentemente desarrollan programas accesibles o cursos educativos sobre varios aspectos de la salud.

• *Nutricionistas o dietistas* le pueden ayudar a realizar cambios específicos en su alimentación sin riesgo a tener complicaciones con su enfermedad. (Por ejemplo, en el caso de diabetes o problemas cardíacos, le ayudan a controlar el peso, cómo reducir la grasa o los carbohidratos, etc.).

• *Los trabajadores sociales* conocen bien los recursos en su comunidad y determinan su elegibilidad para ciertos programas o beneficios de asistencia económica y/o seguro médico. También pueden ayudarnos a resolver problemas personales y de la familia.

• *Consejeros o psicólogos* ayudan a manejar el estrés y otros aspectos emocionales resultantes de una enfermedad crónica o cambios y ajustes en nuestras vidas que causan la depresión y otros problemas emocionales. Además, le pueden ayudar a desarrollar nuevas habilidades para resolver problemas de comunicación.

• *Proveedores de terapias alternativas,* como quiroprácticos podiatra, acupunturistas, y otros como hierberos, masajistas (sobadores) y hueseros, nos pueden ayudar con problemas específicos y ofrecernos diferentes técnicas para manejar los síntomas.

• *Promotores de salud* son personas como usted de la comunidad que son entrenados por los educadores de salud para llevar diferentes programas de salud a la comunidad. Gracias a los promotores de salud se pueden extender los programas educativos y llegar a un gran número de personas. Ellos también ofrecen información sobre los recursos disponibles en su comunidad.

¿A Dónde Ir para Recibir Cuidado Médico?

Para algunas personas, el problema consiste en donde recibir cuidados médicos para su enfermedad. Si cuenta con seguro médico, sus elecciones estarán definidas por la amplitud de la cobertura que le proporciona el seguro. Si tiene *Medicare,* debe saber que algunos médicos privados aceptan este seguro, también es aceptado en hospitales públicos del condado, algunos hospitales privados y en las clínicas de la comunidad. Si su seguro es *Medi-Cal (en California) o Medicaid (en otros estados),* sus elecciones están todavía más limitadas. Por lo general, puede recibir cuidado en los hospitales del condado y algunos hospitales privados, o en las clínicas de su comunidad; algunos médicos le permiten consultarles con *Medi-Cal o*

Medicaid. Si no cuenta con ningún tipo de cobertura médica o seguro médico, algunas clínicas en la comunidad y los hospitales públicos del condado pueden proporcionarle la atención médica que necesita. Existen planes de pago a largo plazo, permitiendo pagar una cantidad mínima mensual, si usted trabaja; si no es así, el gobierno subsidiará sus gastos médicos. Le sugerimos consultar con un trabajador a social o consejero legal, si tiene dudas sobre la cobertura de sus gastos o su elegibilidad para alguna asistencia económica. Algunas instituciones caritativas cuentan con dichos servicios gratuitos, por ejemplo, las Caridades Católicas *(Catholic Charities)* o en los mismos hospitales o clínicas.

¡No espere hasta el último momento, busque atención médica! En el caso de cualquier enfermedad crónica, es necesario buscar cuidados preventivos, para evitar complicaciones. No espere a que el dolor y la incapacidad le limiten la vida. Ni tampoco deje que la enfermedad vaya avanzando silenciosamente dañando otros órganos vitales y complicando aún más su salud. Busque información y atención temprana, utilizando todos los recursos antes mencionados.

Convertiéndose en un buen detective para encontrar recursos comunitarios es uno de los trabajos de una persona proactiva en el manejo personal. Es de esperar que este capítulo le ha dado unas ideas sobre el proceso de buscar y encontrar recursos en su comunidad. Saber cómo buscar los recursos le servirá mejor en el futuro que recibir una lista de agencias.

Capítulo
4

Entendiendo
Síntomas Comunes

LAS PERSONAS CON ENFERMEDADES CRÓNICAS GENERALMENTE SIENTEN DIVERSOS SÍN-
TOMAS. Algunas veces estos síntomas no son visibles o sólo se presentan
cuando la enfermedad está muy avanzada. Debemos remarcar que los síntomas son las señales de que algo diferente está ocurriendo en el cuerpo.
Con frecuencia estos síntomas son impredecibles y difíciles de describir a
otras personas. La fatiga, falta de respiración, dolor y problemas para
dormir son síntomas muy comunes entre personas con enfermedades crónicas. Pero
la forma como afecta a cada individuo es muy personal. No sólo las enfermedades
causan estos síntomas; a veces existen otros factores como problemas familiares,
estrés, depresión y otras emociones que pueden convertirse en nuevos síntomas. Estos
a su vez intensifican más los síntomas existentes, empeorando la salud.

Por eso, como persona proactiva en el cuidado de su enfermedad es importante
reconocer estos síntomas y aprender a manejarlos en forma efectiva, para evitar que
se complique, o que se empeore la enfermedad. En este capítulo discutiremos
algunos de los síntomas más comunes entre las diferentes enfermedades y los factores que puedan causar o empeorar estos síntomas. Además, ofreceremos algunos
consejos o guías para controlar estos síntomas; estas serán nuestras herramientas del
manejo personal de la enfermedad. En el capítulo 5, *Estrategias para manejar los
síntomas*, presentamos unas técnicas específicas que utilizan la habilidad de la
mente para ayudar a combatir estos síntomas.

Cómo Manejar los Síntomas

El proceso de manejar los síntomas es similar al proceso de la resolución de
problemas discutido en el capítulo 2 (página 26). Antes de poder manejar un sín-

toma, es importante identificar cual es el síntoma que está experimentando. Siguiente, es necesario determinar cual es la causa o que ocasiona el síntoma. Esto puede parecer un proceso simple, pero debemos recordar que los síntomas y problemas asociados con una enfermedad crónica pueden ser numerosos, complejos y muchas veces se pueden relacionar entre sí.

Imagínese que trata de sujetar 2 ó más hebras de hilo que vienen de diferentes direcciones, de pronto le agregan muchas hebras de hilo al mismo tiempo. Esto hará que se forme una enredadera difícil de sujetar y no podrá saber dónde comienza o termina cada hebra. De igual forma se puede comparar los síntomas y sus causas con las hebras de hilo que se hacen una enredadera, pronto no podrá saber donde comienza o termina cada síntoma. Una persona con una enfermedad crónica puede experimentar varios síntomas y cada síntoma puede tener varias causas que afectan su vida. Entonces, para manejar con éxito estos síntomas, debemos encontrar la forma de identificar la causa de cada síntoma para que pueda ser tratado.

Una manera en que usted puede empezar a desenredar estas hebras es llevar un diario. Esto puede ser algo sencillo como escribir sus síntomas en un calendario y lo que está haciendo en ese momento. Después de uno o dos semamas, probablemente notará algunos patrones. Por ejemplo, el sábado usted salió a cenar por la tarde y después se despertó durante la noche con un dolor del estómago. Se da cuenta que cuando sale a cenar, tiende a comer desmasiado. Ahora empieza a reconocer el problema y decide cambiar lo que ordena para cenar. O usted nota que cuando sale a bailar le duelen mucho los pies, pero no le duelen cuando camina. Tal vez el problema es el tipo de zapatos que usa.

Para muchas personas el identificar estos patrones es el primer paso en el manejo de los síntomas. En el ejemplo del calendario en la página 45, podemos ver los siguientes patrones:

1. Cuando la persona cuida sus nietos experimenta dolor. Puede ser que levantar o correr tras los niños o inclinarse para cambiar los pañales le causa este dolor.
2. Cuando tiene dolor, esta persona también tiende a sentirse cansada el próximo día.
3. Cuando la persona hace los ejercicios acuáticos se siente mejor aunque los músculos se sientan un poco entumecidos (agarrotados) el próximo día.
4. Cuando sale a cenar, esta persona no duerme bien y se siente cansada el próximo día. Puede ser que coma demasiado o tal vez beba alcohol. Aun sea un poquito, el alcohol en la noche puede interrumpir el sueño.

Conforme lea este capítulo, usted notará que algunos síntomas tienen las mismas causas. A veces un síntoma puede dar origen a otro síntoma. Al ganar un mejor entendimiento acerca de las causas de sus síntomas, usted puede encontrar la mejor manera de tratarlos. Esto a su vez ayudará a prevenir que los síntomas recurran.

UN EJEMPLO DEL DIARIO CALENDARIO

Lunes	Martes	Miércoles	Jueves	Viernes	Sábado	Domingo
Hacer compras	*Cuidar los nietos*	*Cansada*	*Ejercicios Acuáticos*	*Un poco entumecida*	*Salir a cenar*	*Cansada*
	Dolor en la tarde		*Me siento bien*	*Limpiar la casa*	*Sueño inquieto*	

Lunes	Martes	Miércoles	Jueves	Viernes	Sábado	Domingo
Hacer compras	*Cuidar los nietos*	*Cansada*	*Ejercicios Acuáticos*	*Limpiar la casa*	*Me siento bien*	*Me siento bien*
	Dolor en la tarde		*Me siento bien*			*Salir a cenar*
						Sueño inquieto

45

A continuación examinamos algunos de los síntomas comúnes que experimentan personas con diferentes condiciones crónicas.

Fatiga

Las enfermedades crónicas pueden consumir sus energías. Por eso, la fatiga puede ser un problema muy real, que no está solo "en la mente" de la persona. La fatiga puede limitar las cosas que usted desea o le gustaría hacer. Aún más, usted puede ser malentendido por aquellos que no tienen una enfermedad crónica. A veces su pareja, miembros de la familia y amigos no entienden que la fatiga asociada con la enfermedad crónica es impredecible, y pueden pensar que usted no tiene interés en algunas actividades o prefiere estar solo. Es posible que aun usted no sepa por qué se siente así.

SUGERENCIAS PARA ELEGIR
TÉCNICAS PARA EL MANEJO DE LOS SÍNTOMAS

- *Escoja una técnica para tratar primero.* Le recomendamos que lo practique por lo menos 2 semanas dos veces al día antes de decidir si la técnica le funciona o no. No la descarte sin haberle dado a la técnica una prueba justa.

- *Trate alguna de las otras técnicas, dándoles el mismo período de prueba.* Es importante tratar más de una técnica para aprender cuál técnica es más útil para determinado síntoma, o simplemente cual prefiere hacer.

- *Piense como y cuando puede usar las técnicas que le gustan.* Por ejemplo, algunos métodos pueden hacerse en cualquier parte, mientras que otros requieren un lugar tranquilo. Algunos pueden requerir cambios más grandes en su estilo de vida. Es posible que en su práctica de las diferentes técnicas va a descubrir que algunas funcionan mejor para manejar síntomas específicos y no tan bien para otros. Las personas que mejor manejan sus síntomas aprenden a utilizar una variedad de técnicas de acuerdo a sus necesidades y situaciones.

- *Coloque notas recordatorias en lugares visibles para usted.* Es importante recordar practicar la técnica y ser consistente para obtener el mayor beneficio. Por ejemplo, coloque una nota en su espejo, en su oficina, en el tablero de su automóvil o cerca del teléfono de su casa. Usted puede cambiar las notas periódicamente de tal forma que continúe dándose cuenta de ellas.

- *Trate de relacionar estas técnicas con otros hábitos establecidos o con sus actividades cotidianas.* Por ejemplo, puede practicar la relajación como parte de su enfriamiento del ejercicio. Puede pedirle a un amigo o miembro de su familia que le recuerde hacer su práctica cada día, tal vez ellos se animen a participar con usted.

46

Para poder manejar la fatiga, es importante entender que puede tener muchas causas, tales como:

- **La enfermedad por sí misma.** Con cualquier enfermedad ya sea diabetes, enfisema, bronquitis crónica, asma o enfermedad cardíaca, el realizar actividades requiere de más energía. También, el cuerpo es menos eficiente en el uso de energía reservada para las actividades diarias, en parte, ya que utiliza esta energía en su intento de curarse.

- **Inactividad.** Los músculos que no se usan pierden su habilidad de funcionamiento; es decir, se hacen menos eficientes para realizar su función. El corazón, que está hecho de tejido muscular también puede disminuir su capacidad de funcionamiento. Cuando esto sucede, la habilidad del corazón para expulsar la sangre, los nutrientes necesarios y el oxígeno a otras partes del cuerpo también disminuye. Cuando los músculos no reciben nutrientes y oxígeno necesarios no pueden funcionar adecuadamente, se cansan o agotan con facilidad. A diferencia de los músculos en buenas condiciones – que sí reciben un adecuado suplemento de sangre, oxígeno y nutrientes, y por lo tanto tienen más energía.

- **Nutrición inadecuada.** Los alimentos son nuestra fuente básica de energía. Si el combustible que tomamos no es de calidad superior y/o en cantidades adecuadas, puede resultar en fatiga. Para algunas personas, la obesidad causa fatiga. El exceso de peso causa un incremento en la cantidad de energía necesaria para realizar las actividades diarias. Para otros, estar bajo de peso puede causar problemas asociados con la fatiga, especialmente para las personas con enfisema. Muchas personas con enfisema experimentan pérdidas súbitas de peso, debido a cambios en sus hábitos alimenticios.

- **Descanso insuficiente.** Por una variedad de razones, hay veces en que no dormimos lo suficiente, padecemos de insomnio o no descansamos bien durante el sueño. El no lograr un descanso adecuado puede causar fatiga. La última sección de este capítulo trata los problemas de sueño.

- **Emociones.** El estrés y la depresión también causan fatiga. Muchas personas conocen la relación entre el estrés y el sentirse cansado. Pero también deben reconocer que la fatiga es uno de los síntomas principales de la depresión.

- **Medicamentos.** Algunas medicinas pueden causar la fatiga. Si usted piensa que la fatiga que experimenta pueda estar relacionado con sus medicinas, consulte con su médico. Es posible cambiar las medicinas y/o las dosis de estas.

Si la fatiga es un problema para usted, su primer trabajo es *determinar la causa*. Llevar un diario le puede ayudar con esto. ¿Tiene usted una alimentación saludable?

47

¿Está haciendo ejercicio regularmente? ¿Está durmiendo bastante, y descansando bien durante el sueño? Si usted respondió "no" a alguna de estas preguntas quiere decir que usted ha empezado a determinar una o más de las causas de su fatiga.

Lo importante acerca de la fatiga es que puede ser causada por muchas razones, y no siempre es la enfermedad. Por tanto, para combatir y prevenir la fatiga, es importante reconocer las diferentes causas de su fatiga y emplear varias técnicas para tratarla.

Si la fatiga es causada por malos hábitos alimenticios, quiere decir que no está comiendo comidas balanceadas, o no tienen todos los nutrientes necesarios, o no tiene un horario regular de alimentación. Entonces la solución es hacer algunos cambios en su hábitos alimenticios. Por ejemplo, comer alimentos de mejor calidad en las cantidades adecuadas o establecer un horario regular para comer. Para otros, el problema puede ser la disminución del apetito, lo que conduce a comer menos y por tanto una reducción en el consumo de calorías. Esto a su vez produce una pérdida de peso. En el capítulo 6 explicamos en gran detalle los problemas que nos impiden a comer saludablemente y ofrecemos sugerencias para mejorar nuestros hábitos alimenticios.

Con frecuencia algunas personas dicen que no pueden hacer ejercicio porque se sienten fatigados. Esto crea un círculo vicioso: la persona se siente fatigada por la *falta de ejercicio* y a su vez no hace ejercicio debido a la fatiga. Si este es su problema, la próxima vez que se sienta fatigado trate de motivarse para hacer un poco de ejercicio. No tiene que hacer mucho ejercicio. Lo importante es salir y hacer una caminata corta. Si esto no es posible, entonces camine alrededor de su casa. Para más información sobre cómo empezar un programa de ejercicio lea los capítulos 7 a 10 referente al ejercicio. Recuerde el ejercicio puede ser una solución para combatir la fatiga.

Si *las emociones* son la causa de su fatiga, el descanso no le ayudará. Tal vez puede hacerle sentir peor. Para muchas personas *la fatiga es un signo de depresión.* Hablaremos de cómo manejar la depresión un poco más adelante en este capítulo. Por otro lado, si usted siente que está bajo mucho estrés, a continuación le ofrecemos algunos consejos.

Estrés o Tensión

El estrés o la tensión es un problema común que afecta a toda persona, con o sin enfermedades crónicas. Pero ¿qué es el estrés? En los años 50's, el fisiólogo Hans Selye describió el estrés como "la respuesta corporal no específica ante cualquier demanda que se le haga al organismo". Otros han ampliado esta definición para explicar que es la preparación del organismo para enfrentar a las demandas, sean placenteras o no placenteras.

¿Cómo Responde su Cuerpo al Estrés?

Su cuerpo está acostumbrado a funcionar a cierto nivel. Cuando hay necesidad de cambiar este nivel (cuando la demanda externa excede los recursos disponibles), su cuerpo debe de ajustarse fisiológicamente para responder a esa demanda. Su cuerpo reacciona preparándose para la acción: su latido cardíaco se incrementa, sube la presión arterial, los músculos del cuello y hombros se tensionan, su respiración se hace más rápida, su digestión se hace lenta, su boca se seca y puede empezar a sudar. Estos son signos de "estrés".

49

¿Por qué ocurre esto? Para responder al desafío o estar listo para la acción los músculos se ponen tensos y necesitan ser abastecidos con oxígeno y energía. Su frecuencia respiratoria se incrementa para poder inhalar tanto oxígeno como sea posible y también eliminar tanto dióxido de carbono como sea posible. Su latido cardíaco se incrementa para llevar oxígeno y nutrientes a los músculos. Más aun, los procesos fisiológicos que no son inmediatamente necesarios, tales como la digestión de los alimentos y las respuestas naturales del sistema inmune del cuerpo se hacen más lentos. Por extraño que parezca, estas respuetas también pueden ocurrir cuando el organismo no necesita más oxígeno, como cuando usted tiene miedo o está preocupado.

¿Cuánto tiempo duran estas respuestas? En general, estas respuestas del cuerpo duran sólo hasta que el evento estresante pasa. Luego su organismo regresa a sus niveles normales de funcionamiento. A veces, el cuerpo no regresa completamente a ese nivel confortable de funcionamiento, o sea que la reacción disminuye pero no desaparece. Si el estrés está presente por un tiempo indefinido, su cuerpo empieza a adaptarse a este estrés. El proceso de adaptación del organismo al estrés puede contribuir a otros problemas tales como la hipertensión, dificultad para respirar o articulaciones dolorosas, llegando a ser potencialmente perjudicial para la salud.

Tipos Comunes de Estrés

Sin importar los factores que causan estrés (estresores), la respuesta o cambios en el cuerpo son los mismos. Los factores estresantes, sin embargo, no son completamente independientes unos de otros. Con frecuencia un factor que causa estrés puede conducir a otros tipos de estresantes o incluso aumentar los factores de estrés ya existentes. Varios estresores pueden también ocurrir simultáneamente, creando un "círculo vicioso" como describimos en el capítulo 1. Veamos ahora algunos de los tipos y fuentes de estrés más comunes:

- **Estresantes físicos.** Los estresantes físicos pueden variar desde algo tan placentero como cargar a su nieto por primera vez, hacer compras en el supermercado, hasta los síntomas físicos de su enfermedad. Lo único que estas tres situaciones tienen en común es que todos incrementan su demanda corporal de energía. Si su cuerpo no está preparado para afrontar con esta demanda, los resultados pueden variar desde dolor muscular o fatiga hasta el empeoramiento de algunos síntomas de la enfermedad.

- **Estresantes mentales y emocionales.** Los factores mentales y emocionales que causan estrés pueden variar desde los placenteros hasta los desagradables, pero la respuesta de su organismo será la misma. Por ejemplo, la alegría que experimenta de ver que su hijo se casa o el conocer nuevos amigos causará el mismo efecto o reacción de estrés en su organismo como el sentirse frustrado o deprimido por su enfermedad. Aunque parezca extraño, esto se puede explicar en la forma como su cerebro percibe el factor estrés, reaccionando para superar el estímulo sin importar si es bueno o malo.

- **Estresantes ambientales.** Los factores del medio ambiente que causan estrés también pueden ser buenos y malos. Estos estresantes pueden variar desde un día soleado, veredas desiguales que hacen difícil el caminar, los ruidos altos, el mal tiempo, hasta el humo de un cigarrillo y otros.

¿Es una Contradicción Decir que el Estrés Puede Ser "Bueno"?

Como mencionamos anteriormente, algunas situaciones que causan estrés pueden ser agradables o positivas. Algunos ejemplos son: una promoción del trabajo, una boda, los días de vacación, una nueva amistad, o un nuevo bebe. Estos eventos lo hacen sentirse bien, pero aun así causan algunos cambios fisiológicos en su organismo. Otro ejemplo de un "factor de estrés bueno" es el ejercicio.

Cuando hace ejercicio, o algún tipo de actividad física, hay una demanda o exigencia a su organismo. El corazón y los pulmones tienen que trabajar más de lo normal para llevar el oxígeno y sangre a los músculos; por eso, aumentan la frecuencia del corazón y la respiración. Mientras tanto, los músculos están trabajando más fuerte para responder a las señales del cerebro que les dicen que se sigan moviendo.

Conforme usted mantiene un programa de ejercicio continuo por varias semanas, empezará a notar un cambio: lo que al principio le parecía difícil o imposible de realizar ahora es relativamente simple o requiere menos esfuerzo. Su cuerpo se ha adaptado a estas demandas. Además, el corazón, pulmones y otros músculos se fortalecen más para poder realizar esta actividad extra. Quiere decir que usted ha mejorado su condición física.

Reconociendo Cuando Está Estresado

Todo persona necesita un cierto nivel de estrés para funcionar. El estrés actúa como factor de motivación para vencer y superar obstáculos. El estrés es útil mientras usted no sobrepase "el umbral de resistencia", o sea no exceda completamente los límites. Algunas veces puede tolerar más estrés que otras veces. Pero si usted no está consciente de los diferentes tipos de estrés que experimenta, puede ir más allá del umbral de resistencia de su organismo y sentir que su vida está completamente fuera de control. Generalmente es difícil reconocer cuanto estrés es excesivo para usted. Algunos signos de alerta pueden incluir:

51

- Comerse las uñas, jalarse el cabello u otros hábitos repetitivos.

- Rechinar los dientes, apretar la mandíbula.

- Tensión en su cabeza, cuello u hombros.

- Sentimientos de ansiedad, nerviosismo, abandono, irritabilidad.

- Accidentes frecuentes u olvidarse de las cosas que usualmente no olvida.

A veces, usted puede notar o darse cuenta cuando le están pasando estos signos. Si lo hace, tome unos minutos para identificar lo que causa esta tensión. Tome unas respiraciones profundas y trate de relajarse (ofrecemos algunas técnicas de relajación en el capítulo 5). Ahora vamos a examinar algunos otros métodos que nos pueden ayudar a manejar el estrés.

Manejando El Estrés

Utilice la resolución de problemas. Hay algunas situaciones que usted reconoce como estresantes, tales como el encontrarse en el tráfico congestionado, viajar, o ir al médico. Primero, *identifique objetivamente cual es la causa estresante de esta situación particular.* ¿Es que a usted le enoja llegar tarde? ¿Son los viajes estresantes por la incertidumbre acerca de llegar a su destino? ¿No se siente seguro de poder explicar sus síntomas al médico?

Una vez que ha identificado cual es el problema, *puede empezar a buscar formas para disminuir el estrés que le causa la situación.* Por ejemplo, si el problema con el tráfico es llegar tarde, ¿puede usted salir más temprano? Si es que no le gusta manejar, ¿puede dejar que alguien más maneje? Si hay incertidumbre con su viaje, ¿puede llamar a alguien en el lugar de destino y preguntar por acceso a sillas de ruedas, transporte público local y otros? Cuando va al médico ¿puede preparar una lista de preguntas sobre su enfermedad para el médico? ¿Puede llevar un familiar con usted que pueda ayudar a explicar cuando sea necesario?

Luego que haya identificado posibles soluciones, *seleccione una* para tratar la próxima vez que esté en esta situación. No olvide *evaluar los resultados.* (Este es el enfoque de la resolución de problemas, descrita en el capítulo 2.)

Usted puede tener éxito evitando algunos tipos de estrés al modificar o adaptarse a la situación, mientras tanto otros factores estresantes pueden presentarse cuando usted menos lo espera. La forma de manejar este tipo de estrés también implica solucionar problemas.

Si usted reconoce que ciertas situaciones pueden ser factores que causan estrés, *desarrolle maneras de manejar estas situaciones antes de que ocurran.* Trate de *ensayar,* en su mente, que es lo que hará cuando la situación se presente, de tal forma que usted estará preparado. Inherente a este enfoque es el poner atención a las señales que envía su cuerpo cuando el estrés va aumentando. El identificar y entender las señales de su organismo le ayudará a prepararse para manejar mejor las situaciones estresantes y evitar el estrés.

Ciertas sustancias químicas también pueden incrementar el estrés. Estos químicos incluyen la nicotina, el alcohol y la cafeína. Algunas personas fuman un cigarro, beben un vaso de vino o una taza de café para disminuir la tensión; sin embargo, esto incrementa la respuesta o reacción física del organismo hacia el estrés. Evitar el consumo de estos químicos pueden ayudarle a que se sienta más calmado.

En el capítulo 5 hablaremos de otras técnicas que pueden ser útiles para usted en el manejo de situaciones estresantes; estas son: la respiración diafragmática, la relajación muscular progresiva, las imágenes guiadas y el pensar positivamente.

Algunas otras formas de manejar el estrés incluyen el dormir suficiente, hacer ejercicios y comer bien. Estos también son temas que tratamos con más detalle en otros capítulos de este libro.

En resumen, el estrés puede considerarse una reacción física y emocional compleja y como cualquier otro síntoma, tiene muchas causas y muchas maneras de ser manejado. Depende de usted examinar el problema y encontrar las causas. Así podrá buscar soluciones que van de acuerdo a sus necesidades y estilo de vida.

Dificultad para Respirar

La dificultad para respirar, como la fatiga y el estrés puede tener muchas causas. Cualquiera que sea la causa este síntoma le indica que su cuerpo no está recibiendo el oxígeno que necesita. Esto puede ser resultado de los diferentes tipos de cambios fisiológicos que tienen lugar como resultado de una enfermedad crónica. Estos cambios pueden conducir a una sensibilidad incrementada a diferentes estímulos. (En el capítulo 19, puede encontrar más sobre problemas respiratorios y los cambios que ocurren con la enfermedad pulmonar crónica.) Algunos de los cambios más comunes que ocurren incluyen:

Daño a los sacos alveolares en los pulmones, como es en el caso del enfisema, que causa que los pulmones se debiliten. No puedan realizar su trabajo de llevar oxígeno hacia la sangre y el de sacar dióxido de carbono hacia afuera. El cuerpo se logra adaptar a este cambio en alguna medida. Pero cuando hay un cambio rápido en el patrón "normal" de respiración, los pulmones no siempre pueden mantenerse.

El estrechamiento de las vías respiratorias hacia los sacos alveolares y el exceso en la producción de mucosidad se asocian con la bronquitis crónica. Debido a que las vías respiratorias se estrechan o reducen, hay menos espacio para que el aire fluya a través de las vías respiratorias para llegar a los pulmones. Por tanto, su organismo recibirá menos oxígeno.

Las personas con *asma* tienen problemas similares a aquellos con bronquitis crónica. Una diferencia entre estas dos enfermedades es que el asma se produce en respuesta a algún tipo de estímulo lo que causa el estrechamiento de la vía respiratoria y el incremento en la producción de mucosidad. Como resultado se reduce el espacio disponible para que el oxígeno llegue a los pulmones.

La persona con *enfermedad cardíaca* también pueden experimentar problemas para respirar, pero por diferentes razones. En este caso, el corazón no puede realizar su función y se hace menos eficiente para expulsar la sangre hacia todo el cuerpo. Si existe un cambio súbito en la demanda de oxígeno del cuerpo, el corazón tiene que trabajar más fuerte para tratar de llevar este oxígeno. Si el corazón no puede trabajar lo suficientemente fuerte para satisfacer las necesidades de oxígeno del cuerpo, la persona puede sentir la sensación de falta de aire para respirar. Mientras tanto la frecuencia respiratoria se incrementará para tratar de satisfacer la necesidad de oxígeno. Este incremento en la frecuencia respiratoria puede hacer que la persona sienta aún más la falta de aire para respirar.

La persona que tiene *sobrepeso* puede experimentar dificultad respiratoria porque el peso excesivo incrementa la cantidad de energía y la cantidad de oxígeno requerido para que el cuerpo pueda hacer tareas simples. Esto a su vez incrementa la carga de trabajo del corazón. Si el problema de obesidad se une con la enfermedad pulmonar crónica o alguna enfermedad cardíaca, su organismo tendrá aún más dificultad en abastecerse del oxígeno que necesita.

La debilidad de los músculos pectorales y el diafragma también pueden conducir a dificultad respiratoria. La falta de condición física puede afectar los músculos respiratorios, o cualquiera de los otros músculos del cuerpo. Los músculos debilitados no pueden realizar su función. Por tanto necesitan más energía y oxígeno que los músculos que están en buena condición física. En el caso de los músculos respiratorios, el problema se complica porque clarificar los pulmones se hace más difícil cuando los músculos están debilitados. Además no ayudan a expandir las vías respiratorias dejando menos espacio para que el aire fresco sea inhalado.

Existen diferentes causas que producen la sensación de falta de aire para respirar, así mismo hay muchas cosas que usted puede hacer para manejar este problema.

Si durante una actividad usted tiene dificultad para respirar, *no deje de hacer lo que está haciendo, tampoco se apure para terminar; pero sí hágalo en forma más lenta.* Si la dificultad respiratoria continúa, deténgase por unos minutos. Si después de estos pasos no se mejora, tome la medicina recetada por su médico. Las personas con dificultad para respirar con frecuencia se asustan y sienten miedo. Este miedo puede causar dos problemas adicionales. Primero, el estado de miedo puede originar que su organismo libere hormonas, y estas hormonas a su vez pueden causar aún más dificultad para respirar. Segundo, tener miedo puede hacer que usted evite o deje de hacer sus actividades. Esto evitará que usted desarrolle la resistencia necesaria para ayudar a mejorar su respiración. Por eso, es recomendable hacer las actividades en forma calmada o lentamente para controlar mejor la respiración.

Incremente gradualmente su nivel de actividad, que este incremento no exceda más de 25% cada semana. Por ejemplo, si actualmente usted es capaz de trabajar en el jardín por 20 minutos, la siguiente semana, puede incrementar a ese tiempo en un máximo de 5 minutos. Una vez que se sienta confortable trabajando en el jardín por 25 minutos, nuevamente puede agregar 5 minutos más. Si lo hace gradualmente con seguridad usted podrá incrementar el tiempo de duración de sus actividades.

No fume y manténgase alejado del humo de segunda mano, quiere decir que evite a los fumadores. Estar expuesto al humo puede aumentar aún más la sensación de falta de aire para respirar. Pero dejar de fumar puede ser difícil, tal vez usted tenga que buscar ayuda para dejar el cigarrillo (encontrará más información en el capítulo 11). También es importante que les explique a sus familiares y amigos que el humo del cigarrillo afecta su salud y que apreciaría que no fumen cerca de usted. Haga de su casa una zona de "no fumar". Pídales a las personas que fuman que lo hagan fuera de la casa, en el jardín o en el patio.

Use sus medicinas y oxígeno tal como lo prescribió su doctor. Los mensajes acerca las medicinas pueden ser confusos, que hacen daño, que no se deben usar, etc. Es cierto que las medicinas en general producen efectos secundarios. Sin embargo, cuando existe una enfermedad crónica, la medicina ayuda con los síntomas, evita complicaciones y hasta puede salvar la vida. Las complicaciones de la misma enfermedad pueden ser más graves que los efectos secundarios de la medicina. Por eso es necesario tomar la dosis tal como se le ha prescrito su médico.

Tomar más medicina que la dosis prescrita no significa que le hará mejor, por el contrario puede causarle complicaciones. Por tanto, no aumente su dosis sin consultar con su doctor. Para que la medicina sea efectiva debe tomarse según la indicación médica, aún cuando no sienta síntomas. Si la dosis prescrita no parece trabajar, resista la tentación de tomar más medicina. Es recomendable consultar con su doctor *antes* de hacer cambios en la dosis o dejar de tomar las medicinas.

Si la mucosidad o las secreciones son un problema tome *más líquidos*, a menos que su doctor le haya indicado que no lo haga. Tomar más líquido le ayudará a suavizar la mucosidad la que podrá ser eliminada con facilidad por la tos. El uso de un humidificador también puede ser útil.

Control de Respiración

Como se mencionó anteriormente, uno de los problemas que causa dificultad respiratoria, especialmente para las personas con enfisema, bronquitis crónica y asma, es un debilitamiento de los músculos respiratorios y el diafragma. Cuando esta debilidad muscular ocurre, los pulmones no son capaces de vaciarse apropiadamente, dejando menos espacio para el aire fresco.

La respiración diafragmática también llamada respiración controlada o respiración del vientre es una técnica que le ayudará a fortalecer su respiración.

La respiración diafragmática requiere practica para dominarla. Le ayudará a fortalecer los músculos respiratorios. Los siguientes son los pasos para la respiración diafragmática.

1. Acuéstese sobre su espalda, coloque su cabeza en una almohada, coloque otra almohada bajo sus rodillas. Debe estar en una posición cómoda con los hombros relajados.

2. Coloque una palma de su mano en la zona abdominal, arriba del ombligo y debajo de la caja torácica o costillas, y la otra palma de su mano sobre el pecho.

3. Ahora comience a respirar, inhalando lentamente y profundamente por la nariz hasta sentir que la mano que está en el abdomen se mueve por el movimiento del diafragma. Imagínese que los pulmones se están llenando con aire fresco. La mano que está en el pecho sólo debe moverse en forma muy leve. Inhale la mayor cantidad de aire posible.

4. Después exhale lentamente por la boca por el pequeño orificio formado por los labios, como si estuviera silbando, soplando una vela o besando a alguien. Deje salir el aire en forma lenta y suave, pero forzando hacia fuera todo el aire que

pueda. Al mismo tiempo, usando su mano, empuje suavemente su abdomen hacia dentro y arriba.

5. Practique esta técnica de 10 a 15 minutos, unas tres o cuatro veces al día, hasta que lo pueda hacer en forma automática. Si comienza a sentir un poco de mareo, descanse.

Una vez que se sienta confortable haciendo este ejercicio, usted puede practicar colocando un peso ligero sobre su abdomen para agregar un poco más de esfuerzo. Esto fortalecerá aún más los músculos usados para inhalar. Empiece con un peso de aproximadamente una libra o medio kilo, como un libro o una bolsa de arroz o frijoles. Gradualmente incremente el peso conforme la fuerza de sus músculos mejora. Después que domine la técnica de respiración diafragmática acostado, usted podrá practicarlo sentado:

• Relaje sus hombros, brazos, manos y su pecho. No agarre los brazos de la silla ni sus rodillas.

• Coloque una palma de su mano en su abdomen y la otra mano sobre su pecho.

• Inhale por la nariz – llenando la zona alrededor de su cintura con aire. La mano que está en el pecho sólo debe moverse en forma muy leve, y la mano que está en su abdomen sí debe moverse.

• Exhale sin fuerza o esfuerzo.

Cuando se sienta confortable con esta técnica, puede practicarla casi cualquier tiempo, mientras está acostada, sentada, de pie o mientras camina. La respiración diafragmática puede ayudar a fortalecer y mejorar la coordinación y la eficiencia de los músculos respiratorios. También ayuda a disminuir la cantidad de energía necesaria para respirar. Además, puede usar la respiración diafragmática con cualquiera de las técnicas de relajación que utilizan el poder de la mente para manejar sus síntomas (descritas en el capítulo 5).

Una otra técnica, **respiración con labios fruncidos**, usualmente ocurre naturalmente para las personas que tienen problemas para vaciar los pulmones. También se puede usar si tiene dificultad para respirar o se siente corta de respiración.

• Forme un orificio pequeño con sus labios como si estuviera soplando una flauta o un pito.

• Use la respiración diafragmática, y exhale por los labios suavemente sin fuerza.

- Recuerde relajarse el pecho superior, los hombros, los brazos y las manos mientras exhale. Busque tensión y relaje.

- Debe tomar más tiempo en exhalar que en inhalar.

Al dominar esta técnica mientras haciendo otras actividades, podrá manejar mejor la dificultad de respirar.

Las siguientes técnicas pueden ser útiles para eliminar las secreciones (los mocos y la flema).

Resollar o Jadear

Esta técnica combina uno o dos jadeos con la respiración diafragmática (respiración controlada). Es útil para eliminar las secreciones de las pequeñas vías respiratorias.

- Tome una respiración como lo haría para la respiración diafragmática.

- Contenga la respiración por un momento.

- Jadee (o resolle) – mantenga la boca abierta mientras aprieta los músculos del pecho y abdomen para forzar para afuera el aire (este es como jadear).

- Si es posible, hágalo otra vez antes de tomar otra respiración.

- Tome dos o tres respiraciones profundas (diafragmáticas).

- Jadee una o dos veces.

Tos Controlado

Este ayuda a eliminar secreciones (la flema) de las vías respiratorias más grandes.

- Tome lentamente una respiración profunda (respiración diafragmática).

- Mantenga los hombros y las manos relajadas.

- Contenga la respiración por un momento.

- Tosa (apriete los músculos abdominales y fuerce para afuera el aire).

Nota: Si experimenta un ataque de tos no controlado, las siguientes surgencias pueda ayudar:

- Evite el aire muy seco o el vapor.

- Trague tan pronto como empiece el ataque.

POSICIONES QUE LE AYURDARÁN SI TIENE DIFICULTAD PARA RESPIRAR

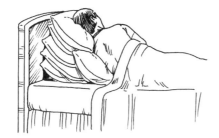

Acostado

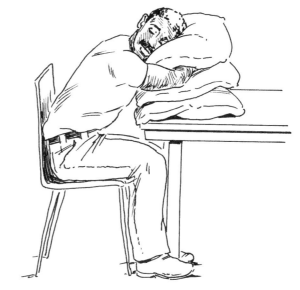

Sentado, inclinándose hacia adelante

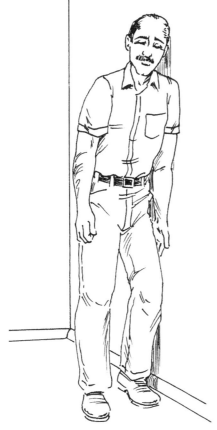

De pie

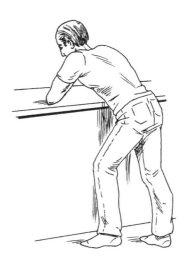

De pie, inclinándose hacia adelante

- Sorba aqua.

- Chupe pastillas o dulces duros.

- Practique la respiración diafragmática, asegurándose de inhalar por la nariz.

Dolor o Malestar Físico

El dolor o malestar físico es otro problema común para personas con enfermedades crónicas. Al igual que la mayoría de los síntomas mencionados, el dolor puede tener muchas causas. Las cuatro causas más comunes son:

- **La enfermedad por sí misma.** El dolor o malestar es la señal que alguna zona del cuerpo está siendo afectada. Por ejemplo la disminución del flujo sanguíneo al corazón, el bloqueo de nervios, arterias o vasos sanguíneos, una articulación inflamada, etc. Estas son sólo algunas de las causas, pueden haber muchas más relacionadas con la enfermedad.

- **Músculos tensos.** Cuando hay dolor en alguna parte del cuerpo, los músculos en esa área se ponen tensos. Esa es la respuesta natural del cuerpo para proteger el área de dolor. Cuando los músculos están tensos por un periódo de tiempo, aumenta el ácido láctico en los músculos que también puede provocar dolor.

- **Debilidad de los músculos.** Con la enfermedad crónica, es común hacerse menos activo, conduciendo al debilitamiento de los músculos. Cuando el músculo está débil, no tiene la energía suficiente para realizar su función. Por esta razón la más leve actividad puede conducir a dolor y rigidez.

- **Falta de sueño, o no poder descansar completamente durante el sueño.** El dolor o malestar físico con frecuencia interfiera con el sueño, produce insomnio, o hace que la persona pierde la habilidad de descansar aún cuando duerme. Esto con el tiempo hará que los síntomas como el dolor o malestar físico empeoren. Además afectará la habilidad de la persona para manejar y controlar el dolor.

- **El estrés, ansiedad y otras emociones como depresión, disgusto, enojo y temor.** Todas estas emociones desagradables son respuestas normales al vivir con una enfermedad crónica y pueden afectar la forma como la persona percibe el dolor y los malestares físicos. Cuando nos sentimos asustados, frustrados o deprimidos, *todo* incluyendo el dolor se siente peor. Esto no quiere decir que el dolor no es real. Lo que quiere decir es que estas emociones pueden aumentar más la intensidad del dolor.

- **Medicamentos.** A veces las medicinas que toma pueden provocar dolor o malestar físico. Si piensa que esto puede ser el caso, consulte con su médico.

Sabiendo que el dolor proviene de diferentes fuentes o causas, las técnicas para el manejo del dolor deben estar dirigidas a todas y cada una de esas fuentes. Usar medicamentos puede ayudar a aliviar el dolor causado por la enfermedad. Por ejemplo la medicina puede reducir el dolor causado por la inflamación. Otra medicina puede ayudar a abrir los vasos sanguíneos y los tubos bronquiales.

Con las enfermedades crónicas, generalmente los analgésicos, tales como los narcóticos no son útiles. Es más, los narcóticos pueden ser peligrosos para las personas con impedimentos o limitaciones en la función respiratoria, porque estas drogas disminuyen la frecuencia respiratoria, haciendo que los problemas existentes se empeoren. Además, los analgésicos tienden a disminuir su efecto con el tiempo y pueden hacerse adictivos. Debido a que las enfermedades crónicas son a largo plazo, el dolor asociado a la enfermedad también es a largo plazo. Esto hace que el potencial adictivo se incremente al utilizar altas dosis de analgésicos para combatir el dolor. Por esto es importante entender que la medicina sola no es suficiente para manejar o controlar el dolor.

Existen otros dos recursos que podemos utilizar para el manejo del dolor: 1) el ejercicio físico y 2) las estrategias cognoscitivas, en las cuales usted utiliza activamente la mente para manejar sus síntomas, por ejemplo la relajación mental, la distracción, la visualización, etc. Los consejos y guías para iniciar un programa de ejercicio los pueden encontrar en los capítulos 7 a 10, y el uso de las estrategias cognoscitivas lo puede encontrar en el capítulo 5.

Además de las dos maneras mencionadas anteriormente para el manejo del dolor, hay otras técnicas o terapias que son útiles para manejar el dolor en una zona localizada. Estas técnicas incluyen *el uso del calor, frío y/o masajes,* estas tres aplicaciones trabajan estimulando la piel y otros tejidos que rodean el área de dolor, esto a su vez ayuda a incrementar el flujo sanguíneo al área afectada.

La estimulación con calor se puede hacer aplicando paños o cojines calientes o tomando baños o duchas de agua caliente (dirigida al área de dolor). Usted puede hacer su propio "paño caliente" por llenar un calcetín con arroz o frijoles secos (no palomitas de maíz), hacer un nudo a la parte superior del calcetín y ponerlo en la microondas por 3 ó 4 minutos. Antes de usarlo, asegúrese de probar la temperatura para no quemarse.

Algunas personas prefieren utilizar frío para calmar el dolor. Puede usar una bolsa de verduras o maíz congelados, lo que hace un paquete frío barato y se puede volver a usar. Si utiliza terapias de calor o frío para el dolor no se exceda, limite la aplicación a sólo 15 ó 20 minutos cada vez.

El masaje es una de las formas más antiguas del manejo del dolor. Es un procedimiento simple que puede llevarse a cabo con poca práctica o preparación. La presión aplicada estimula la piel, los tejidos adyacentes y los músculos. Algunas personas usan crema mentolada o ungüentos durante el masaje porque les da un efecto de enfriamiento. El masaje, aunque relativamente simple, no es apropiado para todas las clases de dolor. *No use el masaje cuando la zona de dolor está inflamada*; quiere decir que está hinchada, roja y caliente al tacto. Tampoco haga masaje a la zona de dolor si tiene infección o si usted padece de las siguientes enfermedades: flebitis (inflamación de la membrana interna de las venas), tromboflebitis (inflamación y coágulo en las venas) o erupciones de la piel.

Si el dolor sigue teniendo una influencia mayor sobre su vida, puede pedirle a su médico que le envíe a una clínica que se especializa en el manejo de dolor.

61

Enojo, ¿Por qué Yo?

El enojarse es una de las respuestas más comunes a una enfermedad crónica. La incertidumbre, el no saber que va a suceder al vivir con una condición crónica amenaza la independencia y el control que ha logrado a través de los años. Esto crea sentimientos de frustración, inutilidad y falta de esperanza, los que a su vez incrementan, el resentimiento y enojo. Durante el curso de una enfermedad, muchas personas puedan preguntarse: "¿Por qué yo? ¿Qué hice para merecer esto?, o ¿Por qué me está castigando Dios?" Todas estas interrogantes son expresiones normales para la persona con una enfermedad crónica.

Por diferentes razones usted puede estar enojado consigo mismo, con la familia, los amigos, con los proveedores de salud, Dios o el mundo en general. Por ejemplo, puede enojarse consigo mismo por no haberse cuidado mejor cuando era joven. Usted puede estar enojado con su familia y amigos porque no hacen las cosas de la manera que a usted le gustaría. O usted puede estar frustrado con su médico porque no puede "curarlo" de su enfermedad. A veces el sentimiento de enojo o disgusto se desarrolla a un nivel que no puede ser controlado, la persona se irrita y empieza a gritar al perro, al gato o a todo el que se le acerca. Esto es bastante común y puede ser difícil de controlar sobre todo si usted no se da cuenta que el enojo está tomando control de su vida.

A veces el enojo o disgusto no sólo es una respuesta a tener una enfermedad crónica, sino es el resultado del proceso de la enfermedad en sí. Por ejemplo, si alguien ha sufrido un derrame cerebral (apoplejía), el daño al cerebro puede afectar la habilidad de la persona para expresar o suprimir emociones. Por tanto, la persona puede presentarse con llantos inapropiados o tener cambios drásticos en el estado de ánimo y temperamento.

Un paso importante para manejar el enojo efectivamente es reconocer e identificar por qué, con quién y cuándo se está sintiendo enojado. La siguiente tarea debe ser encontrar formas constructivas y adecuadas de expresar su sentimiento de enojo. Esto evitará que el enojo o disgusto se acumulen y se hagan "explosivos". También, evitará que reaccionemos ofendiendo a otros y a sí mismo. El enojo o disgusto acumulado pueden intensificar otros síntomas de su enfermedad como la depresión.

Hay varias cosas que usted puede hacer para manejar o controlar su enojo. Una manera importante es aprender a *comunicar su enojo o disgusto verbalmente,* preferiblemente sin acusar ni ofender a otros. Sin embargo, el comunicar su enojo a otra persona no necesariamente significa que la otra persona podrá ayudarlo. Es importante saber que muchas personas no se sienten cómodas o confortables cuando están cerca de una persona enojada, aún cuando el enojo sea justificado. Por tanto, puede ser útil buscar consejería o unirse a un grupo de apoyo. Existen diferentes organizaciones en la comunidad que ofrecen estos servicios.

Otra forma de manejar el enojo o la cólera es *tratar de modificar sus expectativas.* Todos hemos aprendido hacer cambios lo largo de la vida. Por ejemplo, cuando éramos niños, pensamos que podríamos convertirnos en lo que quisiéramos: un bombero, una bailarina, un doctor, etc. Conforme crecimos, sin embargo, evaluamos estas expectativas junto con nuestras capacidades, talentos e intereses. Basado en esta evaluación, modificamos nuestros planes.

El mismo proceso se puede usar para manejar los efectos de la enfermedad crónica en su vida. Por ejemplo, es posible que no es realista esperar que será curado. Sin embargo, sí es realista esperar que usted aún puede hacer cosas muy placenteras, o vivir una vida casi normal. Usted tiene la habilidad de afectar el progreso de su enfermedad, hacer más lento el proceso, o prevenir que empeore. Cambiar sus expectativas puede ayudarlo a cambiar su perspectiva. En vez de hundirse en el 10% de las cosas que ya no puede hacer, piense en el 90% de las cosas que todavía puede hacer. Incluso usted puede encontrar nuevas actividades o pasatiempos para reemplazar los antiguos. Desarrollar y usar el pensamiento positivo también puede ayudar a cambiar y aceptar su perspectiva.

El enojo también puede ser *canalizado a través de nuevas actividades,* tales como el ejercicio, la música o la pintura. Muchas personas encuentran que estas actividades son salidas extremadamente terapéuticas para esta emoción.

En breve, *la cólera es una emoción normal y frecuentemente es una respuesta común a tener una enfermedad crónica.* Parte de aprender a manejar la enfermedad implica reconocer esta emoción y encontrar maneras constructivas para controlarla.

Depresión

Para algunas personas la depresión puede ser una palabra temerosa. Por eso, hay personas que prefieren decir que están "tristes" o "desanimados". De cualquier forma que usted lo llame, la depresión es una reacción normal a una enfermedad crónica.

A veces no es fácil reconocer cuando se siente deprimido. Aún más difícil es reconocer cuando nos estamos deprimiendo y detenernos antes de que vayamos a una depresión más profunda. Al igual que hay muchos grados de dolor, hay muchos grados de depresión. Si su enfermedad es un problema significativo en su vida, es muy probable que tiene o ha tenido algunos problemas con la depresión. En algún momento de nuestras vidas todos hemos experimentado la depresión. Es la forma como manejamos este sentimiento que hace la diferencia.

Hay muchas emociones que también pueden conducirle a la depresión. Estas incluyen:

*   **Miedo, ansiedad y/o incertidumbre acerca del futuro.** Estos sentimientos pueden ser resultado de las preocupaciones acerca de su familia, su situación económica o el proceso de su enfermedad. Pero si usted y las personas involucradas no atienden a tiempo estos problemas, las preocupaciones constantes pueden conducirlo a un estado de depresión. Al reconocer y confrontar estas preocupaciones tempranamente, usted y su familia tendrán menos tiempo para preocuparse y más tiempo para buscar soluciones y disfrutar de su vida. En el capítulo 21 ofrecemos alguna información que le pueda ayudar a tomar decisiones necesarias sobre el futuro.

*   **Frustración.** Es un sentimiento muy común en las personas con enfermedades crónicas. Es fácil dejarse invadir por pensamientos como: "No puedo hacer las cosas que hacía antes", "me siento tan inútil o incapacitado", "yo solía hacer esto por mí mismo", "soy una carga" o "¿por qué nadie me entiende?" Cuanto más tiempo tenga sentimientos, mayor será su frustración. Pensamientos como estos pueden hacerle sentir más solo, aislado y deprimido.

*   **Pérdida de control sobre su vida.** Este sentimiento puede hacer que usted pierda la fe en sí mismo y en sus habilidades. Especialmente si tiene que depender de sus medicinas para aliviar los síntomas, ver a su doctor de manera regular y necesitar ayuda de otros para realizar sus actividades rutinarias como bañarse, vestirse, prepararse los alimentos, etc. Esto le puede dar un sentido de inseguridad e incertidumbre que lo pueden conducirlo a un estado depresivo.

63

Aunque hemos mencionado estos sentimientos en forma separada, es muy común que se presenten al mismo tiempo o en combinación. Por esta razón se hace difícil determinar la verdadera causa de la depresión. Con frecuencia no reconocemos o ignoramos las señales de la depresión. O también, para muchos admitir que están deprimidos puede ser difícil o inaceptable, por considerarlo "un tabú", ya que en algunas culturas erróneamente se conecta la depresión con perder la razón o estar "loco". Es importante aclarar que la depresión es un estado emocional que puede ser tratado y superado, evitando que se convierta en una condición crónica.

El primer paso en aprender a manejar la depresión es aprender a reconocer las señales. Los siguientes son trece signos o señales de depresión.

1. *Aislamiento o pérdida de interés en las amistades y actividades sociales.* No querer hablar con nadie; no responder al teléfono o la puerta.

2. *Dificultad para dormir,* cambios en los patrones de sueño, interrupciones en el sueño o dormir más de lo normal; dormirse con facilidad y despertarse en corto tiempo sin poder conciliar el sueño nuevamente.

3. *Cambios en los hábitos alimenticios.* Este cambio varia desde una pérdida de interés en los alimentos (pérdida del apetito) hasta comer en forma excesiva.

4. *Cambios no intencional de peso,* sea ganancia o pérdida de más de 10 libras en un período corto de tiempo. (Esto también puede ser un signo de una enfermedad física y debe ser comprobado por su médico.)

5. *Un sentimiento general de tristeza (llorar la mayor parte del tiempo) o infelicidad,* que dura más de 6 semanas.

6. *Pérdida de interés en el cuidado y arreglo personal.*

7. *Disminución del interés en el contacto físico o sexual.* Estos problemas también pueden ser causados por los efectos secundarios de la medicina. Es importante que usted hable con su doctor para informarse si la medicina que toma le está produciendo este efecto.

8. *Pensamientos suicidas.* Si su infelicidad ha causado que usted piense en suicidarse, consiga ayuda de su doctor, sus buenos amigos, un miembro de la iglesia, un psicólogo o un trabajador social. Estos sentimientos pasarán y usted se sentirá mejor. Busque ayuda y no deje que una tragedia le ocurra a usted o a un ser querido.

9. *Accidentes frecuentes.* Observe si hay un patrón que muestra falta de cuidado y atención a su alrededor. Eso puede ocasionarle accidentes frecuentes mientras

camina, maneja su automóvil o hace sus actividades diarias. Por supuesto que debe considerar las limitaciones físicas causadas por su enfermedad, como la falta de estabilidad o balance o el reaccionar con lentitud.

10. *Una pobre imagen de sí mismo o falta de estima personal.* El sentir que no vale como persona, tener una imagen negativa de su cuerpo o apariencia física o constantemente preguntarse a sí mismo si vale la pena vivir.

11. *Discusiones frecuentes, estar más irritable.* Tendencia a enojarse o molestarse con facilidad por cosas insignificantes que nunca lo molestaron antes.

12. *Pérdida de energía.* Fatiga o sentirse cansado o fatigado todo el tiempo.

13 *Inhabilidad para tomar decisiones.* Sentirse confundido o con dificultad para concentrarse.

Estos son signos de una etapa depresiva, si usted ha experimentado o actualmente está experimentando por lo menos 4 de estos signos por más de 6 semanas, es posible que esté pasando por un período temporal de depresión asociado con su enfermedad. Es recomendable ponerle atención a estos signos y hacer algo que le ayude a salir de ese estado depresivo. Otra prueba para poder identificar la depresión es preguntarse lo que hace para divertirse. Si no tiene una respuesta rápida, es posible que esté experimentando algún tipo de depresión.

A veces la depresión se puede enmascarar con exageradas reacciones y comportamientos que aparentemente muestran *"alegría o felicidad"*. Observando atentamente podemos reconocer la fragilidad de este sentimiento y la actitud fingida en la cual se esconden los sentimientos reales de depresión. El no aceptar ayuda de otros, aun cuando la situación es agobiante, con frecuencia es un signo de que la persona no reconoce o no desea admitir que está deprimida.

La depresión puede alterar el comportamiento de la persona, con tendencias a exagerar en forma positiva o negativa las actitudes o respuestas normales del individuo.

La paradoja del estado depresivo es que cuanto más deprimida se encuentre la persona, más alejará de su lado a los seres queridos, que tratan de ofrecerle consuelo y apoyo en momentos difíciles. Con frecuencia sus familiares y amigos quieren hacerle sentir mejor, tratando de ayudar, pero a veces no saben como lograrlo. Ellos se sentirán frustrados cuando los esfuerzos por ayudar no den resultado. Esta frustración hará que en un momento dado decidan dejar de tratar y alejarse. La persona deprimida reaccionará dejándose invadir por pensamientos como "a nadie le importo" o "nadie se preocupa por mí", esto reforzará aún más el sentimiento de pérdida, abandono y soledad, aumentando la depresión.

Tener una enfermedad crónica afecta y cambia nuestra vida, trayendo una serie de sentimientos desagradables que nos pueden conducir a la depresión. Aunque la depresión es una respuesta normal a la enfermedad, es sumamente importante combatirla desde el primer momento, aun cuando no se sienta con ánimo o energía para hacerlo. De hecho hay muchos pasos que usted puede dar o cosas que puede hacer para manejar la depresión. Recuerde que es necesario esforzarse o conseguir ayuda de otra persona para poder actuar. Encuentre a alguien con quien hablar.

Los siguientes son algunos maneras en que usted puede combatir la depresión:

66

1. *Si usted se siente tan infeliz que ha tenido pensamientos suicidas o intenciones de dañar a alguien más*, busque ayuda inmediatamente. Hable con las personas cercanas a usted, llame a un centro de prevención suicida, a un centro de salud mental, a su doctor, a un consejero espiritual y a otros. **No demore, actúe lo antes posible**. Con frecuencia, sólo hablar con una persona que lo entienda o un profesional de la salud puede ser suficiente para ayudarlo a salir de este episodio depresivo.

2. *¿Está usted tomando tranquilizantes o analgésicos narcóticos* tales como Valium, Librium, reserpina, codeína, Vicodin, medicamentos para dormir u otros "depresores"? Un efecto secundario de este tipo de medicina es que intensifican la depresión, por lo que tan pronto deje de tomarlas se sentirá mejor. Es posible que su depresión sea un efecto secundario de su medicina. Si usted no está seguro cómo actúa la medicina que está tomando o si no sabe que lo que está experimentando es un efecto secundario, consúltele a su doctor o farmacéutico. No es recomendable discontinuar, o dejar de tomar la medicina sin consultar con el médico que se la prescribió, aunque sea por teléfono, ya que pueden haber razones importantes para continuar su uso o pueden haber reacciones después de dejar de tomarlas.

3. *¿Está usted tomando bebidas alcohólicas para sentirse mejor*? El alcohol es también un agente depresivo. Es muy difícil salir de la depresión si está bajo la influencia del alcohol. No hay una manera de escapar a la depresión a menos que usted se libere de estas influencias negativas. Si recurre a tomar bebidas alcohólicas en los momentos difíciles, o tiene deseos constantes de beber alcohol, o no puede detenerse una vez que empieza a beber alcohol, es muy posible que tenga una adicción o problema para superar el alcohol. Le sugerimos que busque ayuda, los grupo de apoyo como AA (Alcohólicos Anónimos) son muy efectivos.

4. *Continúe sus actividades diarias.* Vístase todos los días, arregle su cama, salga de la casa, vaya de compras, saque a pasear a su perro. Planee y cocine sus alimentos. Haga un esfuerzo para hacer cosas aun cuando no tenga ánimo o energía.

5. *Visite a sus amigos*. Llámelos por teléfono, planee ir al cine u otras actividades fuera de casa. Comience un grupo de ayuda o apoyo mutuo. ¡Tome acción!

6. *Únase a un grupo ya formado* en la iglesia, centro comunitario o para personas mayores; tome clases en las escuelas comunitarias o centros recreativos de su ciudad como una clase de ejercicio, o un programa de nutrición para adultos o de manejo personal de su enfermedad. Si no puede hacer esto, piense en participar en un grupo del Internet. Si lo hace, asegúrese que es un grupo moderado; es decir que alguien se encarga de hacer respetar las reglas del grupo.

67

7. *Haga trabajo voluntario*. La satisfacción de ayudar a otras personas o hacer servicios comunitarios pueden ayudarle a superar la depresión

8. *Hacer planes y llevarlos a cabo*. Mire hacia el futuro. Trabaje en el jardín, plante unas flores. Piense en el futuro de sus hijos, o sus nietos, una graduación escolar aunque todavía estén empezando la escuela. Si la Navidad o los cumpleaños y otras fiestas familiares son difíciles para usted, esté preparado. Haga planes específicos para esas fechas y no espere a ver que pasa.

9. *No se cambie a una nueva vecindad*, sin visitar con anticipación el área y saber de los recursos disponibles en esa nueva comunidad. Mudarse puede ser una señal de retiro, y la depresión se intensifica cuando usted está en un lugar lejos de sus amigos y conocidos. Si hace el cambio para evitar los problemas, recuerde que estos se mudarán con usted. Pero el apoyo que tenía de las personas que estaban cercanas a usted se quedará atrás.

10. *Tome vacaciones con amigos o familiares*. Las vacaciones pueden ser tan simples como unos cuantos días en una ciudad cercana, visitar a alguna amistad que viva a unas millas de distancia. No haga planes de viajar solo, busque viajes en grupo auspiciados por agencias, centros de recreación de la ciudad, centros para personas mayores, o grupos religiosos.

11. *Practique de 20-30 minutos de ejercicio físico o actividad física diariamente.*

12. *Encuentre formas de darse un incentivo o recompensa usted mismo después de cada logro*. Puede premiarse estableciendo un tiempo para realizar su actividad favorita como leer, oír música, prepararse lo que le gusta. Algo por muy simple que sea y le dé ánimo a continuar durante el día.

13. *Aprenda y practique la técnica de pensar positivamente*. Dese ánimo usted mismo y fortaleza para seguir adelante, especialmente en los momentos difíciles cuando se siente triste. Revise el capítulo 5 para más información sobre este tema.

14. *Busque ayuda profesional.* Muchas veces la asistencia psicológica (terapia) y/o los medicamentos apropiados pueden ayudar a aliviar la depresión. Estos tipos de ayuda no son señales de debilidad, sino signos de fuerza, la fuerza de ayudarse a sí mismo.

La depresión puede invadirlo rápidamente convirtiéndose en un círculo vicioso donde aumenta cada vez más. Por tanto, haga lo posible para romper ese círculo. El éxito del manejo de su enfermedad y control de su salud depende de como puede manejar la depresión. Una buena noticia es que la depresión no es permanente y usted puede apresurar su desaparición. Enfóquese en apreciar sus amigos, sus metas futuras y su ambiente positivo. La manera como responde a su depresión es una profecía que por su propia naturaleza se cumple. Cuando usted cree que las cosas mejorarán, ellas lo harán.

Problemas para Dormir

El dormir es el tiempo durante el cual el cuerpo puede concentrarse en curarse y recuperar energía. Durante el sueño se requieren mínimas cantidades de energía para mantener el cuerpo funcionando. Cuando hay alteraciones en el sueño, no se duerme lo suficiente, podemos experimentar una variedad de otros síntomas, tales como fatiga y falta de concentración. Pero esto no significa que la fatiga o la falta de concentración son siempre causadas por la falta de sueño. Recuerde los síntomas asociados con la enfermedad crónica pueden tener varias causas. Si usted ha notado un cambio en su patrón de sueño, puede ser que la fatiga que experimenta sea relacionada a su problema de sueño. Algunos consejos que lo ayudarán a conseguir un buen sueño nocturno incluyen:

Antes de Ir a la Cama…

- **Asegúrese que su cama sea confortable,** que le permita facilidad de movimiento y buen soporte corporal. Esto usualmente significa un colchón firme de buena calidad que apoye a la columna. También puede usar un soporte para la cama como un panel de madera de 1 ó 2 centímetros (1/2 a 3/4 de pulgadas) colocado debajo del colchón para darle más firmeza.

- **Las camas de agua o de aire calentadas,** son útiles para algunas personas con artritis, porque soportan el peso de manera pareja al adaptarse a la forma del cuerpo. Otras personas pueden encontrarlas muy incómodas. Si usted está interesado, pruebe una en la casa de un amigo o en un hotel por unas noches antes de decidir si es buena para usted. Algunas formas efectivas de mantener la cama a una temperatura cálida o tibia mientras duerme, especialmente en las noches frías y húmedas, son usar una frazada eléctrica, un cobertor eléctrico o de franela para el colchón, o usar sabanas de franela. Si decide usar un artículo eléctrico para su cama, asegúrese de leer cuidadosamente las instrucciones.

- **Encuentre usted mismo la posición más confortable para dormir.** La mejor posición para usted dependerá de su condición. Algunas veces colocar pequeñas almohadas en los lugares adecuados puede ayudarle a aliviar el dolor y malestares físicos. Experimente diferentes posiciones y el uso de almohadas. También, su proveedor de salud le puede dar recomendaciones específicas y consejos apropiadas a su enfermedad.

69

- **Eleve la cabecera de la cama** con bloques sólidos de cuatro a seis pulgadas (10 a 12 centímetros) para hacer la respiración más fácil. Este mismo efecto puede conseguirse por el uso de almohadas que elevan el pecho, los hombros y la cabeza. Este le puede ayudar si tiene acidez y reflujo gastroesofágico.

- **Mantenga el dormitorio a una temperatura tibia y cómoda.**

- **Use un vaporizador si usted vive donde el aire es seco.** El aire húmedo y tibio con frecuencia hace la respiración más fácil, dejándolo con una cosa menos que preocuparse cuando trata de dormirse.

- **Haga de su dormitorio un lugar en el cual usted se sienta seguro y cómodo.** Tenga una lámpara y un teléfono cerca a su cama, fácil de alcanzar.

- **Si usted tiene problemas con la visión y usa lentes de montura o de contacto, tenga un par de lentes cerca de su cama cuando vaya a dormir.** De esta manera, en caso necesite levantarse en la mitad de la noche, usted puede ponerse fácilmente sus lentes y ver donde está yendo.

Cosas que Debe Evitar antes Ir a Dormir...

- **Evite comer antes de ir a dormir.** Aunque usted se sienta somnoliento después de comer una gran comida, evite irse a dormir. Se supone que durante el sueño el cuerpo debe tener tiempo para descansar y recuperarse. Pero cuando usted come e inmediatamente duerme, toma un valioso tiempo del proceso recuperativo. El irse a dormir sintiéndose con hambre también lo va a mantener despierto, trate de tomar un vaso de leche tibia.

- **Evite el alcohol.** Contrariamente a la creencia popular que el alcohol lo ayudará a dormir mejor porque lo hace sentir más relajado, el alcohol interrumpe su ciclo de sueño. El alcohol antes de ir a dormir puede conducir a un sueño ligero y fragmentado, lo que hará que despierte frecuente a lo largo de la noche.

- **Evite la cafeína tarde en el día.** La cafeína es un estimulante y puede mantenerlo despierto. Esto incluye café, algunos tipos de té, colas y otras bebidas, y chocolate.

- **Evite comer alimentos con GMS (glutamato monosódico—ajinomoto) antes de irse a dormir.** Aunque la comida china con frecuencia ha sido señalada que contienen GMS, muchos otros tipos de comidas, especialmente la comida empaquetada, pueden contener este aditivo. Antes de comprar un alimento empaquetado, asegúrese de leer la etiqueta con los ingredientes para evitar los productos que contiene glutamato monosódico.

- **No fume para poder dormir.** Además del hecho que el fumar en si puede causar complicaciones y el empeoramiento de su enfermedad crónica, quedarse dormido con el cigarrillo encendido puede ser un riesgo de incendio. Adicionalmente, la nicotina contenida en los cigarrillos es un estimulante.

- **Evite las pastillas de dieta.** Contienen estimulantes con frecuencia, lo cual puede interferir con quedarse dormido al igual que permanecer insomne.

- **Evite las pastillas para dormir.** Aunque el nombre "píldoras para dormir" suena como la solución perfecta para los problemas del sueño, estas tienden a ser menos efectivas con el tiempo. Además, muchas píldoras para dormir tienen un efecto adictivo, es decir si usted deja de tomarlas, es más difícil poder dormir. Así, conforme más pastillas tome se harán menos efectivas. Entonces usted tiene aún más problemas de los que tenía cuando usted empezó a usarlas. Por eso es mejor evitar las pastillas para dormir si es posible.

- **Si está tomando diuréticos (pastillas para eliminar agua), puede querer tomarlas en las mañanas** de tal forma que su sueño no se interrumpa por la necesidad de ir al baño. A menos que su doctor lo haya recomendado de otra forma, no reduzca la cantidad total de fluidos que bebe, porque estos son importantes para su salud. Sin embargo, puede limitar su ingesta de fluidos justo antes de irse a la cama.

Desarrolle una Rutina...

- **Establezca y mantenga un horario regular de descanso y sueño.** Es decir, vaya a la cama a la misma hora todas las noches y levántese a la misma hora todas las mañanas. Si desea tomar una siesta, tome una en la tarde (es recomendable sólo 20 minutos), pero no tome una después de la cena. Permanezca despierto hasta que esté listo para ir a dormir.

70

- **Si su horario de sueño está fuera de la normal (por ejemplo, se va a dormir a las 4 de la mañana y duerme hasta las 12 de la tarde), establezca su reloj de sueño interno.** Para hacer esto, trate de ir a la cama una hora más temprano o más tarde cada día hasta que alcance la hora que usted quiere ir a dormir. Esto puede parecer extraño, pero es la mejor manera de restablecer su reloj interno.

- **Haga ejercicios en horas regulares cada día.** No sólo el ejercicio lo ayudará a tener una mejor calidad de sueño, sino que también lo ayudará a establecer un patrón regular durante el día. Pero evite hacer ejercicio vigoroso antes de irse a dormir, porque puede alterar sus sistema evitando que pueda dormir con facilidad.

71

- **Expóngase al sol cada tarde,** aun cuando sólo sean 15 a 20 minutos.

- **Acostúmbrese a hacer las mismas cosas cada noche antes de ir a dormir.** Esto puede ser cualquier cosa, desde ver las noticias, a leer un capítulo de un libro o tomar un baño caliente. Al desarrollar actividades de rutina "antes de ir a la cama", usted le estará diciendo a su cuerpo que es tiempo de prepararse para descansar y relajarse.

- **Sólo use su cama y dormitorio para dormir.** Si usted encuentra que se va a su cama y no puede dormirse, vaya a otro cuarto hasta que se sienta somnoliento otra vez.

Pero no Puedo Dormirme (de Nuevo)...

- Mucha gente puede dormirse sin problema pero luego se despiertan y "comienzan a preocuparse desde temprano en la mañana". Y no pueden dejar de hacer funcionar sus mentes. Luego se preocupan porque no pueden volver a conciliar el sueño una vez que se han despertado. Mantener su mente completamente ocupada detendrá las preocupaciones y lo ayudará a volverse a dormir. Por ejemplo trate de calmar a su mente utilizando una técnica de distracción como contar regresivamente del 100 de tres en tres, nombrar una flor por cada letra del alfabeto o recitar una oración.

- No se preocupe si no consigue dormir suficiente. Si su cuerpo necesita dormir, usted dormirá. También recuerde que las personas de la tercera edad o mayores tienden a dormir menos, quiere decir que necesitan menos horas de sueño.

Duerme Usted Tranquilamente ¿"Como un Bebé"?

Le sucede a usted lo siguiente ¿Se duerme tan pronto como pone la "cabeza en la almohada"? ¿Se duerme viendo TV? ¿Se siente somnoliento durante el día? ¿Al despertar en la mañana se siente cansado aun después de haber dormido toda la noche? Si usted se identifica con esto, es posible que usted padezca de trastornos del sueño. Con frecuencia las personas que tienen trastornos del sueño, o apnea del sueño, no están conscientes que tienen este problema. Cuando se les pregunta cómo duermen, generalmente responden "Yo duermo bien". Los especialistas creen que la apnea del sueño es un problema bastante común. Pero es alarmante saber que pasa desapercibida, no es diagnosticada ni tampoco tratada a pesar de ser una condición seria.

Apnea del sueño son pausas involuntarias de la respiración durante el sueño. Esta pausa de respiración puede durar 10 segundos o más, y se repite más de 20 veces en una hora. La apnea ocurre porque, durante el sueño, los tejidos suaves y músculos de la nariz y garganta se relajan, obstruyendo el paso del aire y bloqueando la respiración. La persona batalla hasta por un minuto con el bloqueo del aire, con la sensación de asfixia y con la dificultad para respirar. Esto hace que se despierte por sólo el tiempo suficiente para respirar brevemente, luego se vuelve a dormir. Este ciclo se repite nuevamente, y la persona no está consciente que se ha tenido que despertar una docena de veces durante la noche. Las interrupciones frecuentes del sueño profundo y reparador no permiten que la persona recupere la energía que necesita para hacer sus actividades diarias y mejorar su salud. Esto, con el tiempo, incrementa los síntomas como la fatiga, el dolor, la irritabilidad, etc.

La apnea del sueño es una enfermedad muy seria que crea complicaciones en la salud y puede llegar a ser fatal. Está vinculada a ataques cerebrales y enfermedades cardíacas. Se cree que la apnea es la causa de muerte de muchas personas que han sufrido ataques al corazón mientras dormían. Expertos en trastornos de sueño sugieren que la persona que se siente cansada todo el tiempo, a pesar de haber dormido toda la noche, o que siente que necesita dormir más que cuando era joven, debería hacerse una evaluación para la apnea o algún otro trastorno del sueño, especialmente si su pareja o familia le deja saber que ronca.

En esta sección, hemos discutido diferentes causas para los síntomas comunes que experimentan las personas con enfermedades crónicas. En el siguiente capítulo presentamos algunas técnicas que usted puede poner en práctica para manejar mejor estos síntomas. Tomar acción es necesario para tratar su enfermedad diariamente. Pero a veces, esto no es suficiente. Van a existir momentos durante el día en los cuales usted puede desear escapar de su ambiente. O tal vez sólo desee tener "un tiempo" que le permita clarificar su mente, o encontrar una perspectiva diferente. Por eso, en el siguiente capítulo presentamos algunas otras técnicas para manejar sus síntomas. Son estrategias o técnicas cognoscitivas en las que se utiliza la habilidad de la mente para ayudar a reducir e incluso prevenir algunos de estos síntomas comunes.

Capítulo
5

Estrategias para Manejar
los Síntomas

HAY CADA VEZ MÁS PRUEBAS CIENTÍFICAS QUE DEMUESTRAN LA RELACIÓN ENTRE NUESTROS PENSAMIENTOS, ACTITUDES Y EMOCIONES Y NUESTRA SALUD MENTAL Y FÍSICA. Mientras que nuestros pensamientos y emociones no son las causas directas de nuestra enfermedad, pueden tener una influencia sobre los síntomas que experimentamos. Investigaciones han demonstrado que los pensamientos y emociones provocan ciertas hormonas u otros químicos que mandan mensajes por el cuerpo. Estos mensajes afectan el funcionamiento del cuerpo. Por ejemplo, los pensamientos y emociones pueden alterar el ritmo cardíaco, la presión arterial, la respiración, los niveles de azúcar en la sangre, las reacciones musculares, la concentración, la fertilidad y aun nuestra habilidad para combatir otras enfermedades o infecciones (es decir, nuestra respuesta inmunológica).

Toda persona ha experimentado, alguna vez, el efecto y la influencia que tiene la mente en el cuerpo. Que los pensamientos sean agradables o desagradables hacen que el cuerpo físicamente reaccione o responda al estímulo de la mente. Esta reacción se manifiesta con la alteración de la frecuencia cardíaca y respiratoria; sensaciones como transpirar o sudor, lagrimar, calor o frío, rubor o enrojecimiento del rostro, etc. Sólo la memoria o recuerdo de algún suceso puede crear estas respuestas fisiológicas. Por ejemplo, imagínese por un momento que tiene un limón bien amarillo, maduro, y jugoso. Lo tiene cerca de su nariz y huele su aroma cítrica. Ahora, lo muerde. ¡Es jugoso! El jugo llena su boca y le chorrea por la barbilla. Ahora lo empieza a chupar, sintiendo el sabor agrio del limón. ¿Qué está experimentando? Su cuerpo responde involuntariamente. Usted no tiene el limón, sin embargo, las glándulas salivales empiezan a secretar saliva, y tal vez, usted sienta el olor del limón. Todas estas reacciones se inician por la mente, ya que tenemos grabado en la memoria el efecto del limón.

Este ejemplo demuestra el poder que tiene la mente en las reacciones del cuerpo. Todos podemos desarrollar y utilizar esa habilidad mental para ayudarnos con el manejo de los síntomas causados por la enfermedad. Con entrenamiento y práctica podemos aprender a usar la mente para relajar el cuerpo, reducir el estrés, la ansiedad, y otros malestares físicos y emocionales producidos por la enfermedad. La mente, también, puede ayudarnos en forma efectiva a controlar el dolor y la falta de aire para respirar asociados con las enfermedades crónicas. Aprender a usar la habilidad mental en el manejo de los síntomas puede ayudar a la persona a depender menos en los medicamentos usados para aliviar los síntomas de su enfermedad.

74

En este capítulo describiremos formas en que usted puede empezar a usar su mente para manejar sus síntomas. Esto generalmente se conoce con el nombre de estrategias o técnicas cognoscitivas, porque ellas envuelven el uso de nuestros pensamientos y habilidades mentales para hacer cambios en nuestro cuerpo. Conocemos por experiencia de muchas personas, que las técnicas cognoscitivas son instrumentos muy poderosos en el manejo personal de los síntomas de sus enfermedades crónicas. En las siguientes páginas, discutiremos varias de estas técnicas, así como ciertas actividades que también nos pueden ayudar a relajarnos. Para que se puedan utilizar mejor, nos gustaría hacerle algunas sugerencias, de esta forma usted obtendrá mayor beneficios:

1. Lea este capítulo completo.

2. Experimente utilizando diferentes técnicas. Es probable que le agraden unas más que otras. Asegúrese de realizar la actividad sugerida por lo menos por dos semanas y durante 15 minutos cada día, antes de decidir si le está ayudando o no.

3. Una vez que haya encontrado dos o tres técnicas de su agrado, piense en cómo se utilizan adecuadamente. Probablemente, desea combinar ciertas técnicas de acuerdo a sus necesidades cotidianas, e incorporarlas a sus propósitos semanales.

4. Finalmente, no se olvide de practicar estas técnicas en forma regular. Algunas ideas para recordar son: poner una nota en la puerta del refrigerador, en el baño, en la mesa de comedor, cerca de sus medicinas, o cerca del teléfono etc.

Técnicas de Relajación

Probablemente, todos hemos oído o leído algo acerca de relajación. Pero, para muchos el concepto de relajación, los beneficios que produce, o como podemos lograrlo no es muy claro. La relajación no es una cura, sin embargo, puede ser una parte importante en el tratamiento de las enfermedades crónicas.

Existen diferentes tipos de técnicas de relajación, y cada una tiene guías y usos específicos. Algunas sólo se usan para relajar los músculos; cuando los músculos sueltan la tensión, se hace más fácil el movimiento de la articulación. Otras técnicas de relajación están dirigidas a reducir la ansiedad, el enojo, el estrés y otras emociones desagradables o nos ayudan a desviar la atención. Esto ayuda a liberar la tensión en el cuerpo, dormir mejor y a reducir los síntomas de la enfermedad.

Para cada persona, la palabra "relajación" tiene un significado diferente, porque la manera de relajarse es diferente en cada individuo. Por ejemplo, ver televisión, oír música, tejer, coser, trabajar en el jardín, salir a caminar y hablar por teléfono son actividades físicas que realizamos para sentirnos relajados. Pero son diferentes a las técnicas de relajación que ofreceremos en este capítulo porque éstas requieren concentración mental. El tomarse una siesta o dormir es muy diferente, en estas técnicas usaremos la mente en forma activa para lograr relajar el cuerpo.

Para dominar la relajación se requiere práctica y paciencia. Muchas personas con enfermedades crónicas frecuentemente requieren descanso durante el día para evitar la fatiga y aliviar el estrés o tensión nerviosa. Estos momentos son adecuados para practicar alguna técnica de relajación.

Las siguientes instrucciones le ayudarán a practicar las técnicas de relajación descritas en las siguientes páginas.

- *Escoger un lugar tranquilo y un tiempo durante el día*, en donde pueda permanecer en paz por lo menos durante 15 a 20 minutos. (Si esto le parece mucho tiempo, empiece con sólo 5 minutos.)

- Practicar la técnica *elegida dos veces al día y por lo menos 4 veces* por semana.

- *No espere milagros*. Algunas de estas técnicas toman por lo menos de 3 a 4 semanas de práctica para dominar bien y empezar a observar los beneficios.

- *La relajación debe hacerle sentirse mejor,* si a usted no le agrada, o no es placentero practicarla, puede utilizar otras técnicas de manejo personal para sus síntomas.

La meta de la relajación debe ser quitar o alejar de la mente toda preocupación para permitir que el cuerpo se relaje. Esto le ayudará a reducir la tensión que incrementa la severidad de los síntomas.

Relajación Muscular

La relajación muscular es una de las técnicas cognoscitivas más comúnmente usada en el manejo de los síntomas. Es muy popular porque tiene sentido para todos. Si sabemos que la tensión muscular intensifica el dolor, la dificultad para respirar y otros malestares físicos, esto nos motivará a saber como identificar esta tensión y aprender a relajarla.

Además, la relajación muscular es fácil de aprender y recordar, y puede ser practicada en cualquier situación. También, es una técnica de la podemos sentir resultados inmediatos, tales como la sensación positiva de la reducción del dolor, estrés, y tensión muscular. También normaliza la respiración. La relajación muscular es generalmente efectiva y da resultado porque supera los síntomas y las preocupaciones. Es una técnica efectiva que le ayudará a reducir el dolor, la fatiga, la falta de aire para respirar y a poder dormir mejor.

A continuación ofrecemos tres ejemplos de las técnicas de relajación. Ponga en práctica cada una de estas técnicas. Una vez que haya elegido la relajación que más le agrade, puede grabar el guión para esta rutina en un casete para oírla en vez de leerla. Esto puede ayudarle a concentrarse durante la relajación, y no necesitará ir al libro cada vez que quiere practicar alguna de esta técnicas.

Es posible que quiera comprar su propio casette o disco compacto (CD) de relajación para usar regularmente en casa. Hoy día hay una variedad disponible en las tiendas o por el Internet. Si decide comprar uno, pregunte si usted puede escucharlo primero para asegurarese de que sea agradable antes de comprarlo. Si no es posible, pregunte al vendedor sobre la declaración de devolución en caso de que no le guste el casette o CD después de probarlo en casa.

La Relajación Muscular Progresiva de Jacobson

Hace algunos años el fisiólogo Edmun Jacobson descubrió que para poder relajarse, primero se debe conocer la sensación de estar tenso. El sostuvo que si la persona puede reconocer la sensación de tensión, entonces podría relajarse más fácilmente. Jacobson diseñó una serie simple de ejercicios para asistir al proceso de aprendizaje de la relajación muscular.

La relajación muscular progresiva es muy importante para lograr un descanso profundo. Por esta razón, es primordial aprender a reconocer y a observar el cuerpo, identificando cualquier músculo tenso para poder relajarlo. El primer paso es familiarizarse con la sensación de tensión y la sensación de relajación. Este breve ejercicio le permitirá comparar a estas dos sensaciones y con práctica, podrá identificar y liberar cualquier tensión en su cuerpo.

La relajación progresiva es más efectiva cuando está acostado sobre su espalda, en su cama o en una alfombra. Sin embargo, también puede hacerse sentado cómodamente. Escoja una hora del día y lugar en donde no será molestado por lo menos durante 15 a 20 minutos. Dése permiso de tomar los siguientes minutos para usted. Trate de dejar pasar todas sus preocupaciones, no se detenga en ninguna.

(Nota: Cuando lee el siguiente guión, recuerde tomar una pausa de 10 a 15 segundos cuando haya una serie de puntos (. . .).)

Guión: Relajación Muscular Progresiva

Póngase en una posición tan cómoda como le sea posible, ya sea sentado o acostado. Afloje la ropa apretada. Evite cruzar las piernas y los tobillos. Descanse los brazos a los lados o sobre sus piernas. Permita a su cuerpo sentirse sostenido por la superficie en donde está sentado o acostado.

Cierre los ojos . . . haga una respiración profunda hasta sentir a su abdomen expandirse, sostenga el aire . . . y al exhalar por la boca, deje que salga la mayor tensión posible de su cuerpo durante la exhalación. Permita a sus músculos sentirse pesados y a su cuerpo relajado. . .

Esta actividad va a guiarle por los grupos musculares mayores de su cuerpo. Le pedirá que contraiga los músculos y después los relaje. Al tensionar los diferentes grupos musculares, dése cuenta si existe dolor en alguna área en particular, si es así, no tensione más esos músculos, sólo trate de relajarlos con su respiración.

Empiece con el reconocimiento de su cuerpo. Sienta cómo están sus pies y sus pantorrillas, estire los dedos de los pies hacia arriba. Deténgase allí un momento. . . perciba la tensión en sus pies en sus pantorrillas. Ahora, relaje y perciba como se va la sensación de incomodidad y es reemplazada por una sensación de alivio y calor.

Ahora contraiga los músculos de sus muslos y glúteos (pompis). Sostenga la contracción por algunos segundos sintiendo la tensión . . . relaje. Los músculos relajados se sienten pesados y sostenidos por la superficie en que descansan.

Tensione ahora los músculos de su abdomen y pecho. Observe la tendencia a retener la respiración cuando contrae los músculos . . . relaje. Es natural sentir la necesidad de respirar profundamente después de contraer los músculos. Haga otra respiración profunda y durante la exhalación deje salir a todas las tensiones . . . libere sus músculos.

Ahora, estire los dedos de las manos y los músculos de los brazos . . . relaje. Sienta la tensión desvanecerse y regresar el flujo de la sangre.

77

Levante los hombros hacia las orejas, contrayendo los músculos del cuello y de los hombros. Este es otro de los lugares en donde muchos de nosotros llevamos mucha tensión . . . relájese, observe como los músculos se sienten ahora más cálidos y más vivos.

Para liberar más tensiones en el área de la espalda, junte los omóplatos (en la parte alta de la espalda), eche los hombros para atrás . . . relaje. Ahora, lentamente, haga movimientos circulares con los hombros. Observe que bien se siente cuando la circulación regresa al cuello y a los hombros, trayendo consigo una sensación agradable de calor.

Contraiga o apriete los músculos de su cabeza y cara. Observe la tensión, especialmente alrededor de los ojos y en su mandíbula . . . ahora relaje, permita que se afloje la mandíbula y que su boca se abra ligeramente . . . dése cuenta de la diferencia.

Recorra su cuerpo tratando de encontrar tensiones. Si encuentra alguna, profundice su relajación imaginando que la tensión es un nudo. Visualice como el nudo se suelta gradualmente, hasta que el músculo se vuelve suave, pesado.

Ahora, haga otra respiración profunda, hasta sentir a su abdomen expandirse y al exhalar, permita a su cuerpo hundirse en la superficie que lo sostiene, relajándose aún más profundamente.

Disfrute de esta sensación tan cómoda de relajación . . . recuérdela. Con práctica usted se volverá hábil en reconocer la tensión muscular y en soltarla.

(Pause unos segundos)

Prepárese para regresar aquí y ahora. Respire profundamente una vez . . . y otra vez . . . y la tercera vez. Cuando esté listo, abra sus ojos.

Jacobson enfatizó la necesidad de identificar voluntariamente la tensión muscular poniendo tensión o presión en los músculos. Así se podrá localizar los lugares que están más tensos. Después de identificar los lugares de tensión puede relajarlos. Una vez que domine esta técnica puede localizar el dolor sin tener que tensionar los músculos voluntariamente.

Para la personas que tienen mucho dolor, especialmente en las articulaciones, la técnica de Jacobson tal vez no es la más apropiada ya que puede causar más dolor. Este dolor no le dejará concentrarse. Si esto le sucede pruebe una técnica diferente o no tensione estes áreas, solo trate de identificar la tensión y liberarla.

.

Reconocimiento del Estrés del Cuerpo

Este método es otra alternativa, además de la técnica de relajación de Jacobson y no requiere movimiento alguno. Es más efectiva cuando se encuentra acostado sobre su espalda. Sin embargo, puede realizarse en cualquier posición cómoda para usted. Pase algunos minutos concentrados en su respiración. Observe como el aire entra y sale de su cuerpo. Trate de dirigir el aire en la inhalación hacia su abdomen, este tipo de respiración profunda se conoce como respiración diafragmática y se utiliza en numerosas técnicas de relajación.

Después de 3 ó 4 minutos de observar sin alterar su respiración profunda, sienta cómo están los dedos de sus pies. No los mueva, solamente trate de sentir como están. No se preocupe si no siente nada, toma práctica sensibilizarse y tomar conciencia del estado del cuerpo. Si siente alguna tensión, respire profundamente y déjela escapar cuando exhala. Continúe respirando normalmente.

Después de concentrarse en los dedos de los pies por algunos momentos, cambie su atención a las plantas de los pies. No mueva los pies, sólo haga consciente cualquier tensión y permita que se libere al exhalar. Ahora concéntrese en el empeine y tobillos, después de algunos minutos trate de percibir las sensaciones en sus pantorrillas o parte baja de sus piernas y en donde encuentre tensiones relaje, usando la respiración profunda pero sin forzar.

Continúe este proceso, recorriendo cada parte de su cuerpo y haciendo cons-cientes las sensaciones de tensión, sólo con el objeto de liberarlas. Permanezca el tiempo necesario para lograr la relajación. Si su mente empieza a disgregar, vuelva a concentrarse en las sensaciones de alguna parte de su cuerpo y practique la respiración profunda.

Esta técnica también puede ser utilizada cuando su sueño es inquieto, pues ayuda a despejar su mente de preocupaciones y otros pensamientos que le pueden distraer.

La Respuesta de Relajación

A principios de los 1970s, Dr. Herbert Benson estudió mucho lo que él llamaba "la respuesta (o reacción) de relajación". Según Dr. Benson, nuestros cuerpos tienen varios estados naturales. Un ejemplo es la respuesta o reacción de "luchar o huir" cuando nos enfrentamos a un gran peligro. Primero el cuerpo se pone tenso y después se relaja, lo que es la tendencia natural. Este es la respuesta o reacción de relajación. Conforme se vuelven más agitadas nuestras vidas, nuestros cuerpos tienden a permanecer tensos por períodos más extendidos y constantes, y perdemos la habilidad de relajarnos. Para poder ayudar a aliviar esta tensión corporal y relajarnos, necesitemos practicar conscientemente el siguiente ejericio que consiste en cuatro factores básicos:

1. Encontrar un lugar tranquilo donde no hay ninguna o muy pocas distracciones.

2. Encontrar una posición o postura cómoda. Usted debe estar bastante cómodo para poder permanecer en esta posición por 20 minutos.

3. Escoger una palabra, un objeto o un sentimiento placentero en que puede pensar o concentrarse. Por ejemplo, repita una palabra o sonido (como la palabra "uno"), mire fijamente un símbolo (como una flor) o concéntrese en un sentimiento o sensación (como la tranquilidad).

4. Aceptar una actitud pasiva. Este el elemento más esencial. Vacíese la mente de todos los pensamientos y distracciones. Cuando se dé cuenta de los pensamientos, imágenes y sentimientos, no se concentre en ellos. Solo deje que le pasen.

Para provocar la respuesta o reacción de relajación

1. Siéntese tranquilamente en una posición cómoda.

2. Cierre los ojos.

3. Relaje todos los músculos, empezando con los pies siguiendo hasta la cara. Manténgalos relajados.

4. Inhale por la nariz. Dése cuenta de su respiración. Mientras exhale por la boca, dígase en silencio la palabra que escogió. Trate de vaciarse la mente de todos los pensamientos y concéntrese en su palabra.

5. Siga con esto por 10 a 20 minutos. Abra los ojos solo para vigilar el tiempo, pero no use un despertador. Cuando termina el ejercicio, quédese sentado y callado por unos minutos, al principio con los ojos cerrados. Después de abrir los ojos, espere unos minutos más antes de levantarse.

6. Mantenga esta actitud pasiva y deje que la relajación pase por su propio ritmo. Cuando pensamientos molestos ocurran, no los haga caso y no se concentre en ellos. Sólo repita su palabra. No se preocupe si tenga o no éxito en lograr un nivel profundo de relajación. Esto vendrá con tiempo y práctica.

81

7. Practique este ejercicio una o dos veces al día, pero no lo haga dentro de 2 horas después de haber comido. Los procesos digestivos pueden interferir con las respuestas o reacciones de relajación.

Este ejercicio se parece mucho a la meditación que también tiene los mismos principios en que se basa la relajación. Hablaremos sobre la meditación más adelante en este capítulo.

Aunque la relajación es la técnica más común para aliviar la tensión muscular, también se usan otras técnicas para obtener otros beneficios de la salud mental y emocional. Estos beneficios incluyen una disminución de miedo y ansiedad, además de una distracción del malestar, incomidad o disgusto de los síntomas. Estas técnicas incluyen las imágenes guiadas y la visualización.

Imágenes

Relajación por Imágenes Guiadas

Otra técnica de relajación se llama "visualización de imágenes". En esta técnica la persona se ve transportada a otro lugar y a otro tiempo utilizando su imaginación. Desvia su atención de los síntomas y le ayuda a lograr una relajación profunda por imaginarse en un lugar tranquilo y placentero. Sólo tiene que seguir la voz de un lector que le guía con una narración de imágenes placenteras. También se pueden utilizar audiocasettes previamente grabados o simplemente leer los guiones aquí proporcionados. Estos guiones pueden ser utilizados en diferentes maneras. Dependiendo de la forma que más le beneficie, considere las siguientes sugerencias:

1. Lea este guión varias veces para familiarizarse con él. Encuentre un sitio tranquilo en donde pueda sentarse o acostarse cómodamente y trate de recrear las

escenas narradas en su mente, dando vuelo a su imaginación. El tiempo total para completar el guión es de 15 a 20 minutos.

2. Pida a un miembro de la familia que le lea en voz alta el guión. En donde vea tres puntos suspensivos (. . .), él o ella deberá hacer una pausa de a lo menos 10 segundos.

3. Grabe un casette con el guión (con o sin música de fondo) para escucharlo cuando desea hacerlo.

82

Guión para la Relajación por Imágenes Guiadas:
Un Jardín de Flores

Póngase tan cómodo como le sea posible, sentado o acostado. Afloje la ropa apretada y evite cruzar las piernas y tobillos. Descanse ambos brazos a los lados o sobre las piernas. Permita a su cuerpo sentirse sostenido por la superficie en donde está sentado o acostado . . .

Cierre los ojos . . . haga una respiración profunda hasta sentir su abdomen expandirse . . . y al exhalar por la boca, relaje todo su cuerpo, permitiendo a sus músculos sentirse sueltos y pesados . . .

Empiece con un reconocimiento de su cuerpo de pies a cabeza buscando cualquier tensión . . . En donde encuentre tensiones, respire profundamente y déjelas ir en la exhalación . . .

Concéntrese en su respiración y sin modificarla, deje que fluya adentro, afuera y una pausa (a la que llamamos apnea), siempre siguiendo un ritmo, cada vez más profundo.

Deje ir cualquier tensión en su cara, su cabeza y su cuello, permitiendo a su mandíbula caer ligeramente. Sienta a los hombros pesados, respire profundamente y relaje su pecho y su abdomen. Sienta como sus brazos y piernas descansan en la superficie que los sostiene . . .

Ahora haga otra respiración profunda, al exhalar, libere cualquier tensión remanente. Permaneciendo profundamente relajado y tranquilo, pause unos segundos . . .

Imagínese paseando en una vereda en el campo . . . Es un día claro y cálido, sienta la brisa suave. . .

Pronto, se encuentra a la entrada de una reja de hierro antiguo . . . la abre y pasa del otro lado . . . De repente, está rodeado de flores de diferentes colores y formas, crecen por doquier, en donde han echado semillas . . . Hay enredaderas y flores silvestres sobre un tronco caído, pastos verdes y árboles frutales . . . huela los distintos aromas de las flores y frutos . . . escuche el canto de los pajarillos.

Camine por la vereda internándose en un bosque de pinos más denso, hay tantos árboles que el sol apenas pasa entre sus ramas . . . Sienta el aire más fresco, mire el musgo en su camino cubriendo a los árboles . . . De pronto percibe un murmullo de agua corriendo . . . es un arroyuelo, camina a su lado.

A distancia escucha el sonido de una caída de agua . . . En donde se abre la vereda a un claro y aparece el sol de nuevo, se encuentra frente a una cascada , admire el arco iris que se forma en las gotitas de llovizna. . . Se siente muy bien disfrutando de este cálido y aislado lugar en paz y tranquilidad.

(Pause unos segundos)

Ahora, es tiempo de regresar por la vereda de pinos a donde está el jardín de las flores y árboles frutales . . . Huela una vez más su aroma . . . Camine hasta la reja antigua por la que entró y salga . . .

Recuerde que este es su jardín secreto que le espera cuando usted desee volver.

Ahora respire profundamente, una, otra y la última vez . . . Cuando esté listo, abra los ojos.

Visualización

Esta técnica, también se refiere a la imaginación activa o vivida, y es similar a la relajación por imágenes guiadas. Esta es otra manera de usar la imaginación, para mirarse a sí mismo de la manera que desee verse, haciendo lo que le gusta hacer. Todos nosotros utilizamos una forma de visualización cada día sin darnos cuenta. Por ejemplo, cuando soñamos, nos preocupamos, leemos un libro o escuchamos un cuento. En todas estas actividades la mente nos crea imágenes que podemos ver. También usamos visualización a propósito cuando hacemos planes para el día, teniendo en cuenta los posibles resultados de una decisión que tomamos o cuando necesitamos ensayar para un evento o actividad. La visualización puede hacerse de diferentes maneras, tomando el tiempo que desee, o mientras realiza otras actividades.

Una manera de utilizar la visualización es recordando escenas placenteras y agradables del pasado, o crear nuevas escenas en su mente. Le permite crear sus propias imágenes y no sólo las que le indican un guión de imágenes guiadas. Para practicar la visualización, trate de recordar cada detalle de una situacion que le trae alegría, como una fiesta familiar con sus seres queridos, ¿quién estuvo presente?, ¿qué sucedió?, ¿de qué hablaron? Puede aplicar este mismo concepto para recordar unas vacaciones u otro evento placentero.

La visualización también es una técnica muy importante para hacer planes de un evento en el futuro. Algo que desea realizar o un sueño que desearía que se cumpliera. Trate de llenar cada detalle con fantasías placenteras y agradables. Por ejemplo, ¿cómo gastaría un millón de dólares si se ganara la lotería?, ¿cómo sería su cita romántica?, ¿cómo sería su jardín favorito?, ¿a dónde iría y que haría en las vacaciones de sus sueños?

Otra forma de visualización implica usar la mente para pensar en símbolos que representan los malestares físicos como el dolor en diferentes partes de su cuerpo. Por ejemplo una articulación adolorida, puede estar representada por el color rojo. El pecho cerrado o la dificultad para respirar puede estar representado por una banda elástica alrededor del tórax. Después de formar estas imágenes, usted trata de cambiarlas. El color rojo puede empezar a perder su intensidad hasta que desaparece, o la banda elástica puede empezar a expandirse hasta que se cae. Estas nuevas imágenes causan que cambia su percepción del dolor o malestar que tenga, muchas veces haciendo el dolor or malestar menos intenso.

La visualización puede aumentar la confianza y es una técnica que le puede ayudar a establecer y alcanzar sus metas y objetivos personales. (Refiere al capítulo 2.) Después de hacerse propósitos de lo que desea realizar durante la semana, tome unos minutos para imaginarse a usted mismo caminando, haciendo ejercicio, o tomando sus medicinas a sus horas. Así usted estará ensayando mentalmente cada paso que necesita dar para lograr su meta y tener éxito.

Muchos estudios han demostrado que esta técnica puede ayudar a las personas a manejar mejor las situaciones estresantes, aprender nuevas habilidades, y alcanzar metas personales. De hecho, las personas que practican regularmente la técnica de visualización han podido reducir los malestares físicos asociados con sus enfermedades crónicas, cambiando imágenes desagradables por placenteras.

Todas las técnicas antes mencionadas se pueden usar en conjunto con la técnica de respiración diafragmática. Esta técnica está descrita en el capítulo 4. Aparte de relajarse, esta técnica puede ayudarle con el problema de falta de aire para respirar.

85

Otras Técnicas Cognoscitivas para Manejar los Síntomas

Aprender a relajarnos es una parte importante en el manejo de los síntomas, pero también existen otras estrategias cognoscitivas que nos pueden ser muy útiles. Estas técnicas son: la distracción, el pensamiento positivo, la meditación, la oración y la reflexión. Y tal vez requieran un poco más de práctica que la relajación antes de que usted pueda notar algún beneficio. Pero también son de gran ayuda en el manejo de los síntomas de las enfermedades crónicas.

Distracción

Debido a que nuestras mentes tienen dificultad en concentrarse en más de una idea a la vez, se puede disminuir la sensación de dolor o malestar físico concentrándonos en algo distinto a éste. Esta técnica, llamada distracción, puede ser de especial utilidad para las personas que se sienten abrumados por sus síntomas o se preocupan que cada sensacíon corporal indica un nuevo o peor síntoma. También es útil cuando hacemos actividades cortas que sabemos son dolorosas, por ejemplo, subir escaleras, abrir frascos, o cuando es difícil dormirse por la noche. (Es importante mencionar que con la distracción no está ignorando los síntomas sino está eligiendo no concentrarse en ellos.) A continuación se presentan algunas sugerencias para facilitarle la práctica de esta técnica:

1. Durante una actividad dolorosa como al subir escaleras, puede tratar de concentrarse en diferentes temas que sean de su interés. Por ejemplo, trate de recordar palabras en otro idioma, recordar nombres de sus familiares lejanos o cualquier otro juego de memoria que le ayude a cambiar su atención. (También puede utilizar estos ejercicios para conciliar el sueño.)

2. Durante las actividades cotidianas. Cuando hace limpieza o trabajos manuales, también puede utilizar su imaginación. Por ejemplo, cuando trapea puede imaginarse al piso como un mapa de su país y tratar de nombrar las diferentes regiones; si la geografía no es de su interés, puede imaginar que el piso es una gran tienda departamental y tratar de nombrar los diferentes departamentos. Estamos seguros de que usted puede utilizar mejor su imaginación y creatividad que cualquier sugerencia que nosotros podemos ofrecerle.

3. Cuando está levantándose de una silla, puede imaginar que su cuerpo es jalado sin dificultad por una cuerda o que no existe la gravedad, la fuerza que tira de nosotros al centro de la tierra.

4. Al abrir un frasco, puede pensar en todos los usos posibles que puede encontrar para dicho frasco. Existen muchas variaciones de la técnica de distracción que usted puede incorporarse, utilizando su imaginación.

Hasta ahora, hemos discutido técnicas de distracción cortas que involucran la utilización de su mente. Sin embargo, la distracción también puede emplearse para actividades o proyectos que requieren más tiempo, o en el caso de que el síntoma persista por muchas horas. En estos casos, tratamos de concentrarnos en algo afuera de nosotros mismos, es decir, enfocamos la mente en alguna actividad externa. Por ejemplo, si padece de dolor continuamente y se siente ligeramente deprimido, le sugerimos buscar una actividad de interés que le ayude a distraerse de su problema. Dicha actividad puede ser casi cualquier cosa, desde hacer jardinería hasta cocinar, pasear, leer, ir al cine o inclusive, hacer trabajo social como voluntario.

Una característica de las personas proactivas en el cuidado de su enfermedades crónicas es que poseen una variedad de intereses y siempre parecen estar haciendo algo. La técnica de distracción le permitirá continuar con la mayoría de sus actividades cotidianas y mantener una buena calidad de vida. Es muy probable que usted ya haya practicado esta técnica aún sin haberse percatado de ello. Ahora ya la puede identificar con claridad y recurrir a ella cuando sea necesario de una forma consciente y decidida.

Pensando Positivamente — "Sé que Sí Puedo"

La mayoría de las personas tenemos el mal hábito de pensar negativamente acerca de nosotros mismos y pocas veces pensamos positivamente. Emitimos constantes juicios. Por ejemplo, cuando despertamos por la mañana podríamos pensar: "Realmente no quiero levantarme de la cama. Estoy cansado y no me da la gana ir a ningún lado". Otro pensamiento puede ser: "Me divertí mucho al salir esta tarde, debería hacerlo más seguido".

Gran parte de lo que hacemos y pensamos ha sido aprendido en el proceso de convertirnos en adultos. En cierta forma estamos programados por nuestras experiencias en cómo nos comportamos y nos sentimos. Desafortunadamente, estos patrones de comportamiento aprendidos desde muy pequeños también pueden ser negativos. Las frases negativas que muchas veces repetimos inconscientemente se reflejan también en actitudes y comportamientos; por ejemplo, frases como: "No puedo . . .", "Si fuera más capaz . . .", "Si no fuera tan . . .", "No tengo la energía para . . .", etc.; expresan dudas y temores acerca de nuestras habilidades para ser proactivos en el cuidado de nuestra enfermedad crónica y manejar nuestros síntomas. Es un hecho que la mente tiene un gran poder sobre nosotros. Por esta razón, los pensamientos negativos pueden tener efectos reales en nuestra estima personal o percepción de nuestro valor como personas. Pueden provocar resignación o conformismo, inactividad y más aun, pueden aumentar los síntomas como el dolor, la depresión y la fatiga.

Lo que pensamos y decimos sobre nosotros juega un papel muy importante en convertirnos en personas proactivas y tener éxito en el cuidado de nuestra salud. Por lo tanto, aprender a reemplazar pensamientos negativos por positivos, puede ser de gran ayuda para el manejo de los síntomas de nuestra enfermedad. No obstante, hacer el cambio requiere de práctica y aprender a observarse a sí mismo para no caer en viejos hábitos o patrones de comportamiento. Los siguientes pasos pueden serle útiles en este proceso.

1. *Observarse a sí mismo.* ¿Qué es lo que piensa o dice de sí? Le sugerimos escribir los pensamientos negativos de los que se da cuenta, especialmente aquéllos que surgen en momentos difíciles de su enfermedad. Por ejemplo, ¿qué piensa o se dice a sí mismo por la mañana cuando se levanta con dolor, cuando hace los ejercicios que no le agradan o cuando se siente triste o deprimido? Ponga en duda estos pensamientos negativos por hacerse preguntas para identifcar (1) ¿por qué crcc csto? y (2) ¿qué parte de este pensamiento o declaración es verdad o no? Por ejemplo, ¿está exagerando la situación, generalizando, preocupándose demasiado, o suponiendo lo peor? Tal vez esté haciendo una comparación injusta o poca realista, sumiendo demasiada responsabilidad, tomando algo mal, o esperando perfección. Mire bien los pensamientos para que pueda cambiarlos por lo mejor.

2. *Practicar reemplazar los pensamientos, actitudes y declaraciones negativos que ha identificado por los positivos.* Le sugerimos escribir sus nuevos pensamientos, actitudes o declaraciones. Estas son afirmaciones y deben ser reflejo de la nueva persona proactiva que es usted y su decisión de controlar su

enfermedad y su vida. Por ejemplo, declaraciones negativas como: "No quiero levantarme", "estoy demasiado cansado y me duele todo", "no puedo hacer actividades como antes, para qué molestarme", o "ya estoy muy viejo y no sirvo para nada", pueden convertirse en declaraciones positivas tales como: "todavía tengo la energía para hacer muchas actividades que disfruto" o "sé que puedo hacer cualquier cosa que me propongo" o "mi enfermedad crónica no me hace inferior a otros" u "otras personas dependen de mi y cuentan conmigo, esto significa que valgo".

88

3. *Repetirse a sí mismo o a otras personas las afirmaciones positivas.* Para pensar positivamente requiere de la repetición y memorización de las actitudes y pensamientos positivos para reemplazar los negativos con mayor facilidad.

4. *Practicar las nuevas afirmaciones y pensamientos positivos en situaciones reales.* La práctica con paciencia, le ayudará a hacer de sus nuevas actitudes positivas una respuesta automática.

"Pensar positivamente" es una herramienta sumamente útil para manejar los síntomas de las enfermedades crónicas y para dominar otras habilidades discutidas en este libro.

Junto con el ejercicio y otras habilidades adquiridas, usar el poder de la mente para manejar su enfermedad requiere ambos la práctica y el tiempo antes de observar los beneficios. Por eso, si se siente que no está logrando nada, no se dé por vencido. Tenga paciencia y siga tratando.

Oración y Meditación

Para muchas personas, las creencias religiosas y espirituales son una parte escencial de la vida. Estas creencias nos ayudan a formar nuestros pensamientos, hacer frente a los problemas y solucionarlos. Nuestras creencias nos traen sentido y propósito a la vida y nos ayudan a ver las cosas con cierta perspectiva y establecer prioridades en nuestra vida. Además, las creencias nos consuelan durante los tiempos difíciles y nos motivan a hacer los cambios difíciles pero necesarios, y al mismo tiempo, conseguir el apoyo para poder hacerlo.

Las recientes investigaciones médicas y científicas proponen que al mantener las creencias religiosas o espirituales puede mejorar la salud. Las personas que pertenecen a una comunidad religiosa o espiritual y/o practican regularmente la oración o meditación tienen mejor salud y viven más tiempo que las personas que no participan en estas actividades. Una explicación posible para estos resultados es que la oración y meditación aumentan la confianza y el sentido de bienestar de la persona, combatiendo los sentimientos de impotencia o desesperanza y devolviendo el sentido de control sobre la vida lo que provoca efectos positivos en el cuerpo. Otras explicaciones son que las creencias religiosas o espirituales animan a la persona a adoptar un estilo de vida saludable, o que las personas reciben apoyo social del grupo o de la comunidad que produce un efecto positivo en su salud.

Ya sabemos que cuando una persona reza o medita, su cuerpo experimenta las sensaciones físicas de relajación. La presión arterial, el ritmo cardíaco y los niveles de las hormonas del estrés disminuyen. Al mismo tiempo, ciertas ondas cerebrales asociados con el estado de relajación aumentan. Estos cambios fisiológicos reducen ansiedad y aumentan los niveles de proteínas en la sangre que indican la buena función inmune del cuerpo. Además de provocar la relajación, la oración y meditación funcionan como una forma de distracción para las personas con enfermedades crónicas. Pueden desviar su atención o concentración de los síntomas hacia una experiencia mucho más satisfactoria, así reduciendo la intensidad del malestar causado por los síntomas.

A pesar de estas razones, la oración y meditación son las más viejas herramientas del manejo personal que existen y se practican en todas partes del mundo. Mientras que éstas no se puedan ser prescritas para usted, tal vez quiera considerar sus propias creencias. Si usted es religioso, trate de rezar o meditar más regularmente. Si no es religioso, quizás quiera probar alguna forma de meditación o reflexión. A continuación describimos algunos tipos específicos de oración y meditación que pueda usar.

El Método de la Oración Centrante

Todas las religiones mayores del mundo tienen alguna forma de oración. Básicamente, la oración es nuestra forma de hablar con su Dios, una manera para pasar el tiempo con su Dios y expresar o compartir sus sentimientos. Si usted no es religioso, su oración simplemente podría ser declaraciones de sus sentimientos, deseos y necesidades. Podemos rezar en público con otros o en privado en casa y solo. Puede ser que rece para dar las gracias y alabanzas, pedir ayuda para sí mismo u otros, o pedir perdón. Hay muchas formas de orar, pero sola una forma en particular que produce efectos positivos en su vida diaria. Este método se llama "la oración centrante" y es muy parecido a ciertos tipos de meditación y relajación.

Como la respuesta de relajación que mencionamos anteriormente, la oración centrante requiere que escoja primero una palabra especial o sagrada. La palabra podría ser algo como *Señor, Padre, Madre, Abba, Omm, amor, paz, shalom,* etc. o cualquier otra palabra que le dé inspiración y exprese su intención para la oración.

Para empezar la oración centrante, necesitará reservar a lo menos 20 minutos del tiempo tranquilo, quizás inmediatamente después de despertarse en la mañana

89

o en la media tarde o a las primeras horas de la noche, pero no justo después de haber comido. Un estómago lleno puede afectar al cuerpo y su habilidad para relajarse; también puede hacerle tener sueño durante su tiempo de oración.

Luego, busque un lugar tranquilo y cómodo donde puede sentarse, manteniendo su espalda derecha y sus ojos cerrados. Cuando cierra los ojos, libérese de cualquier cosa que esté pasando alrededor y dentro de usted mismo. Una vez que se sienta cómodo, suavemente empezará a pensar y concentrarse en su palabra sagrado. Cuando se dé cuenta de otros pensamientos, sensaciones, emociones, imágenes, recuerdos, etc., no trate de analizarlos sino trate de enfocarse otra vez en su palabra sagrada. Al fin de su periódo de oración, quédese sentado en silencio con los ojos cerrados por unos minutos. Durante su oración es posible que note ciertas sensaciones físicas, tales como dolores ligeros, picores o contracciones nerviosos en partes de su cuerpo. Estos ocurran cuando el cuerpo libera su tensión física y emocional. Mientras se pone más relajado y atento espiritualmente, también puede notar que los brazos y piernas se sientan pesados o ligeros. Cuando ocurra esto, permítase notar solo brevemente estas sensaciones y regrese a concentrarse en su palabra sagrada.

Es recomendable practicar la oración centrante dos veces al día, una vez en la mañana y una vez en la tarde o noche. Si no es posible, empiece con sola una vez por día. Con tiempo, empezará a experimentar los resultados positivos en su vida.

Meditación—"La Presencia Mental"

Existen diferentes tipos de meditación. Como la oración, la meditación forma parte importante en la mayoría, si no en todas, las religiones o tradiciones espirituales. El propósito de la meditación es de tranquilizar la mente, liberarla de toda tensión. Esto también puede ayudar al individuo a tranquilizar su cuerpo y liberarlo de los malestares físicos. Por esta razón, la meditación es frecuentemente usada para manejar los síntomas como el dolor, fatiga, dificultad para respirar y otros malestares físicos.

La meditación puede ser practicada por todos. Todo lo que necesita es encontrar un lugar tranquilo y 5 minutos o más de su tiempo. Empiece sentado en una silla con los pies puestos en forma plana en el piso. Coloque las manos sobre sus piernas o cerca de sus rodillas. Si su físico se lo permite también puede hacerlo sentado en piso con las piernas cruzadas en posición de Yoga. No importa como se siente, esto no debe afectar su meditación.

La esencia de la meditación es concentrarse completamente en su respiración. Realizar la respiración diafragmática le puede ayudar. No debe respirar agitada o profundamente. Pero es importante poner atención a su respiración. Inhale dejando entrar el aire lentamente, sostenga su respiración por un momento, ahora exhale dejando salir el aire lentamente. Durante este proceso trate siempre de concentrarse en su respiración. Esto parece una actividad simple. Pero, pronto se dará cuenta que concentrarse en la respiración no es fácil ya que la mente se distrae con cualquier otro pensamiento. La mente tiene la capacidad de distraerse y pasar de un pensamiento a otro en segundos, es como una mariposa que vuela de un lado a otro y nunca para. Santa Teresa de Avila escribió sobre meditación y en sus libros y definió a la mente como "la loca de la casa", por la dificultad de concentrarse durante la meditación. Tan pronto como note que su mente empieza a distraerse, trate de enfocarse nuevamente en su respiración. Al comienzo tal vez sólo pueda concentrarse en su respiración por uno o dos minutos. Pero la práctica continua le ayudará a mejorar.

91

Cuando usted realice este ejercicio de meditación empezará a darse cuenta de las reacciones de su cuerpo. Por ejemplo, puede empezar a notar un tic nervioso en el ojo, o la cara. O tal vez note que no se siente confortable en la posición que está sentado. Cuando note esto, no haga nada, sólo siga enfocándose en su respiración. Si durante la meditación no pone atención a algo que le incomoda notará que desaparece. Si la sensación de incomodidad no desaparece, toque el tic nervioso, o cambie la posición en que está sentado si eso le incomoda. Mientras lo hace, asegúrese de poner atención a los pasos que está dando. Durante la meditación es importante poner completamente toda su atención a las cosas que está haciendo en ese momento.

Como cualquier otra técnica, la meditación requiere práctica. Tal vez, no sienta los cambios inmediatamente. Pero si hace ejercicios de meditación por lo menos 15 a 30 minutos al día por 4 o 5 días a la semana notará la diferencia. Con práctica y tiempo ésta puede ser una herramienta importante para manejar el dolor y otros malestares físicos causados por las enfermedades crónicas.

Como mencionamos anteriormente, los síntomas, sus causas, y las maneras en que interactúan para afectar a su vida pueden crear un ciclo vicioso. Por eso, para manejar los síntomas efectivamente, es importante identificarlos y las diferentes causas para poder utilizar nuestras diferentes herramientas del manejo personal y romper este ciclo.

A continuación hay algunos principios importantes para recordar de este capítulo y el anterior:

1. **Los síntomas tienen muchas causas.** De este modo, hay muchas maneras en que puede manejar la mayoría de síntomas. Un conocimiento de la naturaleza y varias causas de sus síntomas y cómo interactúan le ayudará a manejar o controlarlos mejor.

2. **No todas las técnicas del manejo personal funcionarán para cada persona.** Como una persona proactiva, tiene la responsabilidad de probar y encontrar

cuales técnicas funcionan mejor para usted. Sea flexible. Es decir, pruebe varias técnicas y vigile los resultados para determinar cuales son más útiles para cuales síntomas y en cuales circunstancias.

3. **Mientras está tratando de determinar cuales técnicas son las mejores para usted, recuerde que lleva tiempo para aprender y dominar una nueva habilidad.** Así, asegúrese de realizar la nueva técnica por varias semanas antes de decidir si le está ayudando o no.

4. **Junto con el ejercicio y otras habilidades adquiridas, usar el poder de la mente para manejar su enfermedad requiere ambos la práctica y el tiempo antes de observar los beneficios.** Por eso, si se siente que no está logrando nada, no se dé por vencido. Tenga paciencia y siga tratando.

5. **Estas técnicas no deben tener efectos negativos.** Si se siente asustado, enojado o deprimido cuando o después de usar una de estas técnicas, por favor no la use. En vez de esta, pruebe otra técnica.

Capítulo
6

Una Alimentación
Saludable

DESARROLLAR HÁBITOS ALIMENTICIOS QUE SEAN SALUDABLES ES IMPORTANTE PARA TODA PERSONA, todos sabemos que llevar un plan de nutrición balanceado nos dará la energía y la fuerza necesaria para realizar nuestras actividades diarias. Además de hacernos sentir bien, nos ayudará a reducir el riesgo a desarrollar ciertos problemas de salud. Los alimentos por sí mismos no pueden prevenir o curar a ninguna enfermedad. Sin embargo, aprender a elegir alimentos saludables en cada comida regular nos ayudará a manejar los síntomas en forma efectiva, a prevenir complicaciones y a sentirnos en control de nuestra salud.

Sabemos que hacer cambios en los hábitos alimenticios puede ser un reto. El estilo de comer y preparar los alimentos son hábitos que se han desarrollado a través de los años y forman parte importante de nuestras costumbres, tradiciones culturales y familiares. El tratar de cambiar en forma repentina y totalmente nuestro estilo alimenticio no sería realista. Es más podría ser una experiencia frustrante y desagradable para cualquier persona. Si realmente queremos lograr cambios permanentes en nuestros hábitos alimenticios es importante hacerlo poco a poco en forma gradual. Una vez incorporados estos cambios a nuestra vida diaria, podemos compartirlos o extenderlos a las personas que nos rodean.

En este capítulo le ofrecemos algunas sugerencias para empezar a hacer cambios graduales en su alimentación y comer saludable sin perder la variedad y el gusto por la comida. Además incluimos guías para planificar una alimentación balanceada, elegir alimentos saludables, mantener un peso saludable y disminuir los problemas asociados con la comida y el control de peso. Así como las otras técnicas de manejo personal descritas en este libro, una alimentación saludable también le ayudará a sentirse en control de su salud.

Beneficios de una Alimentación Saludable

Un balance nutricional es el pilar más importante para mantenerse saludable. Para las personas con enfermedades crónicas la alimentación es una herramienta primordial para el manejo y control de su salud. Los alimentos ayudan a reconstruir las defensas del organismo y son fuentes de energía. Los siguientes son algunos beneficios que podemos obtener de una alimentación saludable:

- Ayuda a reparar los tejidos, las células y los huesos

- Disminuye el nivel de azúcar en la sangre

- Reduce el colesterol en la sangre

- Ayuda a controlar y a perder peso

- Ayuda a controlar la presión arterial

- Disminuye el riesgo de un ataque al corazón

- Previene el estreñimiento

- Ayuda a mejorar el sueño

- Mejora la salud y bienestar en general

Los beneficios de una alimentación saludable pueden ser innumerables, pero sabemos que no es fácil incorporar cambios a nuestros hábitos alimenticios. Debemos hacerlos en forma gradual, constante y con mucha paciencia.

Antes de iniciar algún cambio en su alimentación es recomendable que aprenda cuales son sus hábitos alimenticios. Por ejemplo, en qué horario toma sus alimentos, qué tipo de alimentos normalmente come, qué cantidad y con qué frecuencia lo hace, etc. La mejor forma de saber esto es llevando un "diario de alimentación", quiere decir escribiendo todo lo que normalmente come. No necesita hacerlo todos los días, pero puede hacerlo por lo menos dos días durante la semana. Por ejem-plo, un día de semana (lunes – viernes) y otro día del fin de semana (sábado o domingo) para comparar las diferencias. El llevar un diario de alimentación le ayudará a identificar cómo puede empezar a cambiar sus hábitos. Por ejemplo, ¿qué tipo de alimentos debe reemplazar o disminuir de sus comidas regulares? ¿Se salta frecuentemente una comida regular, como el desayuno? O ¿come más en una comida que en otra? Para que pueda hacerlo con facilidad hemos preparado un ejemplo de un diario que puede utilizar (página 95).

Diario de Alimentación

Fecha:_____

MAÑANA
Escriba todos los alimentos
que comió en la mañana o en
el desayuno.

MEDIODÍA
Escriba todos los alimentos
que comió al mediodía
o en el almuerzo.

TARDE O NOCHE
Escriba todos los alimentos
que comió en la tarde o en la
noche, o en la cena o merienda.

DESAYUNO

Hora_____

_____

_____

_____

_____

_____

_____

_____

ALMUERZO

Hora_____

_____

_____

_____

_____

_____

_____

_____

CENA O MERIENDA

Hora_____

_____

_____

_____

_____

_____

_____

_____

BOCADILLOS

_____

_____

_____

_____

BOCADILLOS

_____

_____

_____

_____

BOCADILLOS

_____

_____

_____

_____

¿Qué es comer saludable?

Comer saludable no significa que nunca podrá comer los alimentos que más le gustan, o que tiene que estar en "dieta" o comprar alimentos "especiales". Lo que significa es aprender a escoger alimentos o productos más saludables la mayor parte del tiempo, encontrar nuevas y distintas maneras de preparar los alimentos, y comer una cantidad adecuada o con moderación en forma regular.

Dependiendo de su salud y necesidades personales, las metas de llevar una alimentación saludable variarán de una persona a otra. Por ejemplo, para las personas con diabetes, una meta pueda ser vigilar la cantidad de carbohidratos que comen para lograr y mantener un nivel más normal de azúcar o glucosa en la sangre. Un alto nivel de glucosa en la sangre indica que la persona no tiene un buen manejo de su diabetes. Para personas con enfermedades cardíacas (del corazón), las metas puedan ser reducir el colesterol y la cantidad y tipo de grasa en los alimentos que comen. Colesterol es una sustancia encontrada en algunos alimentos y también producido en el cuerpo. Demasiado colesterol puede causar la arteriosclerosis (endurecimiento de las arterias) y la enfermedad cardíaca. Personas con hipertensión (alta presión arterial) necesitan aumentar las frutas, verduras y productos lácteos de baja grasa, y disminuir el consumo de grasa y sodio. Para las personas que desean perder peso, la meta es comer menos, y etc. (Para más información sobre sugerencias para una alimentación saludable para personas con enfermedades crónicas específicas, refiere a las páginas 124 a 125 de este capítulo).

Sin embargo, todos nosotros podemos sacar provecho de aprender a comer más saludablemente. Para empezar podemos seguir los siguientes principios básicos:

• Comer una variedad amplia de alimentos.

• Comer en forma regular al mismo horario cada día.

• Intentar comer la misma cantidad de alimentos en cada comida regular.

Comer una variedad amplia de alimentos es importante para que el cuerpo obtenga todos los nutrientes esenciales que necesita para funcionar bien. Los nutrientes que necesitamos son las proteínas, los carbohidratos, la grasa, las vitaminas y los minerales. Cada uno tiene un papel importante en nuestro organismo y se puede encontrar en cantidades que varían en los diferentes grupos alimenticios. Estos grupos incluyen carnes, aves, pescado, frijoles, huevos y nueces; productos lácteos (leche, yogur, queso); vegetales; frutas; panes, cereales, arroz y pasta; y finalmente las grasas, aceites y dulces.

Tomar suplementos de vitaminas, minerales u otros alimentos nunca puede reemplazar una alimentación balanceada y saludable. Los suplementos sólo contienen los nutrientes conocidos. Para obtener todos los nutrientes necesarios (ambos conocidos y no conocidos) necesitamos comer una variedad de alimentos. (Para más información sobre los diferentes nutrientes, su función en el cuerpo y en cuales alimentos los puede encontrar, refiere a las páginas 98 a 100 de este capítulo.)

Comer en forma regular y tomar algo después de levantarse en la mañana o después de dormir por largas horas ayuda que el organismo tenga la energía que necesita para funcionar bien todo el día. El metabolismo humano requiere de 4 a 6 horas para procesar los alimentos, por eso es recomendable tomar los alimentos en intervalos regulares, tratando de comer en el mismo horario todos los días, sin saltarse ninguna comida regular. Una comida en la mañana o después de largas horas de "ayuno" es importante porque es la primera fuente de energía para el cuerpo y necesario para poder reabastecerse. Lo podemos comparar con la gasolina que se le pone al auto para que siga funcionando. Si nos levantamos a realizar nuestras actividades sin haber reabastecido al organismo de nutrientes necesarios, nos sentiremos agotados y con falta de energía. Y si tiene diabetes, su nivel de azúcar sanguíneo puede bajar demasiado. Tomar desayuno también es uno de los secretos que pueda ayudar con la pérdida de peso.

Los intervalos alimenticios varían de acuerdo a la condición de cada individuo; es decir depende de sus necesidades, preferencias y estilo de vida. Algunas personas tal vez puedan funcionar bien con tres comidas regulares cada 4 o 5 horas, mientras otros que no pueden comer tanto en cada comida, necesiten comer cantidades más pequeñas, más frecuente durante el día.

Intentar comer la misma cantidad de alimentos en cada comida regular también asegura que el cuerpo tenga bastante energía durante todo el día. Comer demasiado en una comida regular y dejar de comer o comer muy poco en las otras comidas puede alterar su metabolismo y su nivel de energía, y resultar en comer bocadillos (tentempiés) no planeados ni saludables. También puede empeorar sus síntomas o provocar otros problemas, tales como irritabilidad, cambios de humor, y un bajo nivel de azúcar en la sangre (la hipoglucemia). Comer demasiado puede causar indigestión o un aumento en el dolor o malestar estomacal debido a la dificultad para respirar cuando el estómago está muy lleno y la diafragma apiñada. Comer demasiado en la cena también puede contribuir al aumento de peso y el sueño inquieto.

Ya que sabemos los principios de una alimentación saludable, nuestra meta debe ser ponerlos en práctica. Ahora nos preguntamos "¿Cómo lo hacemos? ¿Cuál es la

LOS NUTRIENTES IMPORTANTES Y SUS FUNCIONES

Proteínas tiene varias funciones en el cuerpo. Son los elementos esenciales para los músculos; también forman parte de los glóbulos rojos y las enzimas y hormonas que ayudan a regular el funcionamiento del cuerpo. También ayudan al sistema inmune a combatir infecciones y reparar los tejidos dañados. Las enzimas son proteínas que ayudan a las reacciones químicas dentro de nuestros cuerpos. Las proteínas también proporcionan alguna energía para que el cuerpo haga su trabajo, aunque éste es la función principal de los carbohidratos. La proteína se compone de sustancias más pequeñas que se llaman aminoácidos. Nuestro organismo produce algunos de estos aminoácidos que necesita, pero no todos. Los otros provienen de los alimentos. Productos animales como carne, pescado, aves, huevos, leche y productos de soya como tofú se consideran proteínas completas porque contienen todos los aminoácidos que requiere el organismo. Otras proteínas que provienen de plantas como legumbres (frijoles secos, guisantes o chícharos y lentejas), granos, nueces y semillas se llaman proteínas incompletas porque faltan uno o más de los aminoácidos necesarios. Sin embargo, cuando coma un poco de una proteína completa con una incompleta o dos proteínas incompletas pero complementarias, como arroz y frijoles, estas forman una proteína completa que el organismo puede utilizar. Además, las proteínas de plantas son beneficiosas porque contienen fibra dietética, no tienen colesterol, y con unas excepciones son bajas en grasa. Las nueces y semillas son ricas en grasa, pero es la tipa más saludable. Las proteínas de plantas también nos proporcionan sustancias, llamados "fitoquímicos" que se han demostrado que puedan proteger contra algunas enfermedades, tales como el cáncer y la enfermedad cardíaca.

Carbohidratos son la fuente principal de energía para los músculos del cuerpo y las funciones metabólicas. Deben componer la mayoría de los alimentos y calorías que consumimos cada día. Frecuentemente se clasifican los carbohidratos como almidones (carbohidratos complejos) y azúcares (carbohidratos simples). Se encuentran en una variedad amplia de alimentos, principalmente alimentos de plantas. Los únicos alimentos de animales que contienen carbohidratos son la leche, yogur y otros productos lácteos. Los almidones incluyen granos, arroz, pasta, pan, legumbres (frijoles secos, guisantes o chícharos y lentejas), y vegetales de raíces (papas, zanahorias, calabaza de invierno, etc.). Los azúcares se encuentran en las frutas y algunos productos lácteos, así como el azúcar de la mesa y azúcar marrón, miel, jarabes (almíbares) y jaleas.

Cuando come granos enteros, frutas y verduras también obtiene todas las vitaminas, minerales, fitoquímicos y fibra que proviene originalmente de la naturaleza. Las harinas blancas y procesadas y arroz blanco no contienen fibra y se han perdido muchos de sus nutrientes.

Grasa es necesaria para el buen funcionamiento del cuerpo y la salud. Todo necesitamos una cantidad pequeña cada día para poder integrar, fortalecer y reparar los tejidos. Desafortunadamente, la mayoría de nosotros consumimos demasiada grasa y demasiado de la grasa "mala". Se puede dividir la grasa en dos grupos "buena" y "mala", según sus efectos en la salud. Las grasas malas, también conocidas como grasas saturadas, pueden aumentar el nivel de colesterol en la sangre y el riesgo de enfermedades del corazón. Se encuentran en su mayoría en alimentos que provienen de animales, como carne roja, carnes procesadas (tocino), aves, productos con leche entera, incluyendo, queso crema, mantequilla, crema agria, y aceites de palma y coco. Otro tipo de grasa mala se llama la grasa trans, los cuales se encuentran en la mayoría de los productos de pastelería y en la mayoría de las frituras. Las grasas trans son listadas como aceites "hidrogenados" o "parcialmente hidrogenados" en las etiquetas de nutrición. En contraste, las grasas buenas, conocidas como las grasas insaturadas, pueden ayudar a reducir el colesterol en la sangre, y mantener la salud de las células del cuerpo. Las buenas grases se encuentran en casi todos los aceites vegetales (soya, girasol, maíz, canola, oliva, etc.) y alimentos como nueces, semillas, aguacates (paltas) y olivos. Además, el pescado como salmón, caballa, trucha y atún son ricos en la buena grasa; estas grasas se llaman omega-3 que pueden disminuir el riesgo de enfermedades del corazón y la inflamación relacionada con algunas enfermedades crónicas.

La grasa, así como las proteínas y carbohidratos, proveen al cuerpo energía, pero la grasa contiene dos veces el número de calorías por gramo que las proteínas o los carbohidratos. Por eso, las calorías de grasa suman rápido. Cuando consumimos más calorías que necesitamos, y no importa si provienen de proteína, carbohidratos o grasa, estas calorías extras acumulan en el cuerpo, resultando en un aumento de peso y del riesgo de las enfermedades cardíacas.

Vitaminas y minerales son necesarios para todos. Ayudan a integrar la sangre, huesos y músculos fuertes y aseguran que el cuerpo funciona bien. Si comemos una variedad amplia de los alimentos, especialmente granos enteros, muchos alimentos de plantas, y fuentes de proteína bajas en grasa, obtengamos todas las vitaminas y minerales que necesitamos. Por lo tanto, no sea necesario tomar los suplementos vitamínicos o minerales. Los suplementos no pueden tomar el lugar de una alimentación saludable y balanceada. Sin embargo, si usted desea tomar un suplemento, seleccione una variedad genérica o sin marca (usualmente son tan buenas que las marcas de nombre y menos costosas). También, escoja uno que contenga del 50% al 100% de las cantidades de nutrientes recomendadas para los diferentes minerales y vitaminas. Evite tomar suplementos de "megadosis" a menos de que hayan sido prescritos por su médico. Algunas vitaminas y minerales en grandes cantidades pueden ocasionarle más problemas de salud y reacciones tóxicas. Para más información específica, es recomendable hablar con su médico o un dietista registrado (nutricionista). Él o ella le puede ayudar a elegir las opciones más adecuadas para usted o modificarlas para sus necesidades de salud.

cantidad adecuada para comer en cada comida regular?" Pues, desafortunadamente, no hay ninguna respuesta simple ni correcta para cada persona. La cantidad que comemos varía de acuerdo a diferentes factores, incluyendo nuestra edad, sexo, tamaño del cuerpo, nivel de actividad física, y salud. Por eso, encontrará que el número y el tamaño de las porciones recomendados en este libro se han listado dentro de un rango. Para ayudarles a planear un menú más saludable hemos preparado una guía de alimentos (vea las páginas 106 a 111) y una explicación para entender cómo usarla. En esta guía se han agrupado los alimentos teniendo en cuenta el valor nutritivo en proteínas, carbohidratos y grasa. También indicamos el valor nutritivo de cada porción recomendada de estos alimentos. A continuación ofrecemos algunas sugerencias para poder planear un menú saludable.

Planeando Un Menú Saludable

En ese momento, casi todos nosotros sabemos que una alimentación baja en grasa y rica en fibra es saludable para todo el mundo. Lo difícil es ponerla en práctica cuando planeamos y preparamos nuestras comidas. Por tanto, ofrecemos la siguiente "fórmula de alimentación" y una muestra de una guía de alimentos para ayudarle a escoger y combinar diferentes alimentos y para planear y preparar comidas y bocadillos más saludables.

Tabla 6.1   **Fórmula Para Una Menú Saludable**

Alimentos	Número de Porciones	Tamaño de la Porción	Nutrientes
Carne (de toda clase), pescado, huevos, leche, queso	1	2-3 onzas	Proteína y grasa; carbohidratos en los productos lácteos
Vegetales bajos en carbohidratos *(ej. verduras verdes, bróculi, pimientos, tomates, cebolla, etc.)*	1 o más	1/2 taza cocida 1 taza cruda	Carbohidratos, una poca proteína
Almidones *(ej. frijoles, cereales, pan, arroz, pasta, vegetales de raíz como papas, maíz, etc.)*	1	1 onza 1 rebanada o 1/3 – 1/2 taza	Carbohidratos, una poca proteína
Frutas	1	1 pequeña o 1/2 taza	Carbohidratos

101

Una Fórmula para un Menú Saludable

Esta fórmula general está basada en las recomendaciones para los estadounidenses del Departamento de Salud y Servicios Humanos (Department of Health and Human Services o HHS) y del Departamento de Agricultura (U. S. Department of Agriculture o USDA) y en los estudios de investigación sobre alimentación. La fórmula nos ofrece una variedad de alimentos, y nos motiva comer más porciones de frutas y verduras (a lo menos 5 por día). También, nos ayuda a escoger cantidades o porciones más adecuadas de los alimentos que incluimos en nuestras comidas regulares. La guía supone tres comidas regulares por día.

Una comida balanceada o bocadillo debe incluir:

• Una porción de alimentos ricos en proteína, lo que compone una cuarta de su comida regular. Ejemplos de alimentos que contienen proteína de la guía adjunta incluyen carnes magras, aves sin pellejo, pescado, productos lácteos sin o baja en grasa, o sustitutos de la carne como tofú. Las porciones de carne cocida debe ser de 3 a 4 onzas; es decir, el tamaño de la palma de su mano o de una baraja y

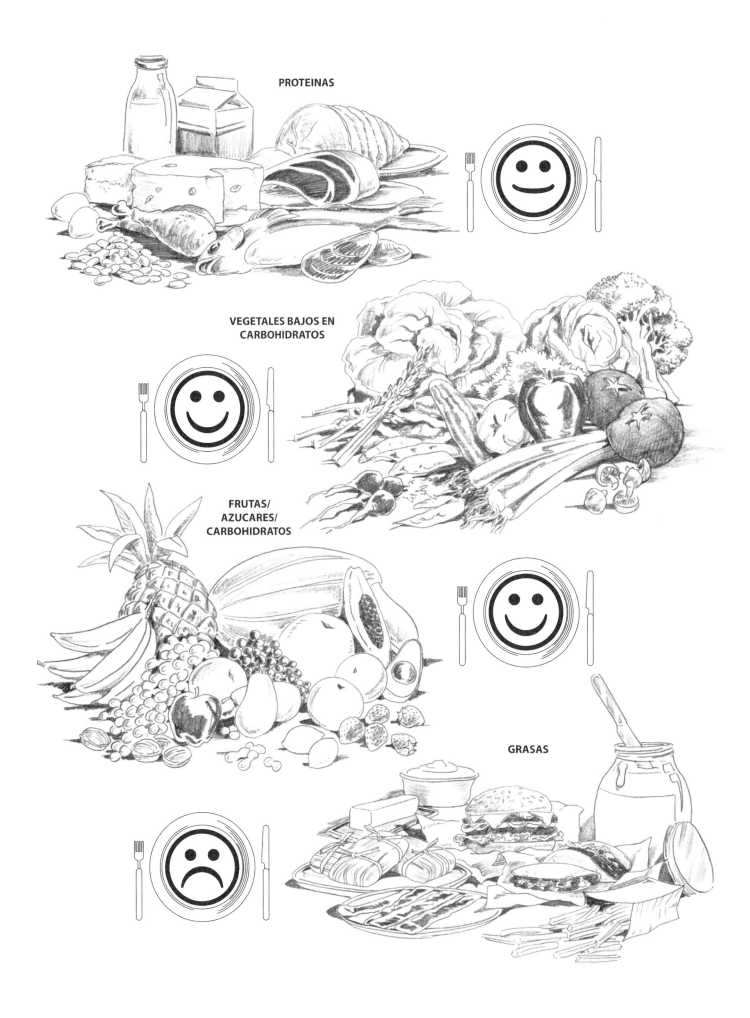

PROTEINAS

VEGETALES BAJOS EN
CARBOHIDRATOS

FRUTAS/
AZUCARES/
CARBOHIDRATOS

GRASAS

VEGETALES RICOS EN CARBOHIDRATOS

ALMIDONES CARBOHIDRATOS

DULCES, PASTELES, LICOR

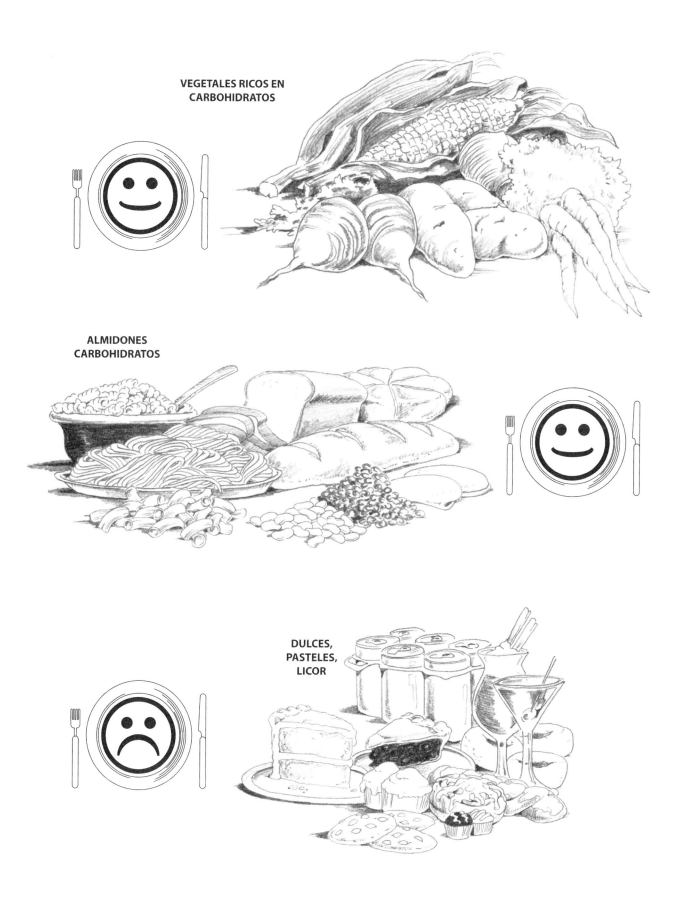

Figura 6.1 **Una Alimentación Saludable (Ejemplo de un Plato de Comida)**

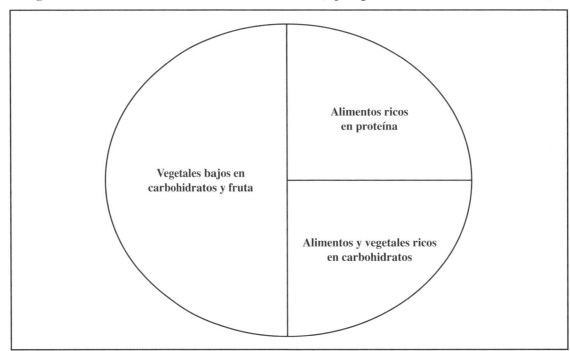

104

de 1 ó 2 centímetros (cm) de grueso (1/2 pulgada). Es recomendable seleccionar los alimentos que son más bajos en grasa y comer 15 a 35 gramos de proteína en cada comida regular.

- Una o más porciones de vegetales bajos en almidones (carbohidratos), lo que compone a lo menos media de su comida. Las porciones para estas vegetales bajas en carbohidratos no son definidas ni limitadas, y pueden ser tomados al gusto. Ejemplos de la guía incluyen verduras, tomates, bróculi, pepino, etc. Las verduras que son más verdes y oscuras contienen más nutrientes.

- Una porción de productos de granos enteros y una de vegetales ricas en almidones o carbohidratos, lo que compone la otra cuarta de su comida regular. Estos alimentos incluyen panes de granos enteros, arroz integral, pasta, legumbres, maíz, papás, galletas, palomitas, etc. Puede ser que las porciones de estos alimentos necesiten ser limitados si usted está vigilando y contando carbohidratos y/o calorías. Si es así, la cantidad total de carbohidratos recomendable en cada comida regular es de 45 a 60 gramos. (Un gramo es una medida de los nutrientes contenidos en una porción de un alimento enlistado en la guía adjunta.)

- Una porción de frutas o jugo de fruta. Las porciones para las frutas también puedan ser limitadas si usted está contando carbohidratos y/o calorías porque estas son ricas en carbohidratos.

- Evitar o usar en moderación los alimentos que son altos en grasa, azúcar y sodio, tales como los alimentos procesados, aderezos (aliños) de ensalada, manteca y otras grasas, aceites, jalea, mermelada, dulces, bocadillos salados, alcohol, y refrescos. La cantidad total de grasa recomendable en cada comida regular es de 10 gramos o menos, y la cantidad total de sodio es menos de 400 mg (miligramos) en una porción. Es mejor limitar la cantidad de sal o sodio que consume a una cucharadita al día.

Esta fórmula corresponde bien con las directrices nacionales para los Estados Unidos que recomiendan que comamos las siguientes cantidades de diferentes alimentos cada día:

5 – 12 porciones de productos de granos enteros
5 – 10 porciones de frutas y verduras
2 – 4 porciones de leche o productos lácteos bajos en grasa
2 – 3 porciones de carne o sustitutos de carne

Para más información sobre las proteínas, carbohidratas y grasas, lea las páginas 98 a 100.

Utilizando La Guía de Alimentos

A continuación encontrará una guía de alimentos, revísela para familiarizarse con el contenido, y trate de utilizar esta guía para seleccionar alimentos y porciones para un menú saludable. Note que los alimentos se han agrupado en varias columnas: proteínas, vegetales bajos en carbohidratos, vegetales ricos en carbohidratos, almidones/carbohidratos, frutas, grasas, alimentos problemáticos y alimentos extras. Puede apreciar la variedad de alimentos que contiene cada grupo.

La información en la parte oscura al comienzo de cada columna indica el nombre del grupo de alimentos y los valores nutritivos de una porción. Mencionamos antes, que los alimentos contienen una gran variedad de nutrientes, pero en esta guía sólo nos enfocamos en proteínas, carbohidratos y grasa.

En la columna de proteínas los alimentos se han vuelto a clasificar en pequeños grupos o sub-grupos de acuerdo al tipo de alimento, como queso, leche, huevos, carne, pollo, etc. El valor nutritivo se indica en letra cursiva al lado de cada sub-grupo.

Si usted revisa la "guía de alimentos" va a encontrar algunos de los alimentos que comen regularmente. Como práctica, elija un alimento y búsquelo en la guía. Una vez encontrado el alimento, revise la parte oscura al inicio de la columna. Esa parte nos indica el valor nutritivo de una porción recomendada. Esta porción generalmente se indica al lado derecho de cada producto o alimento.

GUÍA DE ALIMENTOS

Nota: Valores por porciones son aproximados

PROTEÍNAS: La porción es la cantidad recomendada de este alimento

	Porción		Porción
QUESOS: *(0 g carbo, 7 g proteína por oz)*		Nota: *Medida de carne de la porcíon cocida: del tamaño de la palma de su mano y de 1 ó 2 cm de grueso (½ ál pulgada)*	
Quesos sin o baja en grasa			
Queso fresco (Mexicano)	1-2 oz	**PESCADO/MARISCOS:** *(0 g carbo, 7 g proteína por oz)*	
Requesón (bajo en grasa)	¼ taza		
Quesos mediano en grasa		*Bajo en grasa, 0-3 g:* Bacalao, mero, eglefino, trucha, atún, salmón, sardina, ostiones en su concha, camarones	3 oz
Queso regular (8 g de grasa)	2-3 oz		
Feta	1-2 oz		
Neufchatel	1-2 oz		
Mozzarella hecho de leche descremado	1-2 oz	*Mediano en grasa, 5 g:* Cualquier pescado frito	3 oz
Ricotta	¼ oz		
Quesos alto en grasa		**CARNES:** *(0 g carbo, 7 g proteína por oz)*	
Americano	1-2 oz	*Bajo en grasa (magra):* Espadilla, solomillo, falda, bistek, diesmillo de res, cerdo o cordero	3 oz
Cheddar	1-2 oz		
Jack	1-2 oz		
Brie	1-2 oz	*Mediano en grasa:* Molida de res, filete, chuletas de res, cerdo o cordero	3 oz
Otros quesos regulares	1-2 oz		
LECHE: *(12 g carbo, 8 g proteína, grasa varía)*		*Alto en grasa:* Costillas, jamón de cerdo (puerco), salchica de cerdo, molida de cerdo, otras carnes de charcutería (deli)	3 oz
Leche descremada, baja en grasa, o entera	1 taza		
Leche de cabra	1 taza		
Leche de manteca	1 taza	**AVES:** *(0 g carbo, 7 g proteína por oz)*	
Leche en polvo	3 cdas	Pollo, pavo (guajolote), gallina, otras aves	
Leche de soya	1 taza		
YOGUR Simple: *(20 g carbo, 8 g proteína)*		*Bajo en grasa , 0-3 g:* Pechuga sin pellejo	3 oz
Yogur (de fruta sin azúcar)	1 taza		
Yogur (sin sabor)	¾ taza	*Mediano en grasa, 5 g:* Pierna y muslo con pellejo	3 oz
HUEVOS: *(0 g carbo, 7 g proteína)*		*Alto en grasa, 8 g:* Pollo frito con pellejo, pato	3 oz
Huevos frescos (altos en colesterol)	1		
		CARNE PROCESADA (*alta en sodio)**:	
		Bajo en grasa: Jamón, res, salchicha (perritos calientes), carne para hamburguesa, pavo	2-3 oz

Continuará en la siguiente página

GUÍA DE ALIMENTOS (a continuación)

Nota: Valores por porciones son aproximados

PROTEÍNAS: La porción es la cantidad recomendada de este alimento

	Porción		Porción
CARNE DE ÓRGANOS: (usualmente bajo en grasa y alta en colesterol)		**OTROS:**	
		Tofú (*2 g carbo, 7 g proteína por oz, 3 g grasa*)	½ taza
Cesos, hígados, lengua, tripas riñones, etc.	2-3 oz	Crema de cacahuate (*0 g carbo, 7 g proteína per oz, 8 g de grasa*)	2 cdas
		* Porción recomendada de sodio	400 mg

VEGETALES BAJOS EN CARBOHIDRATOS/ALMIDONES: Una porción equivale a 5 gramos de carbohidratos, 2 gramos de proteínas

Porción*	Porción*

La porción normal y recomendada es ½ taza cocida o 1 taza cruda, pero estas verduras se pueden comer tanto como le guste

Frescas, Congeladas y Enlatadas (bajas en sodio)*

Achicoria
Ajo
Alcachofas
Apio
Berenjena
Berros
Bróculi
Brotes de soya
Calabaza
Calabacín
Cebollas/cebollas chinas
Champiñones/hongos silvestres
Chayote
Chiles picantes
Col de Brucelas

Coliflor
Ejotes/habichuelas
Espárragos
Espinacas
Lechugas verdes
Nabos
Nopales
Pimiento morrón y verde
Pepinos
Quimbombó (kimbombó)
Rábanos
Repollo y repollo chino
Tomates/jitomates

JUGOS DE VEGETALES
(usualmente alto en sodio)

	Porción*
Jugo de tomate	¼ taza
Jugo de verduras mezcladas (V8)	½ taza

*Las comidas mencionadas que no tienen una porción definida, pueden ser tomadas al gusto.

Continuará en la siguiente página

GUÍA DE ALIMENTOS (a continuación)

Nota: Valores por porciones son aproximados

VEGETALES RICAS EN CARBOHIDRATOS/ALMIDONES:
Una porción equivale a 15 gramos de carbohidratos, 3-7 gramos de proteínas, 1 gramo de grasa (si agrega aceite)

	Porción*		Porción*
Arvejas	½ taza	Maíz	½ taza
Betabel (remolacha)	½ taza	Plátano maduro	½ taza
Calabaza de invierno	½ taza	Papa, al horno o a la parrilla	½ taza
Camote (batata), pequeña	½ taza	Taro	½ taza
Chícharos, garbanzos, etc.	½ taza	Yautía	½ taza
Frijoles	½ taza	Yuca	½ taza
Jicama	½ taza	Zanahorias	½ taza
Lentejas	½ taza		

ALMIDONES/CARBOHIDRATOS: Una porción equivale a 15 gramos de carbohidratos, 3 gramos de proteínas, 1 gramo de grasa

	Porción		Porción
ARROZ/PASTA/OTROS ALMIDONES		**PAN**	
Arroz cocido (blanco o integral)	⅓ taza	Bagel, pequeño	½
Avena, regular	½ taza	Bolillo, regular	½
Cereal de salvado	½ taza	Pan blanco o de trigo (rebanada)	1
Cereales, sin azúcar	¾ taza	Pan de leche o sal, pequeño	½
Germen de trigo	3 cdas	Panesillo Inglés, regular	½
Granola, baja en grasa	¼ taza	Pan para hamburguesa o hot-dog	½
Pasta	½ taza	Panqueque,	
Arroz tostado		(de 4 pulgadas o 10 cm)	2
(de 4 pulgadas o 10 cm)	2	Pita, (de 6 pulgadas o 15 cm)	½
Galletas de graham (cuadrados)	3	Tortilla de maíz, regular	1
		Tortilla de harina, mediana	1
		Waffle, regular, bajo en grasa	1

*Las comidas mencionadas que no tienen una porción definida, pueden ser tomadas al gusto.

Continuará en la siguiente página

GUÍA DE ALIMENTOS (a continuación)

Nota: Valores por porciones son aproximados

FRUTAS: Una porción equivale a 15 gramos de carbohidratos
1 o menos g. de proteínas   0-1 g de grasa

Frescas	Porción Unidad	Frutas Enlatadas	Porción
Albaricoque/chabacano damasco	4	Baja en azúcar/baja en grasa	½ taza
Cerezas	½ taza	Regular	¼ taza
Ciruela, pequeña	2	**Frutas Secas**	
Coco fresco, rayado	½ taza	Albaricoque/chabacano	8 mitades
Cóctel de fruta	½ taza	Ciruelas	3
Compota de manzana		Higos	2
(sin azúcar)	½ taza	Pasas	1 cdas
Dátiles	3		
Durazno, mediano	1	**Jugos de Frutas Bajos en**	
Fresas, frambuesas y arándanos	1 taza	**Azúcar o Sin Azúcar**	
Guayaba, mediana	2	Ciruela	⅓ taza
Higos, grandes	2	Cóctel de arándano	⅓ taza
Kiwi, grande	1	Cóctel de frutas	½ taza
Lima, grande	1	Jugos bajos en azúcar	½ taza
Limón, grande	1	Manzana	½ taza
Mandarina, pequeña	2	Naranja	½ taza
Mango	½	Néctar de chabacano	½ taza
Manzana, pequeña	1	Piña	½ taza
Melón, pequeño	¼	Refrescos (gaseosos) de jugo	½ taza
Naranja, pequeña	1	Tamarindo	½ taza
Nectarina, pequeña	1	Toronja	½ taza
Papaya, pequeña	¼	Uva	⅓ taza
Pera, pequeña	1		
Persimo, mediano	1		
Piña (2 rebanadas)	½ taza		
Plátano, pequeño	1		
Sandía (1 rebanada)	½ taza		
Toronja, o pomelo pequeña	½		
Uvas (racimo de 12 uvas)	½ taza		

Continuará en la siguiente página

GUÍA DE ALIMENTOS (a continuación)

Nota: Valores por porciones son aproximados

ALIMENTOS PROBLEMÁTICOS:
Grasas saturadas pueden aumentar los niveles de colesterol en la sangre y azúcares aumentan los niveles de glucosa en la sangre

	Porción		Porción
GRASAS INSATURADAS		**POSTRES/DULCES**	
Aguacate (palta), mediano	1/4	Bollo de hojaldre, pequeña	1
Crema de cacahuate, crujiente	2 cdas	Crema batida	2 cdas
Nueces:		Donut (dona), pequeña	1
Almendras, abellanas	6 pzs	Donut glaseado	1
Cacahuates	8 pzs	Empanada, pequeña	1
Pacanas, nueces	4 mitades	Flan, con leche	½ taza
Olivos, todas las variedades	5	Galletas (biscuit), pequeña	2
Semillas de ajonjolí (sésamo)	1 edita	Helado	½ taza
		Jalea o mermelada, regular	1 cda
		Jalea o mermelada, baja en azúcar	2 cdas
GRASAS MÁS INSATURADAS			
Aceite (maíz, girasol, soya)	1 cdita	Jarabe (almíbar) regular	1 cda
Aderezo o aliño	1 cda	Jarabe (almíbar) baja en azúcar	2 cdas
Margarina, baja en grasa	1 cdita	Miel de abeja	1 cda
Mayonesa, regular	1 cdita	Paleta de jugo (100% de jugo)	1
Mayonesa, baja en grasa	1 cdita	Pastel decorado (rebanada)	1
Miracle Whip	1 cda	Pudín	½ taza
Semillas (calabaza y girasol)	1 cdita	Sorbete	½ taza
		Tartas/pasteles de frutas (rebanada)	1
GRASAS MÁS SATURADAS			
Coco rayado, dulce	2 cdas		
Crema agria, baja en grasa	1 cda	**BEBIDAS ALCOHÓLICAS**	
Crema espesa	1 cda	Cerveza	12 oz
Crema queso, baja en grasa	1 cda	Champaña	4 oz
Manteca	1 cdita	Licor	1 oz
Mantequilla regular	1 cdita	Vino	4 oz
Mantequilla, baja en grasa	1 cda		
Tocino (rebanada)	1		

Continuará en la siguiente página

GUÍA DE ALIMENTOS (a continuación)

Nota: Valores por porciones son aproximados

LISTA DE ALIMENTOS EXTRA:
Los alimentos con una porción se deben ser limitados a 3 porciones por día; los que no tienen una porción se pueden comer cuantas veces quiera.

	Porción		Porción*
ALIMENTOS SIN AZUCAR		**CONDIMENTOS**	
Dulces duros sin azúcar	1 dulce	Catsup (salsa de tomate)	1 cda
Postre de gelatina sin azúcar		Hierbas y especias	
Gelatina sin sabor		Mostaza	1 cda
Goma de mascar (chicle)		Salsa	¾ taza
sin azúcar		Salsas picantes (de chiles)	
Sustitutos de azúcar		Salsa de Worchestershire	

BEBIDAS

Agua de cacao o	
chocolate en polvo (3 cditas)	1 taza
Agua mineral o con gas	
Agua tónica, sin azúcar	
Atole, bajo en azúcar	1 taza
Bebidas mezcladas, sin azúcar	
Café o té sin leche o azúcar	
Caldo o consome	
(de pollo o carne)	1 taza
Caldo bajo en sodio	
Club soda	
Horchata, baja en azúcar	½ taza
Soda regular	½ taza
Soda de dieta sin azúcar	1 taza

Recomendaciones:

* La porción recomendada de sodio es 400 mg.

+ Los alimentos listados sin porción se pueden comer al gusto.

• Sustitutos del azúcar o alternativos que han sido aproba-dos por la Administración de Comidas y Drogas (FDA) se pueden usar sin riesgo. Las marcas más comunes incluyen:

Equal® (aspartame)
Sprinkle Sweet® (saccharin)
Sweet One® (acesulfame K)
Sweet-10® (saccharin)
Sugar Twin® (saccharin)
Sweet 'n Low® (saccharin)

Abrevaciones de las unidades de medidas:

Gramos: g
Miligramos: mg
Cucharada: cda
Cucharadita: cdita
Onza: oz
Piezas: pzs

- Por ejemplo: El arroz, ¿usted come arroz? Ahora busque en la guía de alimentos a qué grupo pertenece. El arroz está en la columna de almidones/carbohidratos. Ahora lea la parte oscura al inicio de la columna, nos indica que en UNA PORCIÓN, el valor nutritivo es de 15 gramos de carbohidratos, 3 gramos de proteínas, 0-1 gramo de grasa (condimento que se le agrega). ¿Cuál es la porción de arroz que nos indica? Vemos que de arroz cocido la porción es de ⅓ taza. Quiere decir que tercera taza de arroz contiene 15 gramos de carbohidratos y 3 gramos de proteínas. Si usted come una taza de arroz, estará comiendo 3 veces el valor nutritivo indicado; quiere decir 45 gramos de carbohidratos (3 veces 15 = 45) y 9 gramos de proteínas (3 veces 3 = 9). El valor de grasa de 0-1 gramo de grasa se considera si agrega aceite o mantequilla a la preparación.

- Otro ejemplo: La carne, busque en la guía de alimentos en que columna se encuentra. La carne está en la columna de proteínas. Pero la parte oscura sólo indica que una porción equivale a proteínas, carbohidratos y grasas. Mencionamos antes que las proteínas se han agrupado en pequeños grupos y el valor nutritivo se indica al lado de cada sub-grupo. Vemos que en el grupo de "carnes" se indica un valor nutritivo de 0 gramos de carbohidratos, 7 gramos de proteínas, POR ONZA (oz). La porción recomendada es de 2 a 3 onzas. Una porción de 3 onzas de carne, es casi un pedazo del tamaño de la palma de la mano y de 1 ó 2 centímetros de grueso. Si come esa porción estará comiendo 3 veces el valor nutritivo indicado, ya que está dado sólo por una onza. Quiere decir que ingerimos 21 gramos de proteínas (3 veces 7 = 21) y 0 de carbohidratos. El valor de la grasa indicada varia de según los productos "bajo en grasas", "mediano en grasas" y "alto en grasas", también si agrega aceite o mantequilla a la preparación.

Como en los ejemplos usted puede identificar una porción de alimento y encontrar su valor nutritivo. Cada grupo y cada alimento tiene la porción indicada, con la excepción de la columna de vegetales bajos en carbohidratos. Este grupo no tiene porción definida porque se pueden comer libremente. El resto de columnas normalmente indica la medida o porción recomendada.

La cantidad total de proteínas recomendable en cada comida regular es de 35 gramos (nuestro cuerpo produce algo de proteínas), si come 35 gramos en cada comida regular se completa la cantidad requerida por el organismo. En casos especiales, debido a enfermedades pulmonares, especialmente enfisema, la persona pueda necesitar aumentar el consumo de proteínas para ganar energía y resistencia.

La cantidad total de carbohidratos recomendable en cada comida regular es de 45 a 60 gramos, y es preferible obtenerlos de los vegetales, almidones y frutas. Limitar el consumo de carbohidratos es importante para la persona con diabetes;

esto ayuda a controlar el nivel de azúcar en la sangre. Si no tienen diabetes, es posible que usted pueda aumentar un poco el consumo de carbohidratos.

La cantidad total de grasa recomendable en cada comida regular es menos de 10 gramos. La persona con problemas cardíacos, presión arterial alta o colesterol alto debe reducir el consumo de grasas. Esto evitará un ataque cardíaco o un derrame cerebral. Si tiene diabetes una dieta baja en grasa le ayudará a controlar el sobrepeso y el nivel de azúcar en la sangre. (Vea las sugerencias para reducir la cantidad de grasa en la página 123). La persona muy delgada que no puede mantener una nutrición adecuada es posible que necesite aumentar el consumo de grasa para obtener más energía.

113

La cantidad total de sodio recomendable en cada comida regular es de 400 miligramos o menos. Reducir el consumo de sodio y/o la sal de mesa, es importante para controlar la presión alta y evitar la retención de líquido en el cuerpo.

Utilizando esta fórmula para preparar un menú, usted puede obtener una nutrición balanceada. Le sugerimos revisar los siguientes ejemplos del menú y utilizar la hoja de práctica, escogiendo los alimentos que desea comer basado en la fórmula para una alimentación saludable y utilizando la guía de alimentos. Elija su menú ya sea para el desayuno, almuerzo o cena. Tenga en cuenta las porciones que se indican en la guía de alimentos y el valor de carbohidratos, proteínas y grasas. Sume estos valores para saber cuánto está ingiriendo en total de cada uno de estos nutrientes.

Le recomendamos usar esta guía para ayudar a planear sus comidas durante la semana. Encontrará una gran variedad de alimentos, para que puedan variar el menú todos los días. Si usted sigue estos pasos es muy probable que obtenga todos los nutrientes que necesita, por lo tanto, los suplementos vitamínicos o minerales no son necesarios y no pueden tomar el lugar de la comida saludable y balanceada.

Si la persona aun desea tomar los suplementos vitamínicos, tenga en cuenta lo siguiente, seleccione los que contengan del 50% al 100% de las cantidades de nutrientes recomendadas para los diferentes minerales y vitaminas. Algunos ejemplos de estos suplementos incluyen: Centrum, One-a-day, Unicap y variedades genéricas o sin marca que ofrecen las tiendas. No es necesario tomar grandes cantidades o "megadosis" de los suplementos a menos de que hayan sido prescritos por su médico. Algunas vitaminas y minerales en grandes cantidades pueden ocasionarle más problemas de salud y reacciones tóxicas.

Para información más específica, es recomendable hablar con su médico o un nutricionista. El o ella le puede ayudar a elegir las opciones más adecuadas para usted o cómo modificarlas para sus necesidades de salud.

EJEMPLO DE UN MENÚ SALUDABLE PARA EL DESAYUNO

RECOMENDACIONES POR CADA COMIDA REGULAR:

1) Proteínas (15-35 gramos)   3) Grasas (10 gramos o menos)
2) Carbohidratos (45-60 gramos)   4) Reducir el sodio o la sal (400 miligramos)

PORCIÓN	ALIMENTO	Proteínas (g)	Carbohidratos (g)	Grasas (g)
Una	**Proteínas**			
2 oz	Queso fresco	14 gramos	0 gramos	3 gramos
Una	**Vegetales**			
½ taza	Jugo de verduras (V-8)	2 gramos	5 gramos	0 gramos
Dos	**Carbohidratos**			
½ taza	Frijoles hervidos	7 gramos	15 gramos	1 gramo
1	Tortilla de maíz	3 gramos	15 gramos	1 gramo
Una	**Frutas**			
1	Pera, pequeña	0 gramos	15 gramos	0 gramos
Una	**Bebidas**			
1 taza	Café sin leche y azúcar	0 gramos	0 gramos	0 gramos
TOTALES		**26 gramos**	**50 gramos**	**5 gramos**

114

EJEMPLO DE UN MENÚ SALLUDABLE PARA EL ALMUERZO O LA CENA

RECOMENDACIONES POR CADA COMIDA REGULAR:

1) Proteínas (15-35 gramos)   3) Grasas (10 gramos o menos)
2) Carbohidratos (45-60 gramos)   4) Reducir el sodio o la sal (400 miligramos)

PORCIÓN	ALIMENTO	Proteínas (g)	Carbohidratos (g)	Grasas (g)
Una 2 oz (tamaño de la palma, ½" ancho)	**Proteínas** Pechuga de pollo sin pellejo (bajo en grasa)	14 gramos	0 gramos	3 gramos
Una o más ½ taza 1 taza	**Vegetales** Brócoli al vapor Ensalada de lechuga, tomate, pimineto y pepino con aceite de oliva y vinagre	2 gramos 2 gramos	5 gramos 5 gramos	0 gramos 3 gramos
Dos ⅓ taza	**Carbohidratos** Arroz integral cocido	3 gramos	15 gramos	1 gramo
Una 1	**Frutas** Mango, pequeño	0 gramos	15 gramos	0 gramos
Una ½ taza	**Bebidas** Leche sin grasa	8 gramos	12 gramos	0 gramos
TOTALES		**29 gramos**	**52 gramos**	**7 gramos**

PRÁCTICA DE UN MENÚ SALUDABLE

RECOMENDACIONES POR CADA COMIDA REGULAR:

1) Proteínas (15-35 gramos)
2) Carbohidratos (45-60 gramos)

3) Grasas (10 gramos o menos)
4) Reducir el sodio o la sal (400 miligramos)

116

PORCIÓN	ALIMENTO	Proteínas (g)	Carbohidratos (g)	Grasas (g)
Una	Proteínas			
Una o más	Vegetales			
Dos	Carbohidratos			
Una	Fruta			
Una	Bebidas			
TOTALES				

PRÁCTICA DE UN MENÚ SALUDABLE

RECOMENDACIONES POR CADA COMIDA REGULAR:

1) Proteínas (15-35 gramos)
2) Carbohidratos (45-60 gramos)

3) Grasas (10 gramos o menos)
4) Reducir el sodio o la sal (400 miligramos)

PORCIÓN	ALIMENTO	Proteínas (g)	Carbohidratos (g)	Grasas (g)
Una	Proteínas			
Una o más	Vegetales			
Dos	Carbohidratos			
Una	Fruta			
Una	Bebidas			
TOTALES				

Leer las Etiquetas de Nutrición

La mayoría de nosotros hemos consumido alimentos que han sido previamente procesados de alguna manera, ya sea embotellados, enlatados, congelados, en cartón, en bolsas, comidas preparados para calentar en el microondas, etc. A diferencia de otros países donde los alimentos llegan menos procesados o directo al consumidor.

Con la excepción de los alimentos preparados en el mismo mercado o los que provienen de compañías pequeñas, los empaques de estos productos procesados se encuentran las etiquetas con información acerca del contenido nutricional de estos productos. Por ley las compañías tienen que informar al público del contenido de los productos a menos que el empaque sea demasiado pequeño para listar toda la información. En estos casos, la compañía usualmente incluye su número de teléfono o dirección donde usted puede llamar o escribir para obtener esta información.

El leer y entender estas etiquetas de nutrición nos puede ayudar a elegir alimentos más saludables e aprender de los tipos y cantidades de nutrientes en ellos. Las partes de la etiqueta que nos van a ayudar a comer más saludablemente y mantener la salud son: 1) la porción; 2) las calorías; 3) el total de carbohidratos; 4) el total de grasa y grasa trans; y 5) el sodio.

Es importante familiarizarse con el contenido de estas etiquetas. Para entenderlas, hemos preparado una lista con la traducción al español de la información nutricional de estas etiquetas. Puede apreciar que los nombres de los nutrientes son bastante similares.

118

TRADUCCIÓN DE LA INFORMACIÓN CONTENIDA EN LAS ETIQUETAS

INGLÉS	ESPAÑOL
Nutrition Facts	**Información Nutricional**
Serving size **Serving per container**	**Una porción** (*del valor nutritivo*) **Total de porciones por envase**
Amount per serving	*Valor por porción* (valor nutritivo por una porción)
Calories	**Calorías**
Total Fat Saturated fat	**Total de grasa** Grasa saturada (grasa animal)
Cholesterol	**Colesterol**
Sodium (Salt)	**Sodio (Sal)**
Total Carbohydrates	**Total de carbohidratos**
Proteins	**Proteínas**
g (*abbreviation for grams*) **mg** (*abbreviation for milligrams*)	**g** (*abreviatura para gramos*) **mg** (*abreviatura para miligramos*)

La Información Nutricional Más Importante
Para Buscar y Entender

• La porción usualmente se describe en medidas comunes como 1 taza, ½ taza, etc. Antes de nada, debe identificar el tamaño de una porción. Cuando lo hace, notará que muchos productos contienen más de una porción por envase. Toda la otra información nutricional está basada en la porción que es fija. Sin embargo, usted pueda comer más o menos de esta porción. Si el tamaño de la porción es diferente de lo que come, usted necesitará ajustar el resto de la información nutricional de acuerdo con su porción. Por ejemplo, si come 1 taza de arroz y la porción dada es ½ taza, necesitará doblar los valores de la otra información listada.

• Las calorías son para sola una porción. Al lado de ésta, es la cantidad de calorías que provienen de grasa. No confunde las calorías de grasa con la cantidad de grasa que debe comer. Esta información solo le dice cuantas calorías de grasa hay en una porción. Para determinar el porcentaje de calorías de grasa en este ejemplo, divida las calorías de grasa ("Calories from fat") por las calorías por porción ("Calories per serving") (45/280 = 1.6), luego multiplique 1.6 por 100, que es 16%.

Nutrition Facts

Serving Size 1 Package (255 g)
Servings Per Container 1

Amount Per Serving

Calories 280   Calories from Fat 45

	% Daily Value*
Total Fat 5 g	7%
Saturated Fat 2 g	10%
Trans Fat 0 g	
Polyunsaturated Fat 1 g	
Monounsaturated Fat 1.5 g	
Cholesterol 20 mg	7%
Sodium 540 mg	22%
Potassium 330 mg	10%
Total Carbohydrate 49 g	16%
Dietary Fiber 3	12%
Sugars 7 g	
Protein 10 g	

Vitamin A 4%		Vitamin C 4%
Calcium 15%		Iron 4%

* Percent Daily Values are based on a 2,000 calorie diet. Your daily values may be higher or lower depending on your calorie needs:

		Calories	2,000	2,500
Total Fat	Less than		65g	80g
Sat Fat	Less than		20g	25g
Cholesterol	Less than		300mg	300mg
Sodium	Less than		2,400mg	2,400mg
Potassium	Less than		3,500mg	3,500mg
Total Carbohydrate			300g	375g
Dietary Fiber			25g	30g

continuará in la siguiente página

119

La Información Nutricional Más Importante
Para Buscar y Entender
(a continuación)

- El total de carbohidratos (49g) en este ejemplo son por porción e incluye la cantidad de fibra (3g) así como los azúcares (7g) en o agregados al producto. Esta información es importante para las personas que están vigilando o contando los carbohidratos. Si usted está contando los carbohidratos para planear sus comidas, los gramos de fibra se pueden restar del total de gramos de carbohidratos.

- Dése cuenta de la cantidad de colesterol (20 mg en este ejemplo). La cantidad total recomendada debe ser menos de 300 mg por día.

- Note la cantidad de sodio (540 mg en este ejemplo). La cantidad recomendada es menos de 400 mg por porción. Los alimentos procesados generalmente tienen un alto contenido de sodio. Por eso, busque ingredientes que tienen la palabra "sodio" en alguna parte de su nombre. Limite la cantidad de la sal de mesa a 1 cucharadita por día.

- El total de grasa (5g en este ejemplo) incluye las grasas saturadas o "malas" (2g) y las grasas insaturadas o "buenas" (2.5g). Las grasas insaturadas incluyen las mono y/o las poliinsaturadas. También listadas, son las grasas trans (0g en este ejemplo). Revise la lista de ingredientes en el paquete, si usted ve las palabras "hidrogenados" (hydrogenated en inglés) o "parcialmente hidrogenados" (partially hydrogenated) para los aceites vegetales, quiere decir que el producto contiene grasas trans. Cuando es un bocadillo salado o dulce y procesado usted puede suponer que contenga grasas trans. Para las personas que están vigilando su consumo de grasa, busque productos con menos grasas saturadas y trans, así como un total de grasas por porción de 5 gramos o menos.

120

Sugerencias Para Comer Para Personas Con Enfermedades Crónicas Específicas

Recuerde que esta fórmula para una alimentación saludable es una guía general para la mayoría de personas; sin embargo, cada individuo pueda tener diferentes necesidades, dependiendo de su edad, sexo, tamaño del cuerpo, nivel de actividad, salud, preferencias y aun la disponibilidad y el costo de ciertos alimentos. A continuación ofrecemos algunas recomendaciones específicas para personas con diferentes enfermedades.

121

Diabetes

Si usted tiene diabetes, es importante limitar la cantidad de carbohidratos que consume, porque de todos los alimentos, los carbohidratos afectan lo más a su glucosa sanguínea. Todos los carbohidratos se transforman en glucosa (azúcar). Esta glucosa, con la ayuda de la hormona insulina (producida en el páncreas) pasa a las células para proveer energía para el cuerpo. Sin embargo, en diabetes, este proceso no funciona bien y puede provocar complicaciones. Por eso, si tiene diabetes, es necesario reducir o limitar los carbohidratos.

La cantidad recomendada de carbohidratos en cada comida regular es 45 a 60 gramos. Los puede obtener de una variedad de alimentos cuales son listados en la guía de alimentos, páginas 106–112. Lo importante es la cantidad total de carbohidratos que come, no los tipos específicos. Sin embargo, hay algunas fuentes que son más saludables para usted. La mayoría de sus carbohidratos se deben provenir de granos enteros, frutas, verduras, y legumbres porque también son ricos en fibra, vitaminas, minerales y otras sustancias (llamados fotoquímicos) que ayudan a proteger el cuerpo de enfermedad. Otros alimentos como avena, cebada, legumbres, manzanas, frutas cítricas, zanahorias, y semilla del psyllium pueden ayudar a mantener un nivel saludable de glucosa sanguínea. Estos alimentos contienen un cierto tipo de fibra que reduce la absorción de glucosa en la corriente sanguínea.

Además, las personas con diabetes tienen un alto riesgo de desarrollar enfermedades cardíacas, problemas circulatorios, e hipertensión (alta presión arterial). Por eso, es importante reducir la cantidad de grasa, colesterol y sodio en los alimentos que consumen. Reducir las calorías de grasa también puede ayudar a perder peso y por tanto ayuda a disminuir la glucosa en la sangre. (Vea las sugerencias para reducir la grasa y aumentar la fibra en los recuadros en páginas 122 y 125.) Aún una pequeña pérdida de 5–10 libras (2–4 kg) puede hacer una gran diferencia en el nivel de glucosa o azúcar en la sangre.

SUGERENCIAS PARA REDUCIR LAS GRASAS

- Comer más aves sin pellejo y pescados y menos carne en porciones moderadas (2 – 3 oz o 50 – 100 g, aproximadamente el tamaño de una baraja o la palma de su mano.)

- Escoger a la carne marga (más limpia de grasa).

- Eliminar los gordos de la carne y el pellejo de las aves.

- Limitar el consumo de las yemas de huevo a 4 veces a la semana, incluyendo los huevos en alimentos preparados.

- Comer pequeñas porciones de vísceras (hígado, sesos, riñones, tripa) de vez en cuando.

- Asar a la parrilla, hornee, rostice o cueza al vapor la carne en vez de freírla.

- Evitar comer las comidas fritas.

- Eliminar la grasa de los guisados de carne y de las sopas y refrigéralos durante la noche para hacerlo más fácil quitar la grasa el próximo día.

- Utilizar productos lácteos descremados (sin grasa) o semi-descremados (baja en grasa).

- Utilizar aceites vegetales en vez de mantequilla, manteca o grasa de tocino.

- Utilizar con moderación la mantequilla, la margarina, los aceites, la salsa de carne, las cremas y los aliños o aderezos en la preparación de su comida (3 – 4 cucharaditas al día).

- Escoger a las cremas y los aliños o aderezos bajos en grasa.

- Utilizar los sartenes, cazuelas u ollas que no se pegan y los aceites en aerosol (en spray).

- Leer las etiquetas de nutrición y escoja productos bajos en grasa.

**SUGERENCIAS PARA ESCOGER
LOS CARBOHIDRATOS
SALUDABLES Y AUMENTAR LA FIBRA**

- Preparar sus comidas usando los vegetales, productos integrales y frutas y menos carne.

- Comer una variedad de frutas y verduras crudas o medio cocido (al vapor).

- Comer las frutas en vez de tomar jugos de fruta.

- Comer productos integrales, reducidos o libres de grasa, como el pan integral, arroz integral, cereales, tortillas de maíz en vez de arroz blanco y pasta y tortillas de harina blanca.

- Comer más alimentos hechos con avena, cebada y legumbres (frijoles secos, chícharos o guisantes, y lentejas) varias veces cada semana como sustitutos de la carne.

- Escoger cereales de avena, trigo despedazado y salvado para el desayuno.

- Comer las galletas ricas en fibra, como el centeno integral o los multigrados.

- Comer bocadillos de fruta o yogur descremado en vez de dulces, pasteles o helado.

- Escoger alimentos que contienen granos o trigo integrales como su primer ingrediente.

- Utilizar aceites vegetales en vez de mantequilla, manteca o grasa de tocino.

- Agregar gradualmente la fibra a su alimentación durante de un período de semanas y toma suficiente agua para ayudar a la movilización por su sistema digestivo y prevenir gases o estreñimiento.

Enfermedad Cardíaca

Para personas con enfermedades cardíacas, es importante reducir la cantidad de grasa y colesterol en los alimentos que comen y aumentar la fibra que toma. Esto le ayude a prevenir el estrechamiento y endurecimiento de las arterias que provoca los ataques al corazón. Reducir la grasa también ayuda a controlar su presión arterial y peso. En la misma manera, reducir la sal y sodio que consume ayuda a prevenir o manejar la hipertensión (alta presión arterial). Intente limitar la sal que agrega a su comida a no más de una cucharadita al día. Use hierbas y otras especias para sabor. La guía de alimentos también enlista algunos de los alimentos problemáticos que tienen un alto contenido de grasa, colesterol y sodio para ayudarle a seleccionar alimentos más saludables. Las sugerencias mencionadas en las páginas 123 y 125 también ofrecen varias maneras en que pueda reducir la grasa y aumentar la fibra en su alimentación. Básicamente, la mayoría de la grasa que debería provenir de las "buenas" grasas insaturadas, y muy poco de las "malas" grasas saturadas y trans. Además, evite lo más posible los alimentos preparados en o con aceites hidrogenados o parcialmente hidrogenados; estos son las grasas trans.

Enfermedades Pulmonares

Para las personas con enfermedades pulmonares, especialmente enfisema, a veces es necesario aumentar la cantidad de proteína que consume. Esto le ayude a aumentar la energía, fuerza y resistencia. También, las personas que tienen dificultad para comer bastante y mantener una cantidad adecuada de nutrientes puedan necesitar comer alimentos con más calorías de lo que es recomendado normalmente. La sección en este capítulo que se trata de "Problemas para Ganar Peso" (páginas 135 a 138) ofrece algunas sugerencias para aumentar la cantidad de nutrientes y calorías en su alimentación.

Si usted tiene preguntas específicas sobre su alimentación, consulte con su médico, un dietista registrado o nutricionista para ayudarle a identificar o elegir las opciones más adecuadas para usted. Él o ella también, le puede ayudar a modificarlas para sus necesidades de salud.

Manejando un Peso Saludable[1]

Lograr y mantener un peso saludable es importante para toda persona. Su peso tiene un impacto considerable en los síntomas de su enfermedad y en su habilidad para hacer ejercicio o manejar sus problemas de salud. Por tanto, encontrar y mantener un peso saludable son partes importantes en el manejo personal de su salud, pero ¿cuál es el peso saludable?

El peso saludable *no es* el peso "ideal". No existe un peso "ideal" para todas las personas como lo muestran las tablas de pesos ideales basadas en estadísticas generales de la población. Estas tablas no deben ser utilizadas para determinar cuál es su peso saludable específico. Mantenerse en un peso saludable no significa estar "demasiado delgado" como muestra la televisión o las revistas de modas. Ese físico o tipo de cuerpo no es realista para la mayoría de personas. De hecho, estar muy delgado puede contribuir al padecimiento de otros problemas de la salud.

El peso saludable es el peso en el cual disminuimos los riesgos de desarrollar problemas de salud o evitamos la complicación de los problemas de salud ya existentes. Además, nos sentimos mejor mental y físicamente. En realidad, no debemos pensar en un peso saludable como si fuera sólo un número, sino una gama saludable de peso porque casi todos nosotros fluctuaremos de arriba abajo por unas pocas libras (o kilos); y eso está bien y normal. Determinar un peso saludable depende de varios factores, entre los que se encuentran su edad, su nivel de actividad, el porcentaje de grasa de su cuerpo, como se encuentra distribuida la grasa en su cuerpo y si tiene o no problemas médicos relacionados con el peso, como la presión arterial elevada o un historial familiar de problemas como estos. Teniendo en cuenta estos factores, es posible que usted ya esté en un peso saludable y sólo necesite mantenerlo comiendo saludablemente y permaneciendo activo. Consulte a su médico para que le ayude a determinar su peso saludable basándose en su condición y necesidades.

Si no está seguro de que esté dentro de un rango de peso saludable, puede averiguar por aprender a calcular su índice de masa corporal (Body Mass Index o BMI). Es una medida de su peso corporal basada en su peso y altura, que se relaciona a su salud. Para determinar su índice de masa corporal, primero multiplique su peso en libras por 705, entonces divida este número por su altura en pulgadas cuadradas. Por ejemplo, si usted pesa 150 libras y tiene una altura de 67 pulgadas, su índice es:

---

[1] Porciones de ésta sección han sido adaptadas de dos publicaciones: *Thinking About Losing Weight?* Northern California Regional Health Education Center, Kaiser Permanente Medical Care Program, 1990, and *The Weight Kit,* Stanford Center for Research in Disease Prevention, Health Promotion Resource Center, Stanford University, 1990.

150 libras x 705 = 105,750; dividida por (67" x 67") = 4489, que equivale
(105,750/4489) = 23.6

Según la siguiente tabla, este número indica que esta persona está dentro de un rango saludable de peso.

Si su índice de masa corporal es:

- **Menos de 19** – significa que su peso es menos de lo debido. Es probable que no sea un problema a menos que haya otros problemas de salud.

- **19 hasta menos que 25** – significa que su peso es saludable.

- **25 hasta menos que 30** – significa que está sobrepeso. Sin embargo, si está activo físicamente y tiene mucha masa muscular, el peso extra pueda ser los músculos y no la grasa corporal, y tal vez no sea un problema.

- **30 hasta menos que 40** – significa que está obeso y que tenga una gran cantidad de grasa corporal.

- **Más de 40** – significa que está morbosamente obeso con una alta proporción de grasa corporal como el peso extra. Este nivel de sobrepeso le pone en más riesgo de desarrollar serias complicaciones de salud.

Si usted está sobrepeso, hable con su médico y pídale que le envíe a un dietista registrado. Él o ella le puede ayudar a determinar un rango saludable de peso para usted, considerando su condición y necesidades de tratamiento.

La decisión para realizar un cambio de peso es muy personal. Para ayudarle a confirmar su decisión, hemos elaborado algunas preguntas que usted puede hacerse a sí mismo:

¿Por Qué Deseo Cambiar Mi Peso?

Las razones para modificar el peso difieren de individuo a individuo. La razón más obvia pueda ser por salud física; sin embargo, también puedan existir razones psicológicas y/o emotivas. Examine sus razones.

Por ejemplo, cambiar mi peso me ayudará a:

- Disminuir los síntomas como el dolor, la fatiga, la depresión y controlar el nivel de azúcar en la sangre.

- Proporcionar más energía para hacer las cosas que quiero hacer.

- Sentirme mejor acerca de mí mismo.

- Sentirme con más control sobre mi enfermedad y mi vida.

  Si tiene otras razones, escríbalas aquí:

_____

_____

127

_____

_____

_____

¿Qué Cambios Tendré que Hacer?

Dos ingredientes para el manejo exitoso del peso son: desarrollar un estilo de vida activo y hacer cambios graduales de los malos hábitos alimenticios.

Un estilo de vida activo implica hacer alguna actividad física que quema calorías y regula el apetito y el metabolismo (cómo funciona nuestro cuerpo), dos aspectos importantes en el manejo de peso. Además, la actividad física mejora su fuerza, movilidad y respiración. En otras palabras, la actividad no le resta energía sino le proporciona aún más energía. Usted puede encontrar más información sobre el ejercicio en los capítulos 7 a 10, además de sugerencias para escoger actividades que satisfagan sus necesidades y estilo de vida.

Hemos mencionado al principio que hacer cambios en sus patrones de alimentación o hábitos alimenticios no significa que usted tiene que dejar de comer lo que más le gusta sino realizar pequeños cambios graduales en lo que usted come. Encontrará sugerencias para hacer esto al principio del capítulo.

Lo siguiente es una sugerencia rápida y fácil para ayudarle a empezar; también incorpora los dos ingredientes para un buen manejo del peso: actividad física y cambios en su alimentación. Se llama "El Plan 200," y incluye lo siguiente:

- Todos los días, **coma** 100 calorías menos y **haga ejercicios** para usar hasta 100 calorías más. Este "Plan 200" le pueda ayudar a bajar 20 libras al año.

- ¿Cuál es la mejor manera de **comer 100 calorías menos** al día? No coma una rebanada de pan, o una galleta de tamaño mediano, o la cantidad de mantequilla o margarina que pone en su pan tostado, o consuma la mitad de una barra de chocolate.

- ¿Cuál es la mejor manera de **usar hasta 100 calorías más** al día? Añada de 20 a 30 minutos a su rutina regular de ejercicios, como caminar, montar bicicleta, bailar, o trabajar en el jardín. Usar las escaleras más, y estacione su coche más lejos de la tienda.

Mientras que a muchas personas les preocupa perder peso y mantenerse así, otras personas con otros tipos de enfermedades crónicas luchan para ganar peso o mantenerse en el peso saludable. Si usted experimenta una pérdida de peso continua o extrema debido a su enfermedad, o a que las medicinas interfieren con su apetito y su cuerpo no obtiene bastante de los nutrientes valiosos (como las proteínas, vitaminas y minerales) que necesita, tal vez quiera tomar acciones para empezar a ganar peso.

Algunos problemas comunes asociados con la realización de estos cambios y el manejo del peso se discuten en las páginas 132 a 135 de este capítulo.

También puede encontrar más información sobre una alimentación saludable en el Internet (por ejemplo, los sitios: Mypyramid.gov y healthierus.gov/dietaryguidelines). Estos sitios enlistan las directrices dietéticas del Departamento de Agricultura de los Estados Unidos (U. S. Department of Agriculture o USDA) para los estadounidenses. Además puede buscar información del Departamento de Educación de Salud en su localidad o país.

¿Estoy Listo para Hacer Cambios Alimenticios?

Tener éxito es importante en el control del peso. Por eso, el próximo paso es evaluar si usted está decidido y listo para realizar estos cambios en forma permanente. Si todavía no se siente preparado, puede correr el riesgo de fracasar y los "subes" y "bajas" en su peso pueden continuar. Esto no solamente es desilucionante, sino perjudicial para su salud. Por estas razones es bueno anticiparse y hacer planes considerando las siguientes preguntas:

- ¿Hay alguien o algo que pueda ayudarle a realizar cambios?

- ¿Existen problemas u obstáculos que le impidan la realización de los cambios deseados?

- ¿Cree usted que las preocupaciones por su familia, amigos, trabajo u otros compromisos interfieren con su habilidad de alcanzar el éxito en este momento?

Hacer planes con anticipación y prepararse, puede ayudarle a encontrar el apoyo que necesita para realizar los cambios deseados. De esta manera podrá superar los problemas que pueda encontrar en el camino. Utilice la siguiente tabla para identificar algunos de estos factores.

COSAS QUE ME IMPIDEN HACER LOS CAMBIOS QUE DESEO	COSAS QUE ME FACILITAN A REALIZAR LOS CAMBIOS QUE DESEO
Ejemplo: Ya se acercan los días festivos y hay varias reuniones a las que debo asistir y comer. *Vivo sola.*	**Ejemplo:** Tengo el apoyo de mi familia y mis amigos. *Mi hija puede ayudarme.*

129

Después de haber examinado todo lo que impide y le facilita a hacer cambios, puede darse cuenta de que ahora no es el momento para iniciar cambios. Si se encuentra en esta situación, *elija una fecha en el futuro próximo* para volver a evaluar su tabla y decidir otra vez. Mientras tanto, acepte que actualmente, ésta es su mejor decisión y dirija sus energías a otras metas.

Si usted decide que ahora es el momento para empezar a hacer cambios, comience haciendo cambios sencillos y fáciles para usted. No debe apresurarse o tratar de hacer cambios drásticos, recuerde, "más vale lento pero seguro".

Empiece escribiendo su rutina diaria para identificar en donde puede ganar tiempo para hacer ejercicio. Otra idea es mantener un diario de lo que come por lo menos dos días durante una semana, un día de semana y un día de fin de semana para que pueda comparar los cambios. Utilice el diario de la página 95 de este capítulo. De esta manera, podrá identificar qué cambios debe hacer en sus hábitos alimenticios. Escoja una o dos cosas que quiere cambiar. Por ejemplo, si come carnes rojas de 3 a 4 veces por semana y además la fríe, puede comenzar asándola a la parrilla en vez de freírla. Otra sugerencia es comprar aves o pescados para algunos días en vez de carnes rojas.

Una vez que se siente confortable con estos cambios, entonces puede agregar nuevos cambios a su programa. Las habilidades de establecer metas y hacerse propósitos discutidos en capítulo 2 le ayudarán a realizar estos cambios.

Problemas que nos Impiden Comer Saludablemente

"A mi me gusta mucho comer en restaurantes (o no me gusta cocinar), ¿cómo sé si estoy comiendo bien?"

Si usted no tiene tiempo para cocinar o no le agrada hacerlo, o simplemente no tiene energía para ir de compras y obtener lo necesario, comer en restaurantes puede ser lo más conveniente para usted. Esto no es necesariamente malo, si sabe elegir la comida saludable.

Algunas sugerencias que pueden ayudarle son:

- **Seleccione restaurantes que ofrecen una gran variedad de alimentos y flexibilidad en la preparación de éstos.** Usted puede pedir cambios en la forma como se preparan los platillos para que sean más saludables.

- **Elija qué tipo de alimentos va a comer y cual será su porción.** Tal vez quede comida que pueda llevar a casa, de esta manera le resulta más económico.

- **Escoja platillos bajos en grasas, sal o azúcar, o pida que sean preparados de esa forma.** Por ejemplo, el primer plato puede consistir en verduras al vapor sin salsas y pan sin mantequilla. Usted puede pedir que le sirvan el aderezo de la ensalada aparte o llevar su propio aderezo con vinagre y aceite de olivo, o simplemente utilizar jugo de limón como aderezo. Para el segundo plato, puede elegir platillos asados al horno o al vapor. También puede elegir aves y pescados en vez de carnes rojas. Trate de evitar los platillos fritos o rebosados, con salsas espesas o de crema, y elija platillos cuyos ingredientes están en el menú. Pida platillos a la carta con abundantes verduras (sin mantequilla o salsas). Para el postre puede seleccionar frutas, yogur o helado descremado. También puede compartir el postre con otra persona.

- **Pida su platillo primero** para que no esté tentado a cambiarlo después de escuchar lo que los otros han escogido a comer.

- **Evite la comida de preparación rápida** ("fast food"), si no dispone de mucho tiempo, puede comer ensaladas o papas al horno en vez de frituras. O tome jugo o leche y yogur congelado en vez de soda regular, leche malteada o "sundaes."

131

"Me gusta comer bocadillos entre comidas."

Si reconoce este como un problema, la solución puede ser preparar bocadillos saludables. Por ejemplo, en vez de papas fritas, pan o dulces, puede comer fruta fresca, verduras crudas (zanahorias, jícama, pepinos) en su casa o en su trabajo. Otra sugerencia es designar un horario y lugar para comer y respetarlos. Actualmente usted puede conseguir alimentos preparados bajos en grasa y sal, para picar entre comidas.

"Yo como cuando estoy aburrido, deprimido o cuando me siento solo."

Generalmente los patrones alimenticios cambian con el estado de ánimo. Algunas comen cuando no tienen nada más que hacer. Otros comen cuando se sienten tristes y molestos o deprimidos. Desafortunadamente, es muy fácil perder el patrón de alimentación. La comida es un consuelo para muchas personas. Para ayudar a controlar estas urgencias:

- **Mantenga un diario de su estado de ánimo,** especialmente cuando come sin hambre, sino sólo por comer. Anote cómo se siente cuando empieza a comer con urgencia. Si no desea escribirlo, no importa; lo que es importante es que aprenda a observarse a sí mismo para identificar en qué momento surgen los malos hábitos.

- **Haga un plan para cuando se encuentre en estas situaciones.** Por ejemplo, si comienza a sentirse aburrido o sin nada que hacer, emprenda una caminata corta u otra actividad que ocupe su mente y sus manos (tejer, leer, hacer ejercicio). ¡Este puede ser un buen momento para practicar la técnica de la distracción!

"¡La comida saludable no sabe tan bien como la comida que me gusta! Cuando como quiero algo que me satisfaga y me guste."

Ha decidido comer más saludablemente pero eso no significa que tiene que dejar de comer lo que más le gusta. Sólo va a cambiar la forma como prepara y elige los alimentos. Además de tener en cuenta la porción y variedad, las sugerencias para realizar estos cambios se ofrecen en la guía de alimentos y en la fórmula para un menú saludable. También hay varios libros de cocina y el Internet que ofrecen nuevas ideas para recetas saludables.

"Me gusta cocinar."

Si le gusta cocinar, entonces tome esta oportunidad para experimentar con otras recetas o tomar clases de cocina que pongan mayor énfasis en preparar un menú saludable. Experimente con nuevas formas de eligir y preparar sus alimentos favoritos. Por ejemplo, utilice la guía de alimentos, consuma menos sal, grasa y azúcar.

"Vivo solo y cocinar para una sola persona es difícil. A veces tengo que comer más de lo que quiero para no desperdiciar la comida."

Este puede ser un verdadero problema. Tal vez se encuentre comiendo más de lo necesario o decida comer mientras tenga la comida frente a usted. Cualquiera que sea la razón, las siguientes sugerencias pueden ayudarle:

- **No ponga toda la comida en la mesa frente a usted.** Sirva la porción de acuerdo a la fórmula para un menú saludable, o lo que pueda comer cómodamente y traiga solo su plato a la mesa.

- **Guarde la comida en el refrigerador o congelador una vez que ha terminado de comer.** Utilice envases pequeños, para que no saque toda la comida nuevamente.

- **Invite a sus amigos a comer con usted** para compartir la comida y compañerismo, o planee "un potluck" cena con sus vecinos, parientes o miembros de la iglesia u otro grupo comunitario.

Problemas Asociados con la Pérdida de Peso

"Caray, me gustaría perder 10 libras (5 kilos) en las próximas dos semanas. Me gustaría verme mejor para..."

¿Le suena familiar? La mayoría de las personas que quieren bajar de peso, quieren hacerlo rápidamente. Pero esto no es fácil; entre más rápido pierda el peso, más pronto lo recuperará. Es posible perder 5 a 10 libras (2 a 5 kilos) en una semana, pero no es saludable. Además es muy probable recuperarlo en corto tiempo. La

132

pérdida rá-pida de peso es simplemente pérdida de agua, y puede ser peligroso porque deshidrata al cuerpo. Si esto le sucede, puede experimentar mareos, dolores de cabeza, fatiga e insomnio. Usted puede evitar esto siguiendo otros métodos, por ejemplo, haciéndose propósitos realistas y aplicando la técnica de pensar positivamente. (Estos temas son discutidos en los capítulos 2 y 5, respectivamente.)

Un enfoque práctico incluye:

- **Hacerse el propósito de bajar de peso gradualmente,** 1 ó 2 libras (1/2 ó 1kg) por mes.

133

- **Identificar los pasos específicos que debe tomar para bajar de peso** (por ejemplo, incrementar su nivel de actividad física, hacer cambios en cómo come, la cantidad que come, y vigilar las porciones que va a ingerir).

- **Cambiar su forma de pensar de lo negativo:** "Tengo que bajar 10 libras (5kg) inmediatamente" por lo positivo: "Bajar de peso gradualmente me ayudará a mantenerme en el peso saludable con más estabilidad".

- **Ser paciente.** No subió de peso de un día a otro, por lo tanto no espere bajar de peso de un día a otro.

"Perder las primeras libras es relativamente fácil, pero cuando tengo que perder las últimas para alcanzar el peso que quiero me cuesta mucho."

Esto puede hacerle sentir frustración, especialmente cuando come saludablemente y se mantiene activo. Sin embargo, la dificultad para perder las últimas libras reside en que su cuerpo está acostumbrado a un cierto nivel de actividad y alimentación regular. Aunque su primer impulso sea reducir lo que come es muy probable que esto no le ayudará. Esto incluso puede ser perjudicial para su salud. Recuerde, es mejor hacer cambios con los cuales puede vivir.

Pregúntese a sí mismo, ¿qué diferencia real puede haber de 3 a 5 libras de menos? Si usted se siente bien lo más seguro es que no necesita perder más peso. No es malo para la salud vivir con unas cuantas libras de más, siempre y cuando se mantenga activo y una alimentación balanceada. Es posible que ya esté en el peso adecuado a su estatura y su forma de cuerpo. Recuerde, cuando hace ejercicio, usted reemplaza la grasa por masa muscular, pero el músculo pesa más. Sin embargo, si decide que tiene que perder estas últimas libras o kilos de peso, aquí hay algunas sugerencias que pueden servirle:

- **Modificar su propósito** para lograr mantener su peso durante algunas semanas. Por ejemplo, trate de perder 1 libra (1/2 kg) gradualmente, cada mes en vez de cada semana.

- **Tratar de intensificar su actividad física o agregar más actividades a su programa de ejercicio,** especialmente si sus actividades actuales ya le parecen fáciles. El incremento en la actividad física le ayudará a quemar más calorías y a mantener su masa muscular.

- **No olvidar tener paciencia y permitir a su cuerpo ajustarse gradualmente a los nuevos cambios.**

134

"Me siento mal al dejar de comer alimentos que me gustan mucho cuando quiero bajar de peso."

La clave para alcanzar y mantener un peso saludable es hacer cambios que usted puede tolerar, aún disfrutar. Esto significa que deben estar de acuerdos a su estilo de vida y sus necesidades. Desafortunadamente, cuando pensamos en perder peso, la mayoría de nosotros pensamos en los alimentos que *no* podemos comer. Cambie esta forma de pensar ¡ahora! Existen muchos alimentos que *sí* puede comer y otros que no necesita eliminar completamente de su dieta. A veces, sólo requiere prepararlos en una forma distinta y vigilar la porción. Si le gusta cocinar, puede aprovechar esta oportunidad para ejercitar su creatividad, aprendiendo nuevas recetas o encontrando formas para modificar las que ya conoce. Hay una gran variedad de libros de cocina para ayudarle a disfrutar del proceso de cambio. Algunas de estas sugerencias también han sido descritas en este capítulo.

"Como demasiado rápido o termino de comer antes que los demás, entonces me sirvo otra vez."

Algunas personas comen demasiado rápido por varias razones. Una de ellas es no comer suficiente durante el día y, cuando llega a casa a comer, prácticamente devora la comida. Otra de las razones es que la persona no tiene la oportunidad de relajarse antes de sentarse a comer. Si tiene hambre, se siente bajo estrés o tiene prisa, le sugerimos lo siguiente:

- **Comer en forma regular** (en la mañana, al mediodía y en la noche), si es posible en el mismo horario. De esta forma, es más probable que no coma en exceso después.

- **Comer bocadillos saludables entre comidas.** Planee sus comidas regulares y bocadillos durante el día cuando sienta hambre.

- **Comer comidas más pequeñas más frecuentemente.** Esto ayudará a la digestión, en vez de agobiarlo consumiendo rápidamente una sola comida grande durante el día.

- **Masticar bien la comida.** Comer es una necesidad que se disfruta aún más si se mastica despacio, y además ayuda a la digestión.

- **Tomar suficiente agua.** ¡Es necesario tomar de 6 a 8 vasos de agua diariamente! Esta cantidad le ayudará a comer menos y previene los efectos secundarios de las medicinas. También ayuda a la eliminación de sustancias tóxicas y al buen funcionamiento de los riñones.

- **Practicar una técnica de relajación media hora antes de la comida.** Varios métodos de relajación son discutidos en capítulo 5.

135

"No puedo hacerlo por mi mismo."

Perder peso no es fácil, pero se puede hacer. A veces sólo necesita apoyo de alguien más, afuera de su familia. Para ayuda, puede contactar cualquier de los siguientes recursos:

- **Un dietista registrado** por su plan de salud u hospital local.

- **Un grupo de apoyo** como "Weight Watchers", donde se puede reunir con otras personas que están tratando de perder peso o mantener un peso saludable.

- **Un programa o clase para reducir peso** ofrecido por su departamento de salud u hospital local, la escuela comunitaria o aún su empleador.

Otra motivación para perder peso es recordar que al perder algunos de estos pesos extras puede ayudar a aliviar algunos de sus síntomas, tales como dolores en las coyunturas, falta de respiración, tanto como ayudar a manejar su nivel de azúcar (glucosa) sanguíneo, el colesterol y la presión arterial. En estos casos, perder es ganar, y esto puede ser su nuevo pensamiento positivo. Lo puede pensar cuando sea difícil a continuar o mantener los cambios.

Problemas para Ganar Peso

"No sé cómo empezar a ganar peso."

Para lograr este objetivo, hay que encontrar maneras saludables de aumentar en forma gradual la cantidad de calorías y de nutrientes que come. Desafortunadamente, esto también puede significar agregar grasa a su alimentación. Consulte a su doctor, un dietista registrado o nutricionista para determinar cuáles de las siguientes sugerencias son mejores para usted.

- Comer comidas más pequeñas con más frecuencia durante el día.

- No saltarse las comidas.

- Comer primero los alimentos con un alto contenido de calorías, guardando las verduras, frutas y bebidas para después.

- Comer bocadillos nutritivos y ricos en calorías, como aguacate (palta), nueces, semillas y frutas secas.

- Beber líquidos con un alto contenido en calorías, como leche o leche malteada néctores y jugos de frutas tropicales.

- Utilizar la leche regular o baja en grasa como ingrediente en los platillos que prepara, por ejemplo, cremas de verduras, pescados o carnes con salsas blancas.

- Agregar leche fresca o en polvo a las salsas, jugo de la carne, cereales, sopas etc.

- Agregar queso fundida a las verduras y otros platillos.

- Agregar mantequilla, margarina, aceites y/o cremas a los platillos (1-3 cucharados por día.)

"La comida no sabe tan buena como antes."

Si usted ha tenido una traqueotomía, o está recibiendo oxigeno por conducto nasal, o tomando ciertas medicinas, puede experimentar una reducción en el gusto por la comida. Para compensar, podría estar aumentando la cantidad de sal que agrega a sus alimentos. Grandes cantidades de sal pueden causar retención de líquido o una hinchazón que a su vez puede resultar en una presión arterial elevada. Para evitar lo anterior, puede tratar de mejorar el sabor de la comida:

- Experimente con especias o hierbas frescas (orégano, perejil, cilantro, etc.) y otros sazonadores (ajo, cebolla, etc.). Comience con ¼ de cucharada sopera de la nueva especie para un platillo que sirve a 4 personas.

- Modifique las recetas para incluir una gran variedad de ingredientes y mejorar así el sabor y la vista de la comida.

- Mastique bien la comida. Al mantener el alimento por más tiempo en la boca, se estimula más el sentido del gusto.

Si la falta de apetito o la falta de gusto son obstáculos para comer ciertos alimentos importantes por el tipo de nutrientes que le proporcionan, tal vez pueda aumentar la cantidad de calorías que éstos le proporcionan y mejorará su sabor. Algunas sugerencias para hacer esto se discuten en la sección anterior.

"Me toma tiempo preparar los alimentos. Cuando termino, ya se me quitó el hambre."

Si esto representa un problema para usted, es recomendable desarrollar un plan para mantener su nivel de energía. A continuación hay algunas sugerencias:

- Planear las comidas para toda la semana.

- Ir a la tienda una sola vez por semana para obtener lo necesario.

- Preparar sus platillos en varias etapas, dándose tiempo para descansar.

- Cocinar en cantidades suficientes para que le quede comida, especialmente si realmente disfruta del platillo en particular.

- Congelar porciones individuales de comida por separado o precocidas; de esta forma, cuando no desea cocinar, no tiene que hacerlo.

- Pedir ayuda, especialmente cuando tiene que preparar alimentos para su familia o para muchas personas.

137

"A veces, la comida me causa molestias o dificultad para respirar mientras estoy comiendo. "O simplemente, no tengo apetito."

Algunas personas no disfrutan de la comida, debido a que les causa dificultad para respirar y molestias físicas o no es placentero. Por lo tanto, tienden a bajar de peso o a permanecer muy delgados. Para algunos, comer en grandes cantidades puede causar indigestión, incomodidad o náusea. Si usted tiene alguno de estos problemas, aquí hay algunas sugerencias:

- Tratar de comer de 4 a 6 veces al día y en pequeñas cantidades en vez de 3 comidas regulares. Este reduce la energía que necesita para masticar y digerir cada comida regular.

- Evitar comer alimentos que producen gas o aquéllos que le hinchan el estómago. Usted puede determinar cuales alimentos son los que le producen molestias, observando sus efectos después de comerlos. Estos incluyen los vegetales crucíferos como la coliflor, las col de Bruselas o el bróculi, ciertas variedades de cebolla, frijoles y frutas, como la manzana, melones y aguacates, especialmente si los come en grandes cantidades.

- Comer despacio y masticar sus alimentos durante un buen rato. Es bueno hacer pausas ocasionales durante la comida.

- Practicar un ejercicio de relajación media hora antes de comer, o tome descansos durante la comida.

"No puedo comer mucho de una sentada."

Si usted no puede comer mucho en cada una de las 3 comidas regulares (mañana, al mediodía, en la noche). Se le recomienda comer de 4 a 6 comidas pequeñas diarias. Si usted decide hacer esto, incluya alimentos que no le cueste trabajo preparar, como la leche, frutas tropicales o el pan, u otras comidas ricas en proteínas. Si aún así no puede terminarse la comida, asegúrese de comer primero los alimentos más ricos en calorías. Deje los vegetales, frutas y bebidas para el final.

Problemas para Mantener el Peso Saludable

"¡He probado muchas dietas y he perdido peso, pero siempre lo vuelvo a recuperar, a veces más del que perdí! Esto me hace sentir mal, no entiendo que pasa."

Muchos de nosotros hemos experimentado este problema. Ocurre por que la dieta que hacemos dura sólo un corto tiempo, pero no enfatizamos cambios significativos en nuestros hábitos alimenticios. El problema con la mayoría de las dietas es que hacemos cambios drásticos en lo que comemos y cómo lo comemos. Pero nos es difícil, o no podemos ajustarnos a estos cambios por toda la vida. Debido a que, durante la dieta, el cuerpo reacciona fisiológicamente disminuyendo su metabolismo para adaptarse a una menor cantidad de energía proveniente de una menor cantidad de comida. Una vez que hemos perdido el peso que queríamos, dejamos la dieta, regresando a nuestros anteriores hábitos alimenticios, entonces el peso también regresa. A veces hasta recuperando más del peso que perdimos. Otra vez el cuerpo está respondiendo fisiológicamente, restableciendo sus reservas, normalmente en forma de grasa. Esta grasa sirve como una fuente concentrada de energía cuando se limitan las calorías ingeridas. Por tanto, el peso sube y baja en ciclos, lo que no es saludable ni satisfactorio.

Además, esta situación se complica aún más por los sentimientos de privación de la comida que ocurren, pues probablemente tuvo que renunciar a muchos de sus platillos favoritos. Y cuando alcanza el peso que se propuso con la dieta, vuelve a comer estos platillos y tal vez, en mayores cantidades.

La clave para mantener el peso saludable es desarrollar hábitos alimenticios saludables que pueda disfrutar e incorporar gradualmente a su estilo de vida. Ya hemos discutido algunas sugerencias en este capítulo. Otras sugerencias incluyen:

- **Ponerse un rango de peso que desea alcanzar y que considere saludable,** en lugar de un peso específico. El peso tiene fluctuaciones normales, si usted se pone un rango, se permite cierta flexibilidad.

- **Vigilar su nivel de actividad.** Una vez que perdió algo de peso. Haga ejercicio de tres a cinco veces por semana, para aumentar las posibilidades de bajar más de peso. Si es posible, aumente su nivel de actividad.

"Yo puedo mantener el peso que quiero por algún tiempo, pero después, algo pasa fuera de mi control y desaparecen mis preocupaciones sobre lo que como. Antes de darme cuenta, ya estoy repitiendo mis malos hábitos alimenticios."

Si sólo ha retrocedido un poco, no se preocupe al respecto. Continúe como si nada hubiese pasado. Si retrocede más, trate de evaluar por qué. ¿Existe una situación o circunstancia que requiere atención ahora? Si es así, tal vez tenga que posponer sus acciones para el control de peso. Esto está bien. Entre más rápido se dé cuenta de esto, le será más fácil establecer una fecha para empezar a tomar acciones y completar su programa de control del peso. Tal vez quiera unirse a un grupo de apoyo por un tiempo, por lo menos 6 meses. Si es así, busque a un grupo que tenga las siguientes características:

- Enfatiza la nutrición saludable y la utilización de una gran variedad de alimentos.

- Enfatiza cambios en los patrones y hábitos alimenticios.

- Proporciona apoyo en la forma de reuniones regulares y continuas a largo plazo.

- No prometa "resultados milagrosos" ni garantías. (¡Si es demasiado bueno para ser cierto, entonces probable no es!)

- No depende de las comidas especiales ni suplementos.

Resumen

Comer saludablemente no significa que está prohibido comer ciertos alimentos. Más bien, significa aprender a comer una variedad de alimentos en cantidades adecuadas para usted, para ayudarle a mantener su salud y/o manejar los síntomas de su enfermedad crónica. Implica camios en sus hábitos alimenticios y enfatiza alimentos que son bajos en grasa, azúcar y sodio. Estos cambios también son efectivos para el manejo de peso. Si decide hacer algunos de los cambios mencionados en este capítulo, recuerde que no debe sentirse como si estuviera castigándose ni que esto es una condena de vida sufriendo con alimentos blandos y sosos. Como una persona proactiva, tiene que identificar cuales cambios son los mejores para usted. Y si usted experimienta reveses, identifique los problemas y busque posibles soluciones. ¡Si realmente desea, sí usted puede hacerlo!

140

Capítulo
7

Ejercicio para Divertirse y
Mantener la Condición Física

EL EJERCICIO REGULAR Y LA ACTIVIDAD FÍSICA SON ESENCIALES PARA SU SALUD FÍSI-
CA Y EMOCIONAL; TAMBIÉN LE PUEDEN TRAER ALGUNA DIVERSIÓN Y UNA BUENA
CONDICIÓN FÍSICA A LA VEZ. Hoy en día, se reconoce que es posible llevar
una vida físicamente activa a pesar de tener una enfermedad crónica y/o
de envejecer, aunque le parezca poco probable.

Desafortunadamente, el mantenerse inactivo por largos períodos de tiempo
puede llevar a la debilidad, rigidez muscular, fatiga, falta de apetito, presión sanguínea elevada, obesidad, osteoporosis, estreñimiento y hipersensibilidad al dolor,
ansiedad y depresión. Estos mismos problemas también provienen de las enfermedades crónicas. Por eso, puede ser difícil reconocer si es la enfermedad, la inactividad, o una combinación de las dos que provocan los problemas. Aunque todavía
no hay curaciones para muchas de estas enfermedades, sí sabemos la cura para
inactividad - ¡ejercicio!

La mayoría de la gente ya sabe que hacer ejercicio y estar más activo son más
saludables y satisfactorios que no estar activo, pero frecuentemente le resulta difícil
encontrar la información y apoyo para poder empezar a llevar una vida más activa.

Gracias al conocimiento obtenido de muchas personas con enfermedades que
han trabajado con diferentes profesionistas de la salud en las investigaciones sobre
ejercicio, ahora sabemos recomendar ejercicios para su diversión y acondicionamiento físico así como ejercicios para manejar su enfermedad y aliviar el
estrés de hacer sus actividades diarias. Esto aplica a todas edades.

En este capítulo, la persona proactiva aprende a mejorar su condición física y
a elegir oportunidades para hacer ejercicio para poder realizar sus metas y vivir
más cómodamente. El objetivo de la información aquí ofrecida no es tomar el
lugar de los ejercicios terapéuticos prescritos por su médico o terapeuta físico,

sino proporcionarle mayor número de opciones que pueden serle útiles y recreativas. Es recomendable que consulte con su médico sobre los cambios en su actividad física. Más tarde en este libro, ofrecemos información adicional y sugerencias sobre ejercicios para pesonas con enfermedades crónicas específicas.

Hacer ejercicio moderado regularmente nos beneficia a todos, especialmente a las personas que tienen una condición crónica. Mejora los niveles de fuerza, energía y confianza en sí mismo, disminuye la ansiedad y depresión. Además, el ejercicio ayuda a mantener un buen control del peso, que a su vez alivia estrés adicional de las articulaciones que llevan peso (como las rodillas y las caderas), mejora la presión sanguínea y los niveles de grasa, colesterol y azúcar en la sangre. Existe evidencia de que hacer ejercicio regularmente puede ayudar a eliminar los coágulos sanguíneos, y esto es de particular importancia para las personas que padecen enfermedades cardíacas, cerebrovasculares u otro tipo de enfermedades del sistema circulatorio.

Además, los músculos fuertes pueden ayudar a las personas con artritis a proteger sus coyunturas (articulaciones), mejorando la estabilidad y amortiguando los choques de los movimientos. El ejercicio regular también ayuda a nutrir las articulaciones y a mantener la salud del cartílago y los huesos. El ejercicio regular también ha demostrado que puede ayudar a las personas con la enfermedad pulmonar crónica a mejorar su resistencia y reducir la falta de respiración (¡y los viajes a la sala de emergencia!). Muchas personas con claudicación (dolor en las piernas debido a los bloqueos de las arterias producido por una severa arteriosclerosis en las piernas) pueden caminar más lejos sin dolor después de participar en un programa regular de ejercicio. Investigaciones de personas con enfermedades cardíacas que hacen ejercicio en programas de rehabilitación sugieren que el ejercicio pueda aumentar la esperanza de vida. El ejercicio regular es una parte importante del manejo de los niveles de azúcar en la sangre, la pérdida de peso y la disminución de los riesgos para complicaciones cardiovasculares en personas con diabetes.

Las buenas noticias son que no es necesario pasar muchas horas haciendo ejercicio doloroso y sudoroso para lograr los beneficios de salud. Aún períodos cortos de una ligera actividad física puede mejorar considerablemente su salud y condición física, reducir sus riesgos de desarrollar una enfermedad, y mejorar su humor.

El ejercicio reacondiciona su cuerpo, ayudando a devolver la función previamente perdida debido a desuso y enfermedad. Esto le ayudará a mejorar su salud, sentirse mejor, y manejar más efectivamente su enfermedad. Sentirse más en control y estar menos a merced de su enfermedad crónica son algunos de los beneficios mejores y más grandes de convertirse en una persona proactiva.

Desarrollando un Estilo de Vida Activo

OK, como una persona proactiva, ha decidido que quiere estar más activo. Una forma de hacerlo es dedicar un tiempo especial para un programa formal de ejercicio, que pueda involucrar actividades planeadas como caminar, andar en bicicleta, nadar, ejercicios acuáticos, hacer ejercicios en silla, con un video o disco compacto, etc. Pero no menosprecie el valor e importancia de estar más activo físicamente durante el día cuando realiza sus actividades diarias. Las dos cosas pueden ser útiles.

143

Los programas formales son más obvios y reciben más atención, pero estar más físico durante sus actividades cotidianas también vale la pena. Quizás se pregunte, "¿Cómo puedo estar más activo?". Pues algunos ejemplos son: usar las escaleras para subir uno o dos pisos en vez de esperar al ascensor (elevador); estacionar su automóvil más lejos para caminar un poco más al trabajo o a la tienda; cortar el césped, trabajar en el jardín, poner música y bailar cuando está limpiando la casa o planchando ropa, o simplemente levantarse más y caminar alrededor de la casa.

Aunque no se consideran estas actividades diarias como "ejercicio", pueden resultar en beneficios para la salud. Investigaciones recientes han demostrado que aún pequeñas cantidades de actividad diaria puede elevar los niveles de acondicionamiento físico, disminuir el riesgo de enfermedad cardíaca, y estimular el humor – y que estas actividades pueden ser placenteras y divertidas. Jugar con los niños, bailar y jardinería – todas estas actividades agradables también pueden hacer una gran diferencia, y el día típico está lleno de estas oportunidades excelentes para estar más activo.

Desarrollando Un Programa de Ejercicio

Para muchas personas, un programa de ejercicio más formal es útil. Implica que la persona tiene que dedicar un período de tiempo, a lo menos varias veces a la semana para enfocarse deliberadamente en mejorar la condición física. Un programa completo y balanceado debe ayudarle a mejorar estos tres aspectos del acondicionamiento físico: *la flexibilidad*, la *fuerza*, y *la resistencia*.

1. **La flexibilidad.** Esto refiere a la capacidad de las articulaciones, músculos, tendones y ligamentos para moverse cómodamente por un rango de movimiento completo y normal. Una flexibilidad limitada puede causar dolor, aumentar el riesgo de lesionarse, y hacer los músculos menos eficientes. La flexibilidad

facilita el desempeño de actividades cotidianas, y además contribuye al mantenimiento de una buena postura y fuerza muscular. La flexibilidad tiende a disminuir con la inactividad, edad, y ciertas enfermedades, pero usted puede aumentar o maximizar su flexibilidad haciendo ejercicios suaves como ésos descritos en capítulo 8.

2. **La fuerza.** Los músculos necesitan ser ejercitados para mantener su fuerza. Los músculos fuertes mejoran su resistencia física y su capacidad para caminar, subir escaleras, levantar y alcanzar objetos. Con inactividad, los músculos se debilitan y se atrofian. Cuanto más débiles se ponen los músculos, menos deseamos usarlos y más inactivos nos hacemos, creando un ciclo vicioso. Mucha de la incapacidad y falta de movilidad que experimentan las personas con enfermedades provienen de la debilidad muscular. Esta debilidad se puede revertir con un programa de ejercicio donde hay un incremento gradual en el número de repeticiones y los tipos de ejercicios.

3. **La resistencia.** Es la capacidad para mantener una actividad y depende de la función del corazón y los pulmones. El corazón y los pulmones deben trabajar eficientemente para hacer circular la sangre oxigenada a los músculos, y los músculos deben ser en buena condición para usar el oxigeno. El ejercicio aeróbico (que quiere decir "con oxigeno"), conocido también como ejercicio cardiovascular mejora el acondicionamiento físico del corazón, los pulmones y los músculos. Este tipo de ejercicio es cualquier actividad física que involucra los músculos grandes del cuerpo (las piernas y los brazos), que llevan a cabo movimientos rítmicos y continuos a una intensidad moderada. Las actividades más efectivas utilizan todo el cuerpo, como caminar, nadar, bailar, cortar el césped, y así sucesivamente. El ejercicio aeróbico mejora la capacidad cardiovascular, disminuye el riesgo del ataque al corazón, y ayuda a controlar el peso. Además, el ejercicio aeróbico promueve un sentido de bienestar, aliviando la depresión y ansiedad, mejorando el sueño, el humor y los niveles de energía.

Su Programa de Acondicionamiento Físico

Un programa completo de acondicionamiento físico combina los ejercicios y actividades para mejorar cada uno de los tres aspectos de su condición física: la flexibilidad, fuerza y resistencia. Cómo los combina depende de su capacidad física actual, su experiencia con el ejercicio y las metas que desea cumplir. En capítulo 8, se explican y se ilustran varios ejercicios de flexibilidad y fortalecimiento. El capítulo 9 contiene información sobre los ejercicios de resistencia (o aeróbicos). Si usted no ha hecho ejercicio regularmente o hace mucho tiempo que lo ha hecho, o

144

tiene dolor, rigidez, dificultad para respirar o debilidad que interfiere con sus actividades cotidianas, es recomendable discutir sus planes para incrementar la cantidad de su ejercicio con sus proveedores de salud (su médico o terapeuta físico). Empiece su programa escogiendo varios ejercicios de flexibilidad y fortalecimiento que usted está dispuesto a hacer cada día o cada otro día. Una vez que puede hacer estos ejercicios cómodamente por lo menos 10 minutos a la vez, está listo para añadir algunas actividades de resistencia o ejercicios aeróbicos.

Muchas personas se preguntan cómo pueden escoger los ejercicios adecuados y cómo saber cuales son los mejores para ellas. La verdad es que los mejores ejercicios para usted son los ejercicios que le van a ayudar a hacer lo que desea. Muchas veces, la decisión más importante para empezar su programa es escoger una meta (algo que quiere hacer) que el ejercicio le puede ayudar a lograr. En cuanto tiene pensado su meta, es más fácil escoger los ejercicios que sean convenientes para usted. No hay ninguna duda que tenemos más éxito con ejercicio si sabemos lo que es que deseamos lograr. Si usted no puede ver o entender cómo el ejercicio le puede ayudar, es difícil entusiasmarse con la idea de añadir un otro quehacer a su día.

Escoja Su Meta y Haga Su Propósito

1. **Escoja algo que desea hacer pero que no hace o no puede hacer ahora por alguna razón física.** Por ejemplo, puede ser que quiera disfrutar de ir de compras o de pesca con sus amigos, cortar el césped, jugar con los niños, o tomar vacaciones con la familia.

2. **Piense en por qué no puede o no lo hace, o por qué ya no le gusta hacerlo.** Tal vez usted se descanse antes de todos los demás. O sea difícil levantarse de una silla baja, o al subir las escaleras le provoque mucho dolor o las piernas se descansen. Quizás los hombros estén demasiado débiles o rígidos para lanzar un sedal o levantar su maleta.

3. **Identifique lo que es de sus capacidades físicas que lo hace difícil realizar lo que desea.** Por ejemplo, si es difícil levantarse de una silla, se dé cuenta que sus caderas o rodillas son rígidas y sus piernas débiles. En este caso, busque ejercicios de flexibilidad y fortalecimiento para las caderas y rodillas. Si decide que sus mayores problemas son los hombros rígidos y los brazos débiles y que usted no puede levantar una maleta, escoja ejercicios de flexibilidad y fortalecimiento para los hombros y brazos.

4. **Diseñe su plan de ejercicio y haga sus propósitos semanales para poder cumplir los ejercicios.** Escoja no más de 10 a 12 ejercicios al principio. Empiece haciendo 3 a 5 repeticiones de cada ejercicio y revise la información

145

en capítulo 8. Conforme se siente cómodo con los ejercicios, puede incrementar las repeticiones y añadir otros tipos de ejercicios. Si desea mejorar su resistencia, lea el capítulo 9 para más información sobre las actividades o ejercicios aeróbicos. Comienza con períodos cortos de ejercicio y auméntelos gradualmente. La salud y buena condición física requieren tiempo para mejorarse, pero cada día que usted hace ejercicio, cuanto más saludable estará. Por eso es importante mantener su actividad y ejercicios para poder disfrutar de los beneficios de la buena condición física.

146

¿Cuáles Son Las Barreras Para El Ejercicio?

Todos sabemos la importancia de tener buena salud y condición física. Pero ante de la perspectiva de hacernos más activos físicamente, encontramos excusas, dudas y preocupaciones. Estas son barreras y nos pueden impedir que tomemos los primeros pasos para empezar. A continuación hay algunas barreras comunes y posibles soluciones:

"No tengo bastante tiempo."

Todos tenemos la misma cantidad de tiempo. Sólo escogemos usarlo de modo distinto. Es cuestión de prioridades. Algunos de nosotros encontramos tiempo para mirar la televisión, pero no el tiempo para hacer ejercicio. Hacer ejercicio o estar más activo no requiere mucho tiempo. Hacer solamente cinco minutos al día es un buen comienzo y mucho mejor que hacer ninguna actividad física. Tal vez usted pueda combinar actividades, como mirar la televisión mientras pedalea una bicicleta estacionaria o ir de paseo con su pareja mientras discuten asuntos familiares.

"Estoy demasiado cansado."

Cuando usted está en mala forma física, se siente lánguido y se cansa fácilmente. Entonces no hace ejercicio porque está cansado; éste se convierte en un ciclo vicioso que necesitamos romper. El ejercicio regular o actividad física aumenta su resistencia y le da más energía para hacer las cosas que le gustan. Cuando empieza ponerse en forma, usted reconocerá la diferencia entre las sensaciones de sentirse lánguido y estar cansado físicamente.

"Estoy demasiado viejo."

Nunca está demasiado viejo para hacer alguna forma de actividad física. No importa su nivel de acondicionamiento físico o edad, usted siempre puede encontrar alguna manera para aumentar su actividad, energía y sentido de bienestar. Hasta la fecha conocemos personas proactivas que tienen más de 90 años. Una buena condición física es sumamente importante cuando envejecemos.

"Estoy demasiado enfermo."

Puede ser que usted esté demasiado enfermo para hacer un programa de ejercicio vigoroso o arduo, pero normalmente puede encontrar algunas formas de estar más activo. Recuerde, usted puede hacer un minuto de ejercicio a la vez, varias veces al día. El mejoramiento en su condición física puede ayudarle a manejar mejor su enfermedad y prevenir futuros problemas o complicaciones.

147

"Ya hago bastante ejercicio."

Esto pueda ser la verdad, pero para muchas personas, el trabajo y las actividades diarias no nos proveen bastante ejercicio prolongado para mantenernos en buena condición física ni llenos de energía.

"Ejercicio es aburrido."

Lo puede hacer más interesante y divertido. Haga ejercicio con otra gente. Entreténgase con audífonos y casettes o discos compactos de su música favorita o escuche la radio. Varíe sus actividades y sus rutas para caminar. Utilice el tiempo de ejercicio como tiempo para pensar.

"El ejercicio me causa dolor o es doloroso."

El dicho, "Ningún dolor, ningún aumento" es simplemente incorrecto. La evidencia de investigaciones recientes demuestra que podemos lograr los beneficios de salud haciendo actividades y ejercicios que son suaves, de una intensidad ligera, y agradables. Es posible que usted pueda sudar (transpirar) o sentir un poco falta de respiración durante y después del ejercicio o actividad física, pero no debe sentirse más dolor al terminar el ejercicio que tenía antes de empezar. Si lo tiene, examine lo que está haciendo; puede ser que no esté haciendo el ejercicio en forma correcta o esté trabajando demasiado para su condición particular. Un dolor como consecuencia del ejercicio no debe durar más de 2 horas después de haber terminado los ejercicios. Si descubre que tiene más dolor, o dura más de 2 horas, disminuya el número de repeticiones y quizás el número de ejercicios que hace. También es recomendable hablar con su instructor, terapeuta físico o doctor. Es probable que sólo necesite disminuir la intensidad del ejercicio o cambiar el tipo de ejercicio que hace.

"Tengo vergüenza o me da pena."

Para algunas personas, a ellas les gusta vestirse en su traje de la última moda para hacer ejercicio y echar a trotar en público, pero para otras, pues nos da pena. Afortunadamente, podemos escoger de muchas opciones para encontrar una actividad que nos convenga. Más adelante, en capítulo 9, ofrecemos varias actividades o ejercicios que usted puede hacer en privado en su casa o en grupos sociales. Y ninguna requiere ropa "especial", solo ropa cómoda y adecuada para hacer ejercicio.

"Estoy asustado que me voy a caer."

Muchas personas que tienen miedo de caerse o que se han caído, deciden limitar sus actividades para prevenir las caídas. Esto probable le parezca lógico a corto plazo, pero con tiempo, la inactividad y la debilidad y rigidez que sucederán en realidad aumentan el riesgo de caerse. El mantenerse activo y mantener las piernas y rodillas fuertes y flexibles para que pueda balancear en diferentes posiciones son importantes para disminuir el riesgo de caídas. Si el equilibro es un problema para usted, asegúrese leer la próxima sección, "Mejorando Su Equilibro", y el capítulo 8 para los ejercicios que le pueden ayudar (Ejercicios #27a #32)

"Tengo miedo de que tendré un ataque del corazón."

En la mayoría de los casos, el riesgo de un ataque del corazón es más grande para ellos que no están activos físicamente que para ellos que hacen ejercicio regularmente. Si usted está preocupado por esto, hable con su médico. Especialmente si su enfermedad está controlada, probable sea más seguro hacer ejercicio que no hacerlo.

"Hace mucho frío afuera, hace mucho calor, está muy oscuro, etc."

Si usted está flexible y puede variar los tipos de ejercicios o actividades que hace, generalmente puede trabajar alrededor de los cambios en el tiempo que interfieren con ciertos tipos de ejercicio. Pruebe actividades dentro como nadar, bailar, andar en una bicicleta estacionaria o una rueda de andar u otro tipo de equipo, o caminar en un centro comercial.

"Tengo miedo de que no puedo hacerlo bien o no voy a tener éxito. Tengo miedo de que voy a fracasar."

Muchos de nosotros no empezamos un proyecto porque pensamos que fracasaremos o no podremos cumplirlo con éxito. Si usted se siente así sobre empezar un programa de ejercicio, recuerde dos cosas. Primero, cualquier actividad que puede hacer, aunque sea corta o fácil, será mejor para usted que hacer nada. Siéntese

SUGERENCIAS PARA MEJORAR SU CONDICIÓN FÍSICA		
TIPO	**SUGERENCIAS**	**BENEFICIOS**
Flexibilidad	• Rutina para todos los días para ponerse en forma y poder hacer los ejercicios de fortalecimiento. • Como calentamiento para la rutina aeróbica o las actividades diarias. • Como se necesiten para calmar los síntomas como el dolor.	• Flexibilidad • Comodidad • Coyunturas saludables • Facilidad al realizar actividades • Relajación
Fuerza	• Rutina alternando los días: un día sí y otro no. • Se hacen en combinación con los ejercicios de flexibilidad para lograr un programa completo de ejercicio.	• Proteger las coyunturas • Realizar actividades con facilidad • Aliviar el dolor • Reducción de la fatiga • Fortalecer los huesos • Aumentar la resistencia física
Ejercicio aeróbico	• Rutina alternando los días: un día sí y un día no. • En pequeños intervalos varias veces al día • Alternando ejercicio vigoroso y ejercicio menos vigoroso, hasta construir 30 minutos de ejercicio aeróbico	• Salud general • Aumentar de energía • Controlar el peso • Mejorar el ánimo • Mejorar el sueño • Aumentar la resistencia física • Disminuir la presión sanguínea • Fortalecer los huesos • Relajación

149

orgulloso de lo que ha hecho y no culpable de lo que no ha hecho. Segundo, muchas veces los proyectos nuevos nos parecen abrumadores hasta que empecemos y aprendamos disfrutar de las aventuras y éxitos que realizamos cada día.

Tal vez usted tenga otras barreras. La mente humana está increíblemente creativa. Pero en vez de usar la mente para refrenarse, puede utilizar esta creatividad para ayudarle a refutar estas excusas y desarrollar actitudes y pensamientos positivos sobre el ejercicio y acondicionamiento físico. Si necesita ayuda con esto, pida sugerencias a otras personas, o pruebe los consejos sobre el pensar positivamente en capítulo 5.

Mejorando Su Equilibrio

Es común para la gente que se ha debilitado o se ha estado inactiva por algún tiempo tener peor equilibrio y preocuparse de caer. Frecuentemente, estas personas deciden que la mejor manera de no caerse es pasar más tiempo sentadas e inactivas. Al principio, usted pueda pensar que si no camina, no está en peligro de caerse. Sin embargo, los efectos de estar inactivo son la debilidad, rigidez, y músculos y reflejos más lentos. En realidad estos efectos perjudican su capacidad para mantener el equilibrio, y con el tiempo, aumentarán su riesgo de caerse.

Las caídas pueden ser causadas por condiciones personales como debilidad, vértigo, rigidez, mala visión, efectos de los medicamentos, pérdida de sensación en los pies, o problemas con el oído interno. También pueden ser causadas por condiciones externas como mala iluminación, superficies desiguales o irregulares, tapetes o alfombras, y suelos desordenados. Para evitar de caerse, es importante reducir los riesgos u obstáculos en el ambiente y mantenerse en buena condición física. Los músculos fuertes y flexibles son más capaces de mantener el equilibrio, y pueden ayudarle incluso cuando algo podría tropezarse. Investigaciones han demostrado que las personas que tienen las piernas y tobillos fuertes, son más flexi-bles y practican las actividades que las requieren mantener y recuperar su equili-brio tienen menos miedo de caer y, en realidad, se caen menos. Si usted se ha caído o tiene miedo de caerse, es buena idea hablar con su proveedor de salud, pedir un chequeo para revisar su equilibrio, visión y verificar si tenga problemas del oído interno. Además, asegúrese de que su hogar esté seguro y libre de obstáculos. Hacer ejercicio para mantenerse fuerte, flexible y activo también puede ayudarle a prevenir las caídas.

Recomendaciones Generales Para El Ejercicio

Cuanto ejercicio hace, con qué frecuencia lo hace y qué actividades hace dependen de su salud y condición física. Hacer más ejercicio no siempre es mejor. Es importante saber cuando ha alcanzado la meta saludable para usted. En las siguientes páginas proporcionamos más información sobre otros aspectos del ejercicio, como la frecuencia, la intensidad y duración. Por ahora, puede ver en las recomendaciones que siguen, que hacer ejercicio para una vida activa y saludable, y una mejor condición física es posible para todos.

¿Cuánto ejercicio es suficiente para una buena salud en general? Para mantener un nivel de actividad que le coloque en la categoría de menor riesgo para afecciones cardíacas, diabetes y alta presión arterial que las personas que llevan una vida sedentaria y en ausencia de actividades físicas, siga las siguientes sugerencias:

Ejercicio Recomendado para Mantener la Buena Salud

Tipo de ejercicio:	aeróbico, por ejemplo, caminar
Frecuencia:	3 a 5 días por semana
Intensidad:	baja o moderada
Duración:	20 a 30 minutos cada día (si 30 minutos de una vez es demasiado, puede ser en intervalos de 5 minutos, 6 veces por día, 10 minutos, 3 veces por día o 15 minutos, 2 veces por día).

151

Para incrementar su condición física y mejorar su flexibilidad, fuerza, resistencia y peso, es necesario construir gradualmente su programa de ejercicio, hasta que logre seguir las siguientes sugerencias:

Ejercicio Recomendado para una Buena Condición Física

Tipos de ejercicio:	Flexibilidad, fortalecimiento y aeróbicos
Frecuencia:	Aeróbicos — 3 a 4 días por semana Fortalecimiento — 2 a 3 días por semana Flexibilidad — 3 a 7 días por semana
Intensidad:	Aeróbicos—Intensidad moderada Fortalecimiento—Intensidad baja o moderada
Duración:	Aeróbicos—30 a 40 minutos Fortalecimiento—10 repeticiones de 8 a 10 ejercicios de fortalecimiento

Cómo Preparase para una Rutina de Ejercicio

Como persona proactiva ha aceptado el compromiso que implica tiempo y energía para mantener su programa regular de ejercicios. Es un reto para la mayoría de nosotros que bien vale la pena.

Tener una enfermedad no facilita este compromiso. Deben tomarse en cuenta varias condiciones: encontrar un programa de ejercicios sin grandes riesgos para su salud, adaptar los ejercicios a condición, aprender el balance entre el ejercicio y el descanso para no sobrepasarse en el nivel de actividad, etc. Incluso con una enfermedad crónica, la mayoría de la gente puede hacer una cierta clase de ejercicio aeróbico.

Si su enfermedad no está bien controlada o bastante estacionaria, si ha estado inactivo por más de seis meses, o si tiene dudas o preguntas acerca de empezar un programa de ejercicio aeróbico, es mejor consultar con su médico o terapeuta físico primero. Puede llevar este libro con usted cuando habla con él o ella sobre sus ideas para el ejercicio, o puede preparar una lista de preguntas específicas.

Por ejemplo, las personas con artritis deben saber cómo adaptar o modificar su ejercicio conforme a los cambios que experimentan con la artritis y a los problemas que tienen en las articulaciones. Las personas con enfermedad cardíaca o enfermedades pulmonares generalmente no deben hacer ejercicio mientras experimentan problemas más graves como dolor en el pecho, palpitaciones (latidos irregulares del corazón), dificultad o falta de aire para respirar, o fatiga excesiva. Es importante avisar a su médico de cualquier empeoramiento de sus síntomas usuales o si usted experimenta nuevos síntomas. Solo debe comenzar de nuevo el ejercicio después de obtener autorización o permiso de su médico. También, no debe hacer ejercicio cuando tenga los síntomas de la gripe (flu), malestares del estómago (náusea), diarrea, u otra enfermedad aguda. Es sumamente importante que usted aprenda cuánto ejercicio puede hacer para que no haga demasiado ni sobrepase su capacidad. Si usted no puede cumplir cómodamente el período de calentamiento de su programa de ejercicio (los ejercicios de flexibilidad y fortalecimiento), entonces no intente hacer ejercicios más vigorosos para resistencia. Una vez que se siente mejor, usted puede continuar con estas actividades aeróbicas.

El propósito de este capítulo es proporcionarle el conocimiento para resolver estos retos y disfrutar de los beneficios de la buena condición física. Podría empezar definiendo sus necesidades físicas de acuerdo a la enfermedad que tiene (refiérase al capítulo 10 "Ejercicios para enfermedades específicas"). Si es posible, le sugerimos consultar con su médico y otros profesionales en el campo de salud para comprender mejor su condición. De esta forma, puede obtener ideas acerca de las precauciones a tomar, ejercicios específicos u otras instrucciones que pueden ayudarle a comenzar a preparar su programa de ejercicio. La persona proactiva aprende a concientizarse de su propio cuerpo y a planear sus actividades, respondiendo a sus necesidades. El objetivo es elaborar un programa de ejercicio acorde a su nivel actual de condición física, sus deseos, sus metas, sus habilidades y necesidades específicas, sus gustos y disgustos. La decisión de mejorar la condición física y la salud es personal. ¡Buena suerte!

Recursos para Hacer Ejercicio En Su Comunidad

La mayoría de las personas que hacen ejercicio regularmente, disfrutan de hacerlo en compañía de otras personas. Dos o más personas pueden motivarse mutuamente y una clase completa puede crear un sentimiento de compañerismo y motivación ideal. Por otro lado, hacer ejercicio le permite desarrollar la disciplina y libertad de hacer lo que usted más necesite. Si usted cree que no le beneficia hacer ejercicio en compañía de otra persona o no existen clases que le satisfagan, empiece su propio programa; cuando progrese, probablemente cambien estos sentimientos.

La mayoría de las ciudades y vecindades ofrecen programas o clases de ejercicios que cubren necesidades especiales, inclusive programas para personas mayores de 50 años. Existen ejercicios adaptados a los problemas de diferentes enfermedades, caminatas organizadas en los centros comerciales, paseos para mejorar su condición física, etc. Además, puede llamar a la YMCA local, en donde a veces se cuenta con recursos bilingües y a los *"senior centers"* o centros para adultos jubilados, a los centros comunitarios, a los parques y programas recreativos, a la Educación para Adultos y otros centros en la comunidad y a los colegios o universidades locales *(community colleges)*. También hay las organizaciones voluntarias en los Estados Unidos, como La Fundación Nacional de Artritis y las Asociaciones Americanas del Corazón, de la Diabetes y del Pulmón que patrocinan o conocen de programas de ejercicio para personas con estas enfermedades. Póngase en contacto con el sucursal de la agencia adecuada en su área para más información.

Existen una gran cantidad de variantes de estos programas y profesionales que pueden ser de gran ayuda. La mayor parte de las clases suelen tener precios razonables, y normalmente las personas a cargo responden a las necesidades de los participantes. Si usted no vive en los Estados Unidos, pida informes en los clubes deportivos o clubes de natación; a veces ofrecen programas para diversos grupos de edades. Los sistemas de salud y hospitales también cuentan con centros te-rapéuticos y de rehabilitación en donde ofrecen clases de ejercicio bajo la supervisión de personal médica. Estos servicios son más caros, pero sí tienen más supervisión médica si esto es importante para usted.

Los clubes deportivos normalmente tienen estudios para hacer ejercicios aeróbicos, salas con pesas y otro equipo de entrenamiento, equipo cardiovascular y algunas veces albercas o piscinas acondicionadas a la temperatura ideal. Para servicios como estos, las cuotas pueden ser bastante altas. Sin embargo, los aeróbicos de bajo impacto, las clases para principiantes y los ejercicios para personas que tienen más de 50 años de edad podrían tener descuentos especiales. Los gimnasios que enfatizan el levantamiento de pesas, normalmente no tienen programas o personal profesional que pueda ayudarle con un programa flexible e integral para mejorar su condi-

153

ción física. Existen ciertas cualidades que le sugerimos busque en los gimnasios o clubes deportivos:

1. **Clases diseñadas para hacer ejercicios de intensidad moderada y baja para principantes.** Deberán permitirle observar las clases y participar por lo menos en una clase antes de pagar por toda la sesión.

2. **Instructores con entrenamiento y experiencia profesional.** Los instructores con conocimientos podrán comprender sus necesidades especiales y probablemente estarán dispuestos a trabajar con usted.

154

3. **Regulaciones que le permitan pagar por una sesión de clases o "congelar" su membrecía cuando no pueda asistir a las clases temporalmente.** Algunos lugares ofrecen diferentes descuentos dependiendo de los servicios que utiliza.

4. **Lugares de acceso fácil, donde haya estacionamiento disponible y cercano a la entrada.** Escoja sitios que cuenten con áreas de ejercicio accesibles y seguras, con empleados profesionales a su servicio.

5. **Una alberca o piscina que le permita nadar libremente, en horarios cuando no está demasiado llena.** Además, averigüe cuál es el reglamento acerca de los niños en la alberca, porque puede no ser compatible con su programa de ejercicio.

6. **Empleados y otros miembros con los cuales se sienta libre y cómodo para interaccionar.**

Además hay muchos DVDs o videos de ejercicios que son muy buenos y se pueden usar en casa. Estos varían en intensidad, desde rutinas ligeras de ejercicios hecho sentado hasta rutinas más vigorosas de ejercicios aeróbicos. Pida sugerencias a su médico, terapeuta físico o a una agencia voluntaria, o revise por sí mismo los videos antes de comprar los.

Armando Todas las Piezas de Su Programa de Ejercicio

La mejor forma de disfrutar de su programa de ejercicio es planearlo a su conveniencia. Escoja libremente lo que quiere hacer, un lugar accesible y cómodo y un horario compatible con sus otras actividades. Una madre que debe recoger a sus hijos a las cuatro de la tarde, no podrá llegar a tiempo a su clase si comienza a las cinco. Un hombre jubilado que le agrada comer con sus amigos y después tomar una siesta, tal vez deberá hacer ejercicio temprano en la mañana.

Muchas veces nos olvidamos de la diversión y placer que causa hacer ejercicio. Lo consideramos un asunto demasiado serio. Sin embargo, la mayoría de las personas que practican un programa de ejercicio regularmente lo hacen porque también es divertido. Les gusta pensar en su ejercicio como una actividad recreativa en vez de una tarea difícil. Empiece su programa con la idea en mente que tendrá éxito. Permita algún tiempo para ajustarse a las nuevas experiencias. Muy pronto se encontrará deseando que llegue el momento para hacer ejercicio.

Algunos profesionales en el campo de la salud bien intencionados tienden a describir un esquema difícil de seguir para las personas que tienen una enfermedad: cuando se le ha prescrito hacer ejercicio en casa sólo (algunas veces hasta cuatro veces al día por el resto de su vida). Esto puede ser un poco difícil de aceptar. Con razón tantas personas nunca empiezan su programa de ejercicio o se desilusionan rápidamente. Pocos hacemos compromisos para toda la vida sobre proyectos que no conocemos. La experiencia, la práctica y el éxito son necesarios para establecer un hábito. Para empezar su programa con facilidad, siga los principios del manejo personal descritos en capítulo 2. Entonces llene su planeador de ejercicio en la página 159 escogiendo algunos ejercicios de los próximos capítulos y marcando cada semana los ejercicios que vaya realizando. Si desea escribir más detalles sobre sus ejercicios, puede utilizar un calendario.

Asegurando el Éxito de Su Programa de Ejercicio

1. **Tenga pensado su meta para el ejercicio.** Revise la sección anterior en este capítulo, "Escoja Su Meta y Haga Su Propósito."

2. **Seleccione los ejercicios y 2 ó 3 actividades aeróbicas que usted desea hacer**. Trate de escoger los ejercicios que le van a ayudar a realizar mejor una actividad que le guste. Combine cualquier actividad que le haya prescrito su terapeuta físico con los ejercicios y algunas de sus actividades favoritas, como caminar. Si lo desea, escríbalas en su planeador de ejercicio. También trate de variar su programa para poder mantenerse activo durante las vacaciones, cambios de estaciones o cuando tenga problemas de salud. La variedad previene el aburramiento.

3. **Escoja el lugar y hora adecuada para hacer ejercicio**. Informe a sus familiares y amigos que tiene un plan para hacer ejercicio y necesitará de su apoyo y ánimo.

4. **Hágase un propósito**. Decida cuanto tiempo va a hacer los ejercicios particulares que ha elegido. Unas 6 a 8 semanas es un tiempo razonable para comprometerse.

155

5. **Podría hacer un calendario o diario personal de ejercicio.** Escriba sus experiencias personales, el tiempo que le dedica a los ejercicios, reacciones y sensaciones que pueda comunicarle a su médico o puede mantenerlo para hacer comparaciones posteriores y observar su progreso todos los días.

6. **Realice algunas pruebas físicas personales (auto-exámenes)**. Encontrará explicaciones de estas pruebas en los capítulos 9 y 10. Escriba la fecha y resultados en su "planeador de ejercicio".

7. **Empiece su programa**. Recuerde empezar gradualmente, sobre todo si no ha hecho ejercicio por mucho tiempo.

8. **Repita las pruebas personales (auto-exámenes).** Al finalizar el período de tiempo en que se propuso llevar su programa de ejercicio, repita las pruebas físicas personales, escriba los resultados y haga cambios. Si desea, puede escribir su progreso diaria o semanalmente en un diario. Repita las pruebas cada 3 a 4 semanas, y escriba los resultados en su planeador de ejercicio.

9. **Revise su programa**. Observe sus anotaciones o simplemente decida lo que le gustó, lo que sí ha funcionado y también observe lo que se le ha dificultado al hacer ejercicio. Modifique o ajuste su programa o su propósito si es necesario, y continúe llevándolo a cabo durante algunas semanas más.

10. **Recompense su éxito**

Cómo Mantenerse Activo

Si usted no ha hecho ejercicio recientemente, indudablemente experimentará algunas sensaciones incómodas en los primeros días (por ejemplo, tensión muscular, y tal vez se sienta más cansado por las noches). Si el dolor muscular o articular dura más de 2 horas después de haber hecho ejercicio o la sensación de cansancio se prolonga hasta el siguiente día, es una indicación de que hizo demasiado ejercicio o ejercicio muy intenso. Sin embargo, es importante que no deje de hacer ejercicio; al día siguiente haga ejercicios un poco menos vigorosamente o por un período más corto.

Cuando hace ejercicio aeróbico, es natural para el corazón latir más rápido, la respiración se acelera y sube la temperatura del cuerpo. Sin embargo, si siente que el aire le hace falta, tiene náuseas o se siente mareado, pueden ser síntomas de que está haciendo demasiado ejercicio o empezando muy rápido. Si esto le sucede, revise su programa de ejercicios consultando a su médico. (Revise la tabla en la siguiente página.)

CONSEJOS PARA PROBLEMAS DE EJERCICIO

Problema	Consejo
Latidos del corazón irregulares o muy rápidos	Deje de hacer ejercicio. Tome su pulso. ¿Son regulares o irregulares los latidos del corazón? ¿Qué tan rápido es su latido del corazón? Anote esta información y discútela con su doctor antes de empezar de hacer ejercicio de nuevo.
Dolor u opresión en el pecho, mandíbula, brazos, cuello o espalda	Deje de hacer ejercicio. Hable con su médico. No haga ejercicio hasta que haya obtenido autorización o permiso de su médico.
Falta de aire para respirar no usual o una extrema dificultad para respirar que persiste 10 minutos después del ejercicio	Avise a su doctor y obtenga autorización o permiso antes de empezar a hacer ejercicio otra vez.
Sentirse borroso, mareado, desmayos, sudor frío o confusión	Acuéstese con los pies elevados o siéntese y ponga su cabeza entre sus piernas. Si ocurre más de una vez, hable con su doctor antes de empezar a hacer ejercicio de nuevo.
Cansancio o fatiga excesiva después del ejercicio, especialmente si todavía se sienta cansado 24 horas después de haber hecho el ejercicio	No haga ejercicio tan vigoroso la próxima vez. Si la fatiga excesiva persiste, hable con su doctor antes de empezar a hacer ejercicio otra vez.

157

Las personas que tienen enfermedades crónicas suelen tener síntomas y malestares físicos que otras personas no tienen. Es necesario que observe y aprenda qué síntomas son normales para usted. Al inicio será difícil distinguir cuáles provienen de la enfermedad y cuáles del ejercicio. A veces, hablando con otra persona con la misma enfermedad que tiene experiencia con el ejercicio puede ser una gran ayuda. Una vez que usted haya distinguido estas nuevas sensaciones sentirá más confianza en sí mismo para hacer ejercicio.

También sea realista y sepa que es común experimentar algunos reveses. Durante el primer año, es normal tener dos o tres interrupciones de su programa de ejercicio debido a lesiones menores o enfermedades no relacionadas al ejercicio. Es posible que usted pueda encontrarse descarrilado o fuera del terreno de juego temporalmente, pero no se desanime. Pruebe otras actividades o simplemente tome el tiempo para descansar y recuperarse. Cuando se siente mejor, puede continuar su programa. Porque le llevará tiempo para ponerse en forma otra vez, es importante empezar a un nivel más ligero y lento. Tenga paciencia con sí mismo y vaya con cuidado.

Empiece siendo o viéndose como su propio entrenador y animador. Dése ánimo usted mismo, elija un programa adecuado para usted y así podrá tener éxito. Si hace ejercicios fuera de casa, elija lugares seguros donde se sienta confortable.

Para no desanimarse, es importante planear actividades que sean realistas y pedir a su familia o algún amigo que le brinde apoyo. Esto le ayudará a obtener éxito. La persona que lo apoye puede ejercitar con usted, ayudarlo con actividades antes y después del ejercicio, darle ánimo en general y proporcionarle ayuda física y psicológica. No sea tímido o vergonzoso para pedir ayuda.

La experiencia viene con la práctica. Haciendo ejercicio desarrollará un sentido de control sobre su enfermedad y su vida; le será más fácil alternar sus actividades para que estén en armonía con las necesidades de cada día. Sabrá cuando hacer menos o cuando hacer un poco más; sabrá cuando no se siente bien y cómo graduar el período de inactividad que a veces es necesario como parte del cuidado de su enfermedad y cómo volver a empezar a ser activo sin desanimarse.

Finalmente, le sugerimos que dé oportunidad a la práctica regular de sus ejercicios para hacerle efecto. Póngase metas realistas y disfrute de su éxito. Manténgase motivado porque cuando se trata de su condición física, su perseverancia le ayudará a alcanzar el éxito.

PLANEADOR DE EJERCICIO

Fechas: _____ al _____

EL PLAN

Hacer ejercicio _____ días por semana, durante _____ minutos al día.

    Hacer:
- ❑ Ejercicios para la flexibilidad/Ejercicios para el calentamiento
- ❑ Ejercicio de tipo aeróbico_____
- ❑ Ejercicios para el fortalecimiento

META

Mejorar:

❑ Flexibilidad   ❑ Resistencia física   ❑ Fuerza

❑ Otro _____

EVALUACIÓN/COMENTARIOS

_____

_____

_____

_____

_____

_____

_____

_____

_____

_____

_____

_____

159

160

DIARIO DE EJERCICIO

Semana	Domingo	Lunes	Martes	Miércoles	Jueves	Viernes	Sábado
1							
2							
3							
4							
5							
6							
7							
8							
9							

Capítulo
8

Ejercicios de Flexibilidad y Fortalecimiento: Para las Etapas de Calentamiento y Enfriamiento

EN EL CAPÍTULO ANTERIOR MENCIONAMOS QUE LA ACTIVIDAD Y EL EJERCICIO FÍSICO regular ayudan considerablemente a mejorar la salud, reduciendo el riesgo de complicaciones con las enfermedades como diabetes, asma y problemas cardíacos. También mencionamos que un buen programa de ejercicio incluye: ejercicio de flexibilidad, ejercicio de fortalecimiento y ejercicio aeróbico o cardiovascular. Usted puede utilizar los ejercicios en este capítulo en varias maneras: prepararse para ejercicios aeróbicos y más vigorosos, para mantenerse activo en los días cuando no puede hacer el ejercicio aeróbico, y como parte de las etapas de calentamiento y enfriamiento de su programa de ejercicio.

En este capítulo ofreceremos ejemplos de ejercicios de flexibilidad y fortalecimiento con ilustraciones y explicaciones que le ayudarán a elegir los ejercicios apropiados para usted. Recuerde que es importante incluir ejercicios para la mayor parte del cuerpo. **No es necesario hacer todos los ejercicios.** Hemos ordenado los ejercicios en grupos, empezando desde la cabeza hacia los pies. Escoja los que le sean más fáciles y hágalos en la posición más conveniente para usted, siguiendo las indicaciones básicas. Hemos marcado los ejercicios que son especialmente importantes para la buena postura "IPP" (Importante Para Postura) y los ejercicios que mejoran el equilibrio por fortalecer y estirar las piernas y tobillos, "ME" (Mejor Equilibrio). También hay una sección final que describe ejercicios especialmente diseñados para ayudarle a practicar sus habilidades de equilibrarse.

Si no ha hecho ejercicio regularmente le sugerimos comenzar con los ejercicios de flexibilidad y gradualmente construir una sesión de ejercicio de 15 minutos. Una vez que pueda completar esta sesión de ejercicios por lo menos tres veces por semana durante 15 minutos, entonces, le sugerimos agregar gradualmente ejercicios para el fortalecimiento y finalmente ejercicio de tipo aeróbico.

Ejercicios de Flexibilidad

162

Estos ejercicios ayudan a mantener el rango de movimiento, estirando y relajando las articulaciones y los músculos.

Sugerencias Importantes para Empezar Su Programa

- Moverse despacio y con gentileza. No tirar de los músculos.

- Respirar con naturalidad. No sostener la respiración. Puede contar en voz alta para asegurarse de que respira sin dificultad.

- Para soltar la tensión muscular, y disminuir la rigidez, estire hasta un punto donde se siente un poco de tensión (hasta un punto no muy incómodo) manténgalo de 10 á 30 segundos y relaje.

- Empezar con 5 repeticiones de cada ejercicio y no incrementar el número de repeticiones hasta después de dos semanas.

- Ordenar los ejercicios: primero hacerlos acostado, luego de pie o viceversa.

- Hacer el mismo número de repeticiones con cada lado del cuerpo (por ejemplo, 5 con el brazo derecho, 5 con el izquierdo).

- Observar la regla del ejercicio: "Si siente dolor por más de dos horas después de hacer ejercicio, la próxima vez haga menos repeticiones, o elimine el ejercicio que pueda causarle problemas". ¡Pero no deje de hacer ejercicio!

Ejercicios para el Fortalecimiento

Estos ejercicios hacen trabajar los músculos en contra de cierta resistencia física. Para ello podemos usar pesas, bandas elásticas, ofrecer resistencia mentalmente como si tuviera algún objeto pesado o simplemente por la gravedad. Haciendo estos ejercicios y repeticiones regularmente los músculos responde fortaleciéndose. Escoja el método que más le beneficie y sea conveniente para usted. Finalmente, le recomendamos seguir las siguientes sugerencias para hacer estos ejercicios.

Sugerencias Importantes para los Ejercicios de Fortalecimiento

- Evitar movimientos bruscos y el uso de objetos demasiado pesados para usted. No debería haber dolor muscular por más de 48 horas después de hacer ejercicio.

- Respirar con naturalidad. No sostener la respiración.

- Empezar haciendo no más de 5 repeticiones.

- Incrementar gradualmente el número de repeticiones a no más de 10, por 8 ó 10 ejercicios que ya esté haciendo.

- Dar a los músculos un tiempo de descanso para que se recuperen del ejercicio. Es suficiente realizar ejercicios de fortalecimiento de 2 a 3 veces por semana para que hagan efecto.

Probablemente disfrutará de crear su propia rutina de ejercicios de flexibilidad y fortalecimiento también puede escuchar alguna música suave y rítmica para hacer la experiencia más placentera. Algunas personas hacen ejercicios de flexibilidad a lo largo de todo el día, para reducir el dolor y la rigidez. Otros, han resuelto el problema de la rigidez haciendo ejercicios antes de irse a dormir.

Todos los ejercicios pueden ser adaptados a las necesidades de cada individuo. Las siguientes ilustraciones muestran ambos lados del cuerpo con un rango completo de movimiento. Si usted se siente limitado por el dolor y la rigidez, sólo haga el ejercicio tan completo como pueda y hasta donde su cuerpo se lo permita. *El beneficio de hacer ejercicio viene de realizar el movimiento hacia cierta posición (hasta donde pueda) y no necesariamente de hacer el movimiento perfecto o completo.* Como persona proactiva, su tarea es encontrar lo que más le beneficia personalmente, experimentando con los siguientes ejercicios: ¡Adelante!

Ejercicios para el Cuello

1. Retraer la Barbilla (ejercicio para relajar el cuello) (IPP)

Este ejercicio alivia estrés de la mandíbula, el cuello y la parte superior de la espalda y es el inicio para mantener una buena postura. Además, puede hacerlo cuando se encuentra manejando, sentado, leyendo o acostado sobre su espalda. Sin mirar hacia arriba, comience el ejercicio llevando suavemente la barbilla hacia atrás hasta formar una papada. Continúe viendo hacia el frente durante este movimiento. Sentirá alargarse y estirarse la parte trasera de su cuello. Puede ayudarle poner la mano sobre la barbilla y trazar una línea recta imaginaria hacia atrás. Sostenga unos segundos y relaje.

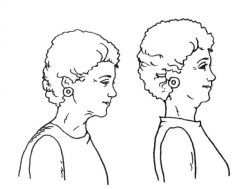

Guías para una posición correcta:
1. Orejas en línea recta a los hombros. Hombros relajados.
2. Cabeza a la altura del cuello y tronco. No hacia delante.
3. Cuello en línea vertical y recta. No inclinada hacia delante.
4. Formar una papada.

2. Estiramiento del Cuello de Derecha a Izquierda

En la posición del ejercicio anterior, es decir la cabeza recta a la altura de los hombros y manteniendo los hombros relajados:

a. Voltear la cabeza hacia la derecha hasta ver sobre su hombro derecho y luego, hacia la izquierda.
b. Acercar la oreja derecha hacia el hombro derecho sin levantar el hombro y repetir el movimiento del otro lado.

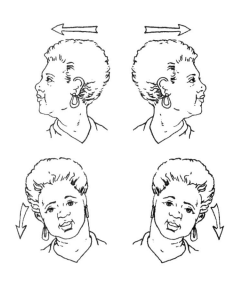

Si este ejercicio le marea, cierre los ojos. Si todavía sigue mareado, no lo haga. Le recomendamos no hacer este ejercicio si le causa dolor insoportable o le provoca sensaciones de adormecimiento en los brazos o manos.

Ejercicio para las Manos y las Muñecas

Puede hacer este ejercicio cuando está sentado descansando. Le recomendamos hacer este ejercicio después de realizar actividades manuales, como lavar platos, después de bañarse o durante el descanso del trabajo.

3. "O.K." (ejercicio para estirar los dedos)

Comience este ejercicio manteniendo la mano frente a usted y la muñeca alineada con el resto de la mano, como lo muestra el dibujo. Forme el símbolo "O.K.", o la letra "O" tocando la yema de los dedos con la yema del pulgar, hágalo con todos los dedos de la mano. Si es necesario, ayúdese con la otra mano.

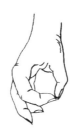
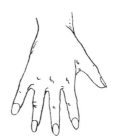

Ejercicios para los Hombros y los Codos

4. Saludo a la Mañana (ejercicio para el calentamiento de los hombros y brazos)

Puede hacer este estiramiento sentado o de pie. Relaje los dos brazos a los lados, ahora crúcelos a nivel de las muñecas, uno sobre el otro, manteniendo puños suaves en las manos y los pulgares hacia abajo. El movimiento empieza con las manos, volteando las palmas hacia arriba y estirando al mismo tiempo los dedos de las manos, continúe el estiramiento abriendo los brazos hacia los lados y hacia arriba,

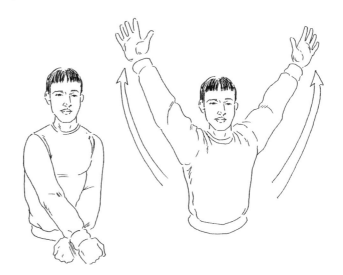

como queriendo alcanzar un objeto por arriba de su cabeza. Una vez que llegan los brazos a su máxima extensión, relaje volviendo a la posición inicial. Empiece el movimiento inhalando por la nariz, y al relajar, exhale por la boca. Este ejercicio le ayudará a mantener la buena postura y es un ejercicio relajante para el tronco. Le sugerimos hacer de 5 a 10 repeticiones.

5. Ejercicio con la Barra/Palo

Este ejercicio sirve para fortalecer los hombros y relajarlos. Sentado o de pie tome una barra, poniendo una mano en cada extremo. Levante la barra con los brazos estirados arriba de su cabeza y regrese a la posición inicial. También puede hacerse acostado. Le sugerimos hacer de 5 a 10 repeticiones.

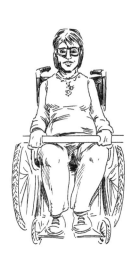
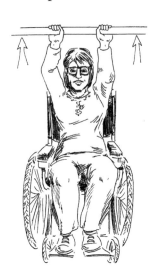

6. Alcanzar y Darse Una Palmadita en la Espalda
(para estirar y fortalecer los dos hombros)

Este ejercicio ayuda a aumentar la flexibilidad y fuerza de los dos hombros. Levante un brazo, estirándolo hacia el techo, y doble el codo para darse una palmadita en la parte arriba de su espalda. Ahora, mueva el otro brazo detrás de su espalda, doble el codo y trate de alcanzar la otra mano. ¿Se pueden tocar las puntas de los dedos? Relaje y cambie las posiciones de los brazos. ¿Se pueden tocar en este lado? Para la mayoría de personas, una posición funcionará mejor que la otra.

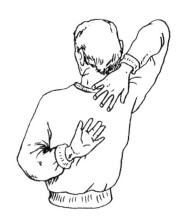

7. Ejercicios para Fortalecer los Músculos Rotadores de los Hombros (IPP)

Este es un buen ejercicio para fortalecer la espalda media y alta y estirar los músculos del pecho. Sentado o de pie en la posición del ejercicio #1 (con la cabeza a la altura de los hombros), lleve las manos y antebrazos desde el codo hacia arriba rotando la articulación de los hombros, como en el dibujo "a". Continúe llevando los codos hacia atrás hasta que los omóplatos se junten en la mitad de la espalda, también los hombros se mueven hacia atrás, lo más posible. Sostenga por unos segundos esta posición y ahora lleve los brazos hacia el frente de su cara como si rezara, tratando de juntar los codos hasta donde pueda (vea el dibujo "b"). Relaje a la posición de inicio. Si este ejercicio es incómodo al principio, no levante los brazos hasta el nivel de los hombros, hágalo con los brazos más abajo o descanse las manos sobre los hombros.

167

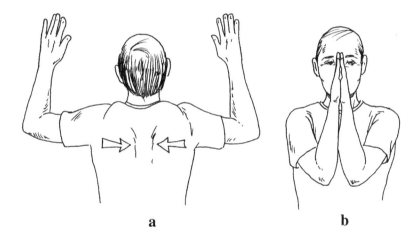

a   b

Ejercicios para el Abdomen y la Espalda

8. Rodilla al Pecho

Este ejercicio ayuda a estirar la espalda. Acuéstese sobre la espalda en una superficie plana, puede utilizar un colchón delgado o tapete. Flexione las dos piernas para aliviar la presión de la espalda baja, con ambos brazos, tome la pierna derecha o izquierda por debajo de la rodilla y suavemente acerque la rodilla al pecho. Sentirá el estiramiento en su espalda y también en la parte tasera de la pierna. Sostenga la posición por lo menos durante 15 segundos, respirando profundamente. Repítalo con la otra pierna. Le recomendamos hacer de 5 a 10 repeticiones.

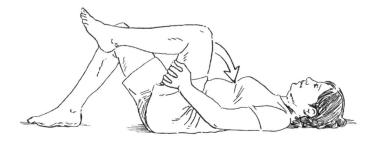

9. Masaje de la Columna (anteversión de la pelvis) (IPP)

Este es un excelente ejercicio para fortalecer y relajar toda la espalda, especialmente la espalda baja o zona lumbar. El propósito de este ejercicio es incrementar el espacio entre los huesos (vértebras) que forman la columna. Comience el ejercicio acostado en su espalda sobre una superficie firme. Doble las piernas y relaje los brazos como lo muestra el dibujo. Haga una respiración profunda y en la exhalación presione los músculos del abdomen hasta hacer contacto con el piso y sentir el estiramiento en la parte baja de la espalda. Imagínese que su espalda está formada por una serie de cuentas o perlas como las de un collar. Usted pone suavemente cada perla sobre la superficie de la misma manera que pone cada vértebra en la superficie en que está acostado, utilizando los músculos abdominales y el apoyo de las piernas para incrementar el espacio entre las vértebras. Sostenga la contracción por unos segundos y relaje su espalda, respire naturalmente. Otra imagen que puede utilizar es la de una cadena de bicicleta al mover su columna. Una vez que ha dominado el movimiento de la pelvis, se le facilitará el ejercicio. Le recomendamos hacer de 10 a 15 repeticiones.

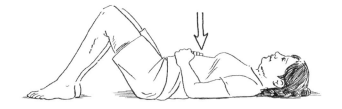

10. Ejercicio para la Espina Dorsal (IPP)

a. Este ejercicio mejora la flexibilidad de la columna dorsal (parte alta de la espalda). Acuéstese boca abajo, sosteniéndose sobre los antebrazos y trate de levantar la espalda alta, empujándose con los antebrazos. Si esta posición le incomoda, estire más los brazos para aumentar el rango de movimiento en la espalda. Le recomendamos hacer de 5 a 10 repeticiones.

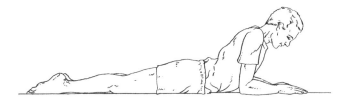

b. Para fortalecer los músculos de la espalda, acuéstese sobre su estómago, lleve sus manos hacia atrás. Levante la cabeza, los hombros y los brazos. Use los músculos de su espalda. *No vea hacia arriba,* vea hacia abajo y mantenga la cabeza derecha. Sostenga la posición 10 segundos (no deje de respirar). Regrese a la posición de inicio. Le recomendamos hacer de 5 a 10 repeticiones.

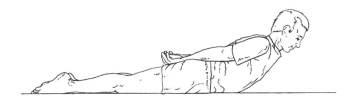

c. Para fortalecer la espalda. Este ejercicio es más extenuante para su espalda que los anteriores, si no desea hacerlo, puede sustituirlo por otro ejercicio. Comience sobre el estómago en el piso. Como lo muestra el dibujo, levante ambas piernas del piso al mismo tiempo, sin doblar las rodillas. Sostenga esta posición 5 segundos, luego regresa a la posición inicial.

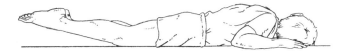

11. Meciendo las Piernas (ejercicio para relajar la espalda lumbar o baja)

Este ejercicio sirve para liberar tensión de la espalda baja y mejorar su flexibilidad. Comience acostado sobre la espalda en el piso, tome las piernas por debajo de las rodillas y suavemente acerque las rodiallas al pecho. Descanse 10 segundos en esta posición, entonces suavemente lleve ambas piernas hacia un lado, tratando de mantener la parte alta de la espalda sobre el piso y girando desde la cintura. Respire profundamente. Ahora, lleve a sus dos rodillas hacia el otro lado y repita el ejercicio.

170

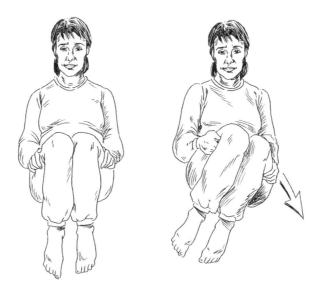

12. Abdominales Altos

Este ejercicio le ayudará a mantener la buena postura y a fortalecer los músculos abdominales. Comience el ejercicio acostado sobre su espalda en el piso, flexione ambas piernas manteniendo las plantas de los pies en el piso. Muy despacio, usando los músculos abdominales y extendiendo los brazos hacia el frente como lo indica el dibujo, trate de levantarse hacia arriba (no hacia el frente). Sostenga la contracción durante 10 segundos y regrese lentamente a la posición de inicio. Si tiene problemas con el cuello o es una posición incómoda para usted, puede utilizar sus brazos para sostener la cabeza. Mantenga el cuello derecho y la vista hacia el techo y no lleve la barbilla al pecho. No permita que nadie le detenga los pies, ni ponga los pies debajo de algo. Le sugerimos hacer 5 a 10 repeticiones para empezar. Respire normalmente y exhale cada vez que se levante.

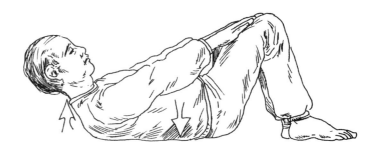

13. Abdominales Bajos

Estos ejercicios fortalecen los músculos abdominales y son menos extenuantes para el cuello que el ejercicio anterior. Si no tiene problemas cervicales, entonces le sugerimos hacer los dos.

a. Comience el ejercicio acostado sobre su espalda (brazos relajados a los lados), doble las rodillas y ponga las plantas de los pies en el piso. Lleve una rodilla hacia su pecho y mantenga la pelvis en anteversión (refiérase al ejercicio #9) al mismo tiempo. Mantenga la contracción durante unos segundos, tratando de desaparecer la curva normal de su espalda baja cuando lleva la pierna a su pecho, relaje regresando la pierna al piso.

b. En la misma posición, despacio y con cuidado, empuje la pierna hacia el frente (no muy alto), al mismo tiempo que estira su rodilla. Siga empujando su pierna hasta que sienta que su espalda baja comienza a arquearse. Cuando esto sucede, regrese la pierna al pecho, vuelva a la anterversión de la pelvis, es decir a estirar la curva de su espalda baja utilizando los músculos abdominales. Exhale cuando estira la pierna hacia el frente. No sostenga la respiración. Le sugerimos hacer de 5 a 10 repeticiones con cada pierna.

171

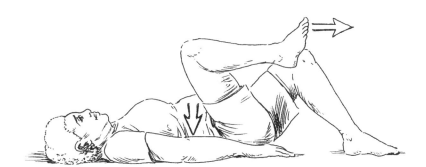

Ejercicios para las Caderas y las Piernas

14. Levantando las Piernas Derechas

Este ejercicio fortalece los músculos que ayudan a doblar la cadera y poner la rodilla derecha. Acuéstese sobre su espalda con las rodillas dobladas y las plantas de los pies en el piso. Estire o tense el músculo de la parte arriba de ese muslo, y ponga la rodilla tan derecha que sea posible. Manteniendo la rodilla derecha, levante la pierna uno o dos pies (aproximadamente 50 cm) del suelo. Mantenga la pierna levantada y cuente en voz alta por 10 segundos. Relaje y repita con la otra pierna.

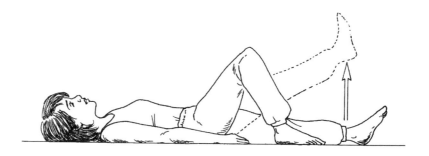

15. Abducción de las Piernas

Utilizando una silla o superficie fija como apoyo. Permanezca derecho y mantenga una pierna paralela a la otra. Comience el ejercicio levantando la pierna en abducción, es decir, hacia afuera de la línea media del cuerpo. El pie y rodilla se sostienen viendo hacia el frente. Sostenga la contracción de la pierna brevemente antes de regresarla a su lugar. Cada vez que mueva la pierna exhale y cuando la regrese controlando el movimiento, inhale. Le recomendamos hacer 5 a 10 repeticiones de cada lado.

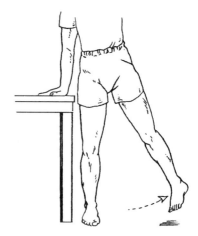

16. Lanzando la Pierna Hacia Atrás con Control (IPP) (ME)

Este ejercicio incrementa la movilidad de la espalda y fortalece las caderas. Apóyese en una superficie plana, utilizando los brazos. Manteniendo las piernas estiradas, comience el ejercicio lanzando con control una pierna hacia atrás, luego la otra. No arquee la espalda.

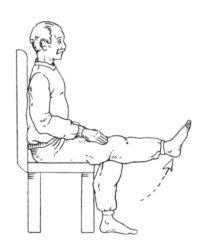

173

17. Fortalecedor de la Rodilla I (IPP)

Las rodillas fuertes son importantes para caminar y estar de pie cómodamente. Este ejercicio fortalece la rodilla. Sentado en una silla, estire la pierna adelante, contrayendo el músculo más grande de su pierna, llamado cuádriceps. Ponga una mano sobre el muslo para sentir la contracción. Manteniendo la rodilla lo más derecha posible, empuje hacia afuera con el talón y apunte su pie. Haga pequeños círculos con los pies. Le recomendamos sostener la pierna durante 10 segundos para empezar. Llegar a sostener la pierna durante 30 segundos puede ser una buena meta. Cuente en voz alta y no sostenga la respiración.

18. Fortalecedor de la Rodilla II

Este ejercicio fortalece los músculos que flexionan y estiran la rodilla. Comience sentado en una silla y cruce las piernas un poco más arriba de los tobillos. Sus piernas pueden estar casi totalmente estiradas o también puede doblar las rodillas tanto como quiera. Pruebe las dos diferentes posiciones. Comience empujando la pierna de arriba hacia abajo y al mismo tiempo, haga resistencia con la pierna de abajo hacia arriba. Ejercite la misma presión con ambas piernas de tal forma que ninguna se mueva. Cuente en voz alta 10 segundos antes de cambiar de pierna. Haga el mismo número de repeticiones con cada pierna. No olvide respirar profundamente.

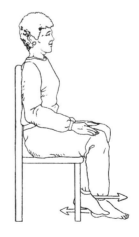

19. Estiramiento y Fortalecimiento de la Rodilla (IPP) (ME)

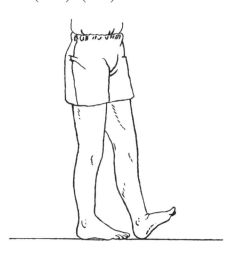

De pie ponga una pierna frente a la otra y mantenga el tobillo en el piso y los dedos de los pies en el aire (sentirá que la parte trasera de su pierna se estira); en esta posición estire y apriete la rodilla de la pierna de adelante contrayendo los músculos de su muslo. Cada vez que contraiga su muslo, manténgalo apretado durante 5 segundos (1, 2, ... 5). Relaje. Cuente en voz alta, cada vez que contraiga o apriete su muslo. Si padece de dolor en las rodillas este es un buen ejercicio una vez de pie. Le sugerimos hacer 5 a 10 repeticiones con cada rodilla antes de comenzar a caminar y recuerde, respire y vaya aumentando la intensidad de las contracciones gradualmente.

20. Estiramiento de la Parte Posterior de la Pierna

Este ejercicio previene los calambres musculares en la parte posterior de la pierna. Si tiene rodillas inestables o hiperextendidas (es decir, con una curvatura hacia atrás), haga este ejercicio en el piso, como lo muestra el dibujo. Tenga precaución para no sobrestirar. Comience el ejercicio con su espalda como lo muestra el dibujo y lleve una pierna hacia su pecho, jalando suavemente con los brazos y las manos debajo de la rodilla. Respire profundamente y en la exhalación lleve su pierna más cerca de su pecho. También puede hacerse sentado: inclínese hacia el frente manteniendo la espalda erguida y la rodilla estirada, como lo muestra el dibujo.

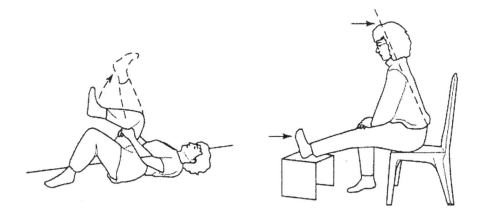

174

21. Estiramiento del Tendón de Aquiles (ME)

Este ejercicio ayuda a mantener la flexibilidad del tendón de Aquiles, el tendón más grande en el talón y la parte trasera de las pantorrillas. Es importante mantener su flexibilidad para disminuir el riesgo de lesiones, incomodidad en las pantorrillas y dolor en el talón. El estiramiento del tendón de Aquiles ayuda al calentamiento y enfriamiento al caminar, montar bicicleta o bailar. Le sugerimos hacer este estiramiento si tiene calambres en las pantorrillas. Comience el ejercicio frente a una pared o apoyado en el espaldar de una silla. Ponga un pie delante del otro, los dedos deben apuntar hacia el frente y los talones deben permanecer en el suelo. Inclínese hacia adelante, doble la rodilla de la pierna delantera y mantenga la rodilla de la pierna trasera estirada, el talón en el piso. Sentirá un buen estiramiento en la pantorrilla. Mantenga el estiramiento durante 10 segundos. No se mueva durante el estiramiento, hágalo suavemente.

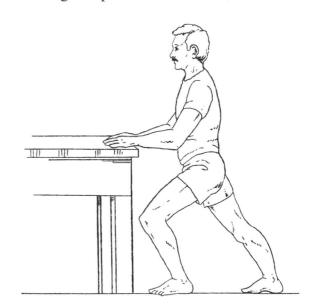

Es posible sentir dolor haciendo este ejercicio. Si ha llevado tacones todo el día, tenga cuidado con este ejercicio y empiece muy despacio.

22. De Puntitas (ME)

Este ejercicio le ayudará a fortalecer los músculos de las pantorrillas y le facilitará caminar, subir escaleras y estar de pie. Apóyese en una mesa y comience el ejercicio subiendo a las "puntas" de los pies lentamente como lo muestra el dibujo. Mantenga esa posición durante 10 segundos. Baje lentamente. Piense en subir con los músculos de sus piernas y glúteos y no con los pies solamente. No importa que tan alto puede subir, sino el control y equilibrio con que sube y baja. Es más fácil trabajar con ambas piernas al mismo tiempo. Si le molestan los pies, puede hacerlo sentado(a). Le sugerimos hacer 5 a 10 repeticiones.

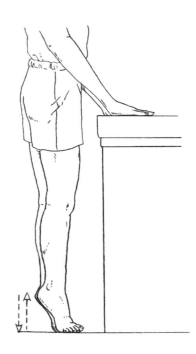

Ejercicios para los Tobillos y los Pies

Estos ejercicios se hacen sentado derecho en una silla y sin zapatos. Necesitará una toalla y 10 canicas o pelotitas de plástico. Estos ejercicios son para la flexibilidad, fortalecimiento y comodidad. Cuando hace estos ejercicios también puede tomar tiempo para examinar los pies y dedos para señales de problemas circulatorios o del piel, y para ver si las uñas necesitan ser cortadas.

176

23. Ejercicio con la Toalla (para fortalecer el empeine y los dedos)

Sentado en una silla, ponga una toalla extendida frente a usted. Coloque los pies en la orilla de la toalla y mantenga los tobillos en el piso, comience jalando la toalla con los dedos de los pies como lo muestra el dibujo. Una vez que ha hecho lo más posible, reverse el movimiento de los dedos y empuje la toalla hacia adelante.

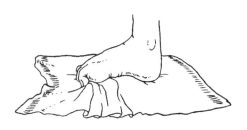

24. Recogiendo Canicas y Llevándolas de un Lugar al Otro
(Abducción y aducción del tobillo)

Haga este ejercicio con un pie a la vez. Ponga varias canicas en el piso. Coloque su pie de tal forma que no levante el talón del piso y los objetos estén cerca a su pie. Comience el ejercicio recogiendo con los dedos una o dos canicas y lleve las canicas sin despegar el talón del piso hacia un lado (en abducción), como si fuera una grúa llevando las canicas de un lado a otro. Continúe el movimiento hasta que haya terminado de depositar todas las canicas en un lado, luego reverse el ejercicio. También puede hacerlo con pelotas de plástico u otros objetos pequeños y fáciles de levantarse con los pies.

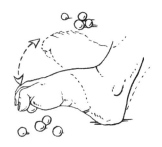

25. Masaje del Pie (ejercicio para relajar el pie)

Ponga un rodillo de madera bajo el arco del pie y dé masaje a la planta hacia adelante y hacia detrás. Este ejercicio estira los ligamentos del arco del pie.

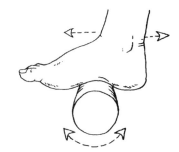

Ejercicios para el Equilibrio

Los ejercicios en esta sección le permiten practicar actividades para mejor su equilibrio en una forma segura y progresiva. Los ejercicios se presentan en orden de dificultad. Empiece con el primer ejercicio y consiga gradualmente con los otros ejercicios más difíciles, según van mejorando su fuerza y equilibrio. Si su equilibrio está muy mal, haga los ejercicios con otra persona cercana para que esta persona pueda apoyarle si sea necesario. Además, siempre es recomendable practicar los ejercicios cerca de una mesa o silla estable para agarrarse si sea necesaria. Si usted puede mantenerse en la posición por más tiempo, o con los ojos cerrados, o sin apoyo de sobra, son signos que se está mejorando su equilibrio.

26. Empezar a Mantener el Equilibrio

Póngase de pie suavemente con los pies cómodamente separados. Coloque las manos en las caderas y gire el tronco y la cabeza hacia la izquierda tan lejos que sea posible y luego, hacia la derecha. Repita este mismo movimiento 5 a 10 veces. Para incrementar la dificultad, haga el ejercicio con los ojos cerrados.

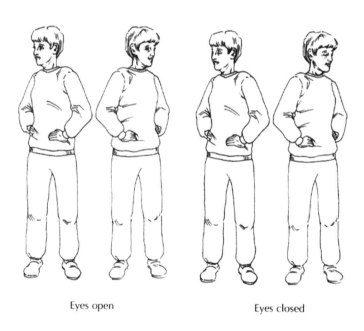

Eyes open   Eyes closed

27. Mecerse y Balancearse

Utilizando una mesa o el respaldo de una silla, haga los siguientes movimientos 5 a 10 veces:

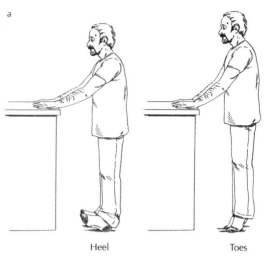

a

1. Trate de balancearse primero en los talones de sus pies, y luego suba a las puntitas como lo muestra el dibujo.

2. Dé un paso hacia atrás, hacia la izquierda, hacia adelante y hacia la derecha formando una caja, como si estuviera bailando el vals.

3. Marche en lugar, primero con ojos abiertos y luego con ojos cerrados.

Heel   Toes

178

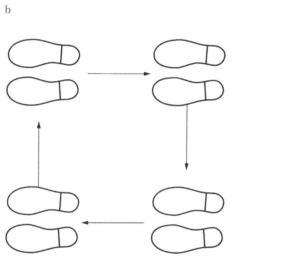

b

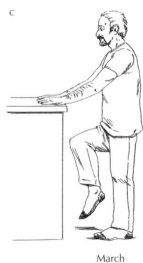

c

March

28. Base de Apoyo

Haga estos ejercicios con alguien que le puede apoyar o cerca de una mesa para apoyo. El propósito de estos ejercicios es ayudarle a mejorar su equilibrio por ir de una base de apoyo más grande a una más pequeña como muestran los dibujos. Trabaje para poder mantener cada posición durante 10 segundos. Cuando puede hacer cada ejercicio con los ojos abiertos, practique con los ojos cerrados.

1. Esté parado con los pies juntos.
2. Esté parado con un pie delante y el otro detrás.
3. Esté parado con el talón de un pie tocando los dedos del otro pie.

179

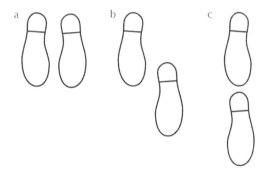

29. Caminar de Puntitas

El propósito de este ejercicio es fortalecer los tobillos y darle práctica en equilibrarse en una base de apoyo pequeña mientras moviéndose. Apóyese en una mesa o mostrador. Suba a las puntas de los pies y camine hacia delante y detrás al lado de la mesa como muestra el dibujo. Cuando se sienta cómodo caminando en las puntas de los pies sin apoyo y con los ojos abiertos, trate de hacerlo con los ojos cerrados.

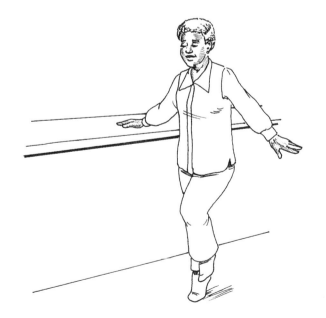

30. Caminar de Talones

El propósito de este ejercicio es fortalecer la parte baja de las piernas y darle práctica en moverse sobre una base de apoyo pequeña. Apóyese en una mesa o mostrador. Manteniendo los talones en el piso, levante los dedos (y la parte arriba) de los pies en el aire, como muestra el dibujo. Ahora camine en los talones hacia delante y detrás al lado de la mesa. Cuando se sienta cómodo caminando en los talones sin apoyo y con los ojos abiertos, trate de hacerlo con los ojos cerrados.

180

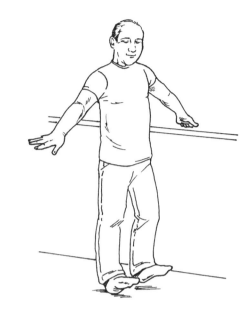

31. Estar Parado en una Sola Pierna

Agarrando al respaldo de una silla, mesa o mostrador, levante un pie completamente del piso. Una vez que se sienta equilibrado, levante su mano. La meta es mantenerse en esta posición durante 10 segundos. Una vez que lo puede hacer por 10 segundos sin agarrar la silla, trate de hacerlos con los ojos cerrados. Repita con la otra pierna.

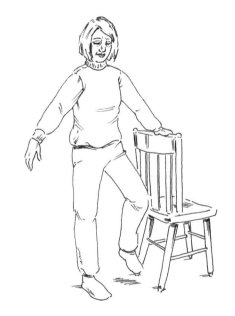

Un Ejercicio para el Cuerpo

32. Estiramiento para todo el cuerpo

Este ejercicio es un estiramiento para todo el cuerpo, se debe hacer acostado sobre la espalda. Empiece el movimiento con los tobillos como se explica abajo, o puede hacerlo en orden inverso, empezando con los brazos.

1. Apunte los dedos de los pies, y luego estírelos hacia arriba. Relaje.
2. Doble las rodillas. Luego estire las rodillas, regresando las piernas al piso y relájelas.
3. Arquee la espalda. Haga el ejercicio, la anteversión de la pelvis y relaje.
4. Inhale y estire los brazos arriba de su cabeza. Exhale y baje los brazos. Relaje.
5. Estire el brazo derecho arriba de su cabeza y estire la pierna izquierda, empujando hacia delante con el talón. Mantenga esta posición durante 10 segundos. Cambie de lado y repita.

181

Ejercicios para el Fortalecimiento del Tronco y las Extremidades Superiores con Pesas

33. Ejercicio con Pesas #1 (para el fortalecimiento de los brazos)

Sentado o de pie, empiece con los brazos relajados frente a su cuerpo, junte ambas manos, palmas hacia su cuerpo. Si hace este ejercicio con pesas, levántelas hasta el nivel del pecho doblando los codos hacia afuera. Mantenga las muñecas alineadas con los antebrazos. Si hace este ejercicio sin pesas puede imaginar que tiene un objeto pesado en las manos y haga resistencia mentalmente.

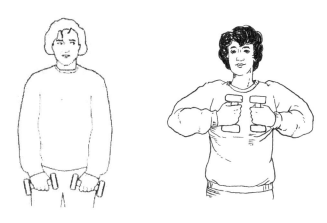

34. Ejercicio con Pesas #2 (para el fortalecimiento de los hombros)

Este ejercicio puede realizarse sentado o de pie; empiece con los brazos relajados a los lados, palmas hacia su cuerpo. Si utiliza pesas tómelas suavemente. Levante los brazos lateralmente sin flexionar los codos hasta el nivel de los hombros. Las muñecas deben mantenerse derechas y las palmas de las manos deben ver hacia abajo.

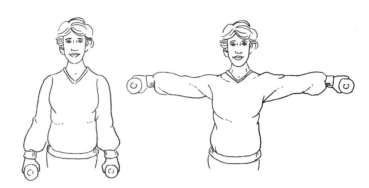

182

35. Ejercicio con Pesas #3

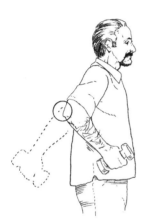

(para el fortalecimiento del tríceps)

Sentado o de pie, tome la pesa en una mano, comience flexionado el codo, poniendo las pesas a nivel de su cintura. Levante la pesa estirando del codo hacia atrás. **Repita al otro lado.** Mantenga la muñeca derecha.

36. Ejercicio con Pesas #4

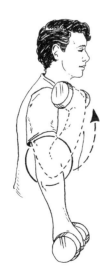

(para el fortalecimiento del bíceps)

Comience con los brazos relajados a los lados y las palmas hacia el frente. Mantenga el brazo firme y lleve el antebrazo hacia su cuerpo. Puede hacer este ejercicio con pesas o sin pesas.

Fortalecimiento de las Extremidades con Bandas Elásticas

Otra manera de fortalecer los músculos es utilizar bandas elásticas para obtener resistencia física. Estas bandas se pueden encontrar en tiendas de artículos deportivos o en clases de ejercicio. La fuerza de resistencia varía según el tipo de banda. Comience con una banda adecuada a su fuerza actual. Le sugerimos moverse hasta un rango cómodo, donde sienta que está controlando la banda y no la banda le controla a usted. Una buena meta es lograr 8 a 10 repeticiones por ejercicio. Es importante mantener la buena postura y respirar naturalmente.

Precaución: Si tiene dificultades con las manos, las bandas elásticas pueden no ser la mejor elección para usted.

37. Ejercicio con Bandas #1: Jalando Horizontalmente.

Comience este ejercicio con los brazos estirados frente a usted y con la banda en las manos, como lo muestra el dibujo. Mantenga los brazos a nivel de los hombros y jale o tire de la banda hacia afuera del centro del cuerpo con los dos brazos al mismo tiempo. No sobrestire los codos.

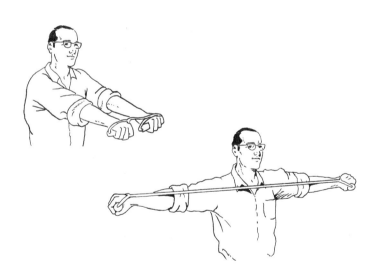

38. Ejercicios con Bandas #2: Pectorales

Ponga la banda atrás de la espalda y pásela por debajo de las axilas, como lo muestra el dibujo. Doble los codos. Comience el ejercicio estirando los codos hacia el frente, pulgares apuntando hacia arriba, como si tuviese una jarra en la mano y fuera a colocarla sobre la mesa. Una vez que tire de la banda hacia adelante y regresa resistiendo, puede relajar.

184

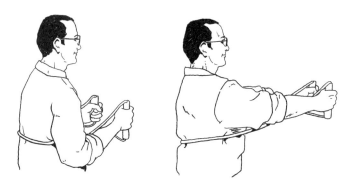

39. Ejercicio con Bandas #3: Bíceps

Sostenga un extremo de la banda con una mano y el otro extremo con el pie, parándose sobre la banda. Doblando el codo, lleve la mano hacia el hombro y regrese a la posición inicial ejerciendo resistencia. Relaje.

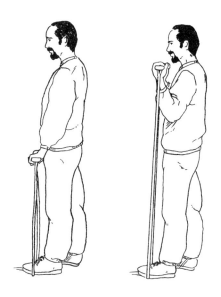

Auto-Exámenes

No importa cuáles son nuestras metas, todos necesitamos ver que nuestros esfuerzos hacen una diferencia. Puesto que un programa de ejercicio produce cambios graduales, frecuentemente es difícil reconocer los mejoramientos y saber si funcionan bien o no los ejercicios. Por eso, es recomendable escoger algunos de los siguientes auto-exámenes de flexibilidad y fortalecimiento para medir su progreso. No todo el mundo podrá hacer todos los exámenes. Escoja ellos que funcionan mejor para usted. Haga cada examen antes de empezar su programa de ejercicio, y anote los resultados. Después de cada cuatro semanas, repita los exámenes y verifique sus mejoramientos.

1. Flexibilidad de los Brazos

Haga Ejercicio 6 (Alcanzar y Darse Una Palmadita en la Espalda) en ambos lados del cuerpo. Pida a alguien que mida la distancia entre las puntas de los dedos.

Meta: Menos distancia entre las puntas de los dedos.

2. Flexibilidad de los Hombros

Esté parado mirando la pared con los dedos de sus pies tocando la pared. Un brazo a la vez, extienda la mano para arriba en la pared delante de usted. Con un lápiz en su mano, marque la distancia que usted alcanzó, o pida que otra persona se la marque. También haga el ejercicio de lado, como muestra el dibujo, estando de 3 pulgadas (8 cm) de la pared y marque la distancia.

Meta: Alcanzar más arriba.

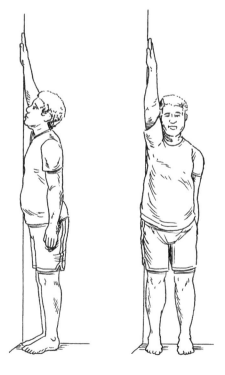

3. Flexibilidad de la Parte Posterior de la Pierna

Haga Ejercicio 20 (Estiramiento de la Parte Posterior de la Pierna) una pierna a la vez. Mantenga el muslo perpendicular a su cuerpo. ¿Cuánto dobla la rodilla? ¿Qué tan tensa se siente la parte posterior de su pierna?

Meta: Una rodilla más recta y menos tensión en la parte posterior de la pierna.

4. Flexibilidad de los Tobillos

186

Siéntese en una silla con las plantas de los pies descalzos en el piso y las rodillas dobladas a un ángulo de 90 grados. Mantenga los talones en el piso y levante los dedos y la parte anterior de su pie del piso. Pida que alguien mida la distancia entre los pulpejos de los pies y el piso.

Meta: Una a dos pulgadas (3 a 5 cm) entre los pies y el piso.

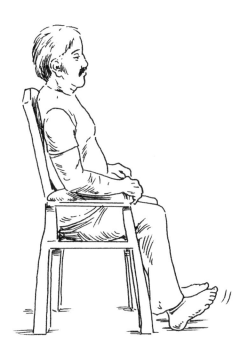

5. Fuerza Abdominal

Haga Ejercicio 12 (Abdominales Altos). Cuente cuantas repeticiones puede hacer antes de cansarse demasiado que no puede hacer más, o cuente cuantas repeticiones puede hacer durante un minuto.

Meta: Más repeticiones.

6. Fuerza de los Tobillos

Esta prueba tiene dos partes. Esté parado usando una mesa o mostrador para apoyo.

1. Haga Ejercicio 22 (De Puntitas) tan rápido y frecuente que sea posible. ¿Cuántas repeticiones puede hacer antes de cansarse?
2. Esté parado con los pies planos en el piso. Ponga la mayoría de su peso en sola una pierna, y toque rápidamente el piso con la parte anterior del otro pie. ¿Cuántos toques puede hacer antes de cansarse?

Meta: 10 a 15 repeticiones de cada movimiento.

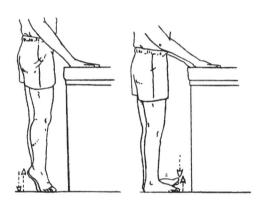

Capítulo
9

Actividades Aeróbicas

¿CUÁNTO EJERCICIO ES SUFICIENTE? UNO DE LOS PROBLEMAS MÁS GRANDES AL HACER EJERCICIO ES QUE FACILMENTE PUEDE EXCEDERSE. Una persona al hacer ejercicio (aeróbicos) puede fácilmente sobrepasar lo que su condición física le permite y esto no es recomendable, aun si no tiene enfermedades crónicas. Algunas personas por falta de información y experiencia piensan que el ejercicio debe ser muy intenso y prolongado para obtener beneficios. El ejercicio demasiado rápido o muy intenso puede producir agotamiento, dolor muscular, articulaciones adoloridas, dificultad para respirar y otros síntomas. Como resultado la persona puede dejar de hacer ejercicio en forma indefinida pensando que el ejercicio no es para él o ella, volviendo a una vida sedentaria.

No hay una fórmula mágica para determinar cuanto ejercicio necesita una persona. Lo más importante es recordar que hacer *un poco de ejercicio es mejor que no hacer nada.* Es posible que usted pueda incorporar el ejercicio como parte de sus actividades diarias si empieza un programa de ejercicio aeróbico de una intensidad baja y lo va incrementando gradualmente hasta lograr una intensidad moderada o alta.

Estudios realizados sugieren que cuando usted realiza 200 minutos de ejercicio aeróbico por semana a una intensidad moderada obtiene un beneficio máximo para la salud. Sin embargo, realizar ejercicio por más tiempo no produce mayor beneficio (pero corre el riesgo de lastimarse). También sugieren que al hacer 100 minutos de ejercicio por semana se obtiene 90% del beneficio máximo. La buena noticia es, que cuando realiza 60 minutos de ejercicios aeróbicos por semana usted obtiene un beneficio del 75%. ¡Sesenta minutos de ejercicio aeróbico significa hacer sólo 15 minutos, 4 veces por semana!

Cualquier actividad que consiste en mover los brazos y piernas continuamente al menos durante cinco minutos es una actividad aeróbica. Caminar, nadar o hacer ejercicios acuáticos y correr, son ejemplos de actividades aeróbicas. Es una necesidad fisiológica para todos hacer suficiente ejercicio aeróbico. El ejercicio aeróbico nos protege de enfermedades cardíacas, alta presión o hipertensión y diabetes. Además, ayuda al control del peso, a dormir mejor y sentirse relajado, energético y contento. En este capítulo, exploramos diferentes sugerencias para hacer distintos tipos de ejercicios aeróbicos y le proporcionamos ideas para desarrollar un programa de ejercicio aeróbico que satisfaga sus necesidades.

Su Programa de Ejercicio Aeróbico

190

Es muy fácil cansarse demasiado al iniciar cualquier tipo de actividad aeróbica por primera vez. Existe la creencia general de que es necesario hacer mucho trabajo antes de disfrutar y obtener los beneficios del ejercicio aeróbico. La extenuación y el dolor muscular son el resultado de hacer ejercicios demasiado intensos y demasiado rápidos para su condición física. Las siguientes sugerencias le ofrecen ideas concretas de los elementos que debe contener un programa de ejercicio para evitar lesionarse.

El Calentamiento

Si hace ejercicio a una intensidad que le causa respirar más profundamente o su corazón late mas rápido, es importante calentarse primero. Los beneficios del calentamiento incluyen aumentar la temperatura muscular antes de comenzar a hacer ejercicio, que les permite a los músculos trabajar más eficientemente. Además, el calentamiento estimula la circulación y prepara al corazón y a los pulmones para trabajar más vigorosamente. El calentamiento puede consistir en una combinación de ejercicios de flexibilidad durante aproximadamente 15 minutos y un incremento gradual en el nivel de su actividad aeróbica durante más o menos cinco minutos; esto es realizar movimientos suaves con todas las extremidades del cuerpo. Otros ejemplos del calentamiento incluyen caminar despacio o pasear por 5 minutos antes de comenzar a caminar con mayor rapidez aeróbicamente, bailar despacio por 5 minutos antes de moverse más rápido a un ritmo acelerado o pedalear lentamente sin resistencia en una bicicleta por 5 minutos antes de hacerlo con más velocidad o cuesta arriba. El calentarse reduce el riesgo de lastimarse, de dolores musculares y de palpitaciones del corazón (latidos irregulares).

El Enfriamiento

Es importante tomar un período de 5 a 10 minutos después del ejercicio aeróbico para ayudar al enfriamiento y relajación gradual de su cuerpo especialmente si durante el ejercicio usted respiraba más profundamente, se sintía cálor o transpiración, o si latía más rápido su corazón. El enfriamiento permite a su corazón desacelerarse y al cuerpo en general perder el calor de sobra que se ha generado durante el ejercicio. Además, le ofrece la oportunidad de enfriar y relajar los músculos trabajados, previniendo así la rigidez y el dolor intenso, que a veces se experimenta después de hacer ejercicio vigoroso. Algunos ejemplos del enfriamiento son: continuar haciendo el mismo ejercicio aeróbico pero a una intensidad reducida, durante 3 a 5 minutos; después de caminar apresuradamente, el enfriamiento puede consistir en caminar más despacio. Finalice un paseo vigoroso en bicicleta con un pedaleo más suave, sin esfuerzo. Se ha visto que practicar ejercicios de flexibilidad durante el enfriamiento es de gran ayuda porque los músculos y articulaciones todavía están lo suficientemente calientes y se disminuye el riesgo de lesionarse. Si ha caminado durante un largo período de tiempo o ha montado bicicleta, puede hacer el estiramiento del tendón de Aquiles, (refiérase al capítulo anterior).

En los días que se siente cansado, puede excluir la parte vigorosa de los ejercicios aeróbicos y hacer sólo el calentamiento y el enfriamiento como su rutina de ejercicio para esos días difíciles.

¿Cuánto Es Suficiente?

El resultado de su programa de ejercicio aeróbico depende de la frecuencia en que hace ejercicio (F = Frecuencia), qué tan intenso es su ejercicio (I = Intensidad), y cuanto tiempo hace de ejercicio cada día (T = Tiempo). Esta es la misma fórmula que su médico utiliza cuando le receta una medicina para que le haga efecto. Sabiendo eso, usted también puede seleccionar su propia "dosis de ejercicio" para conseguir el resultado que desee. Su dosis de ejercicio resulta de la forma cómo usted combina la frecuencia, intensidad y tiempo al hacer ejercicio. Una dosis grande de ejercicio le dará un efecto diferente a una dosis pequeña.

Frecuencia: ¿Cuántas Veces?

Tres o cinco veces por semana es la mejor frecuencia para practicar los ejercicios aeróbicos. Los días libres le dan la oportunidad a su cuerpo de recuperarse y adaptarse al nivel de actividad físico. Tres días a la semana es la frecuencia mínima con la que debe empezar. Puede aumentar la frecuencia de su ejercicio aeróbico conforme vaya aumentando su condición física y su energía. Tres días a la semana será suficiente si usted practica un ejercicio aeróbico en forma vigorosa. Si su ejercicio aeróbico es caminar a un paso confortable puede aumentar la frecuencia, haciéndolo de 4 a 7 veces por semana.

Duración: ¿Cuánto Tiempo?

La recomendación es un mínimo de 30 minutos al día, acumulando actividades físicas de una intensidad baja y moderada. Para beneficio de la salud, los ejercicios se pueden acumular en lapsos de tres tiempos, de 10 minutos cada uno a lo largo del día. Para mejorar su condición física cardiovascular será necesario que haga ejercicio un poquito más de 10 minutos cada vez.

Si no ha hecho ejercicio por algún tiempo, le recomendamos no hacer más de 5 minutos de ejercicio cada vez. Podría hacer 5 minutos de ejercicio aeróbico varias veces al día y gradualmente construir una sesión de ejercicio aeróbico hasta lograr aproximadamente 30 minutos, o puede continuar haciendo sesiones de ejercicio más cortas a lo largo del día. Además, puede aumentar la duración del ejercicio aeróbico sin riesgo alguno cuando alterna períodos de ejercicio suave y ejercicio vigoroso. Finalmente, llegará a construir una rutina de ejercicio vigoroso suficientemente larga y a utilizar el ejercicio suave como calentamiento o enfriamiento.

Intensidad: ¿Qué Tan Fuerte?

El ejercicio aeróbico de intensidad moderada es el más efectivo. El ejercicio intenso aumenta el riesgo de lesionarse y causa dolores menores, haciendo difícil mantener regularidad en su programa de ejercicio.

Por eso, no se exceda de una intensidad moderada. Una intensidad moderada es cuando usted puede hablar o mantener una conversación mientras hacer ejercicio, cuando su esfuerzo percibido no es mayor de 5 (en la escala, vea el cuadro #1), donde su pulso (latidos del corazón) no exceda al 75% de rango más alto de pulsación establecido para su edad (vea el cuadro #2).

Las personas que empiezan un programa de ejercicio deben considerar seguir las recomendaciones publicadas recientemente en los Estados Unidos (U.S. Surgeon's Report on Physical Activity) que dicen que los adultos deberían acumular 30 minutos de ejercicio moderado o actividad física moderada cada día y hacerlo, si es posible, casi todos los días de la semana. Nuestra meta debe ser llegar a los 30 minutos de ejercicio diario, pero eso no debería ser nuestro punto de partida. Si usted empieza haciendo ejercicio por sólo dos minutos cada vez, será muy posible que usted pueda (seguir la recomendación) hacerlo por 10 minutos, tres veces al día y obtener beneficios importantes para su salud.

Prueba de Hablar

Hable consigo mismo u otra persona, recite un poema o cuente en voz alta cuando hace ejercicio aeróbico. Podrá hacerlo cómodamente si el ejercicio que hace es a una intensidad moderada. Si por el contrario, tiene dificultades al respirar o no puede hablar cómodamente, está haciendo demasiado esfuerzo. Esta prueba es muy sencilla de llevar a cabo para regular la intensidad del ejercicio aeróbico. Si tiene problemas respiratorios, es probable que la prueba de hablar no le funcione bien. Si es así, utilice la prueba del esfuerzo percibido.

Esfuerzo Percibido

Una forma sencilla y confiable para vigilar la intensidad del ejercicio es clasificar el esfuerzo que hace en una escala del 0 al 10. El cuadro #1 muestra un ejemplo de esta escala. Cero en el extremo más bajo de la escala es cuando no hace esfuerzo, por ejemplo cuando está acostado descansando. Diez en el otro extremo de la escala, es la medida más alta del esfuerzo realizado—esfuerzo que no puede sostener más de algunos segundos. Por supuesto, no es necesario esforzarse tanto y esperamos que no lo haga. Un buen nivel de esfuerzo en esta escala para el ejercicio aeróbico es entre 3 y 5. Si apenas está empezando a hacer ejercicio, es recomendable no exceder un nivel de 3 ó 4 en esta escala.

193

Recuerde seguir las sugerencias sobre la frecuencia, duración e intensidad del ejercicio. A veces tendrá que detener su paso. Hacer más ejercicio no es necesariamente mejor. No es verdad que debe doler para tener efecto. El objetivo es sentirse mejor. Si siente más síntomas (por ejemplo, sus articulaciones le duelen mucho), descanse; cuando se sienta mejor, reinicie su programa de ejercicio moderado.

Pulso (Latidos del Corazón)

A menos de que se encuentre bajo tratamiento con medicinas para el corazón, tomar el pulso es una forma muy práctica de medir la intensidad del ejercicio. El número de latidos del corazón refleja el esfuerzo que está haciendo. (El corazón también late cuando está en un estado alterado; sin embargo, aquí nos referimos a la respuesta del corazón al esfuerzo físico). El ejercicio aeróbico moderado, levanta su pulso entre el 60% y 80% de su nivel máximo. El nivel máximo del pulso declina con la edad, y para hacer ejercicio menos arriesgado también declina este nivel en el cuadro #2 que sigue. Puede utilizar la tabla de los niveles de pulso sugeridos abajo para encontrar el nivel adecuado de su pulso al hacer ejercicio aeróbico moderado.

Si desea utilizar el nivel de su pulso para guiarle en el ejercicio, es necesario aprender a tomarse el pulso. Necesitará un reloj que marque los segundos. Coloque los tres dedos de una mano en la muñeca de la otra, debajo de la base del dedo pul-

Cuadro #1 ESCALA DEL ESFUERZO PERCIBIDO *¿Cómo se siente la intensidad del ejercicio?*	
NÚMEROS	**ESFUERZO**
0	Nada de esfuerzo
1	Muy débil
2	Débil
3	Moderado
4	Algo fuerte
5	Fuerte
6	
7	Muy fuerte
8	
9	Demasiado fuerte
10	Extremadamente fuerte

gar en la parte anterior. Podrá percibir su pulso al fluir la sangre. Cuente cuantas pulsadas siente en 15 segundos. Multiplique este número por 4 y obtendrá el número de latidos de su corazón por minuto. Tome así su pulso varias veces al hacer ejercicio y pronto conocerá las diferencias en su esfuerzo cardíaco cuando descansa o hace ejercicio suave y moderado.

Cuadro #2
NIVEL DE PULSO SUGERIDO POR EDAD AL HACER EJERCICIO

Edad	Rango de Pulsaciones (Latidos por minuto)	Rango de Pulsaciones (en 15 segundos)
30	114-152	28-38
40	108-144	27-36
50	102-136	25-34
60	96-128	24-32
70	90-120	22-30
80	84-112	21-28
80+	78-104	19-26

Cómo calcular su rango de pulsaciones cuando hace ejercicio:

1. Disminuya (o reste) de 220 su edad : (220–su edad = __)
    Ejemplo: 220–60 = 160   Para usted sería: 220– __ = ____

2. Para encontrar el nivel más bajo de su rango de pulsaciones cuando hace ejercicio, multiplique el resultado del paso 1 por (0.6):
    Ejemplo: 160 × 0.6 = 96   Para usted sería: __ × 0.6 = ____

3. Para encontrar el nivel más alto de su rango de pulsaciones cuando hace ejercicio, al que no debe excederse, multiplique el resultado del paso 1 por (0.8):
    Ejemplo: 160 × 0.8 = 128   Para usted sería: __ × 0.8 = ____

En nuestro ejemplo el rango de pulsaciones cuando la persona hace ejercicio es de 96 a 128 latidos por minuto. ¿Cuál sería el suyo?

La mayor parte de personas cuentan sus pulsaciones por 15 segundos, no por todo el minuto. Para encontrar sus 15 segundos de pulsación, divida ambos, el nivel bajo y alto entre 4. Para la persona en nuestro ejemplo su número de pulsaciones en 15 segundos serían:
    — El rango más bajo: 96 ÷ 4 = 24
    — El rango más alto: 128 ÷ 4 = 32

La razón más importante para conocer su nivel sugerido de pulso cuando hace ejercicio es para no sobrepasar sus límites. Después de calentarse y haber hecho 5 minutos de ejercicio aeróbico, tome su pulso; si éste es mayor que el número más alto que muestra la tabla en su categoría, disminuya su ritmo. Si está comenzando su experiencia de hacer ejercicio, le recomendamos mantener su pulso en el límite más bajo en su categoría de edad mostrado en el cuadro #2, por lo menos hasta que su cuerpo se adapte a su nuevo nivel de actividad.

Al iniciar un programa de ejercicio, es común que algunas personas tengan dificultades para alcanzar el límite menor de su nivel de pulso. No se desanime si esto le sucede, continúe haciendo ejercicio a un nivel cómodo. Con la experiencia y el tiempo, logrará levantar su pulso a un nivel más alto y podrá hacer ejercicio más vigoroso. Si está tomando medicinas que regulan su pulso, tiene dificultades para percibirlo, o simplemente le parece un método complicado y fastidioso, utilice una de las otras pruebas para vigilar la intensidad del ejercicio.

Caminar

Caminar es un excelente ejercicio aeróbico que fortalece el corazón, los pulmones, los huesos y músculos, disminuye el estrés, controla el peso y mejora su salud en general. Se puede caminar solo o acompañado y en casi cualquier sitio adonde vaya. Al caminar, tiene menor riesgo de lesionarse que al correr, pues se ejerce menos estrés en las articulaciones. Es una excelente selección para una persona mayor de edad, cuyo estilo de vida ha sido sedentario o tiene problemas en las articulaciones.

La mayoría de las personas pueden incorporar esta actividad en sus actividades cotidianas. Por ejemplo, caminar para visitar a un amigo, caminar a la tienda de abarrotes o al realizar tareas caseras. Utilizar un bastón u otro tipo de aparato ortopédico, no debe ser obstáculo para hacer su programa de caminar adaptándole a sus necesidades. Si utiliza muletas, está en silla de ruedas o experimenta dolor cuando camina distancias cortas, le recomendamos elegir otro tipo de ejercicio aeróbico o consultar con su médico o terapeuta físico. Existen otras opciones para las personas que no pueden caminar, por ejemplo, bailar sentados, los ejercicios acuáticos, y otros tipos de ejercicios más que discutimos en este libro.

Una buena forma de comenzar a caminar es midiendo su tiempo. Si no ha caminado por más de 6 meses, le sugerimos comenzar muy despacio. Camine sólo 7 minutos, 2 ó 3 veces por semana durante las dos primeras semanas. Construya su tiempo de ejercicio aeróbico poco a poco, caminando vigorosamente durante 2 ó 3 minutos más en la tercera semana y no aumente este intervalo de tiempo por lo menos hasta que ya pueda caminar 10 minutos completos sin agotarse. Una meta

196

saludable es llegar a caminar vigorosamente durante 30 minutos tres veces por semana. Puede construir este tiempo agregando los minutos de caminata vigorosa poco a poco. Siga las sugerencias de la frecuencia, duración e intensidad del ejercicio y lea las siguientes sugerencias antes de comenzar.

Algunas Sugerencias para Caminar

1. **Escoger un lugar adecuado para caminar.** Camine en un firme o terreno plano. El terreno abrupto e inclinado presenta más dificultades para comenzar a caminar. Caminar en terreno montañoso o inclinado, tierra suave, arena o grava, implica mucho esfuerzo y puede ocasionar dolor en las caderas, rodillas y pies. Algunas sugerencias para empezar a caminar comprenden buscar pistas para caminar como centros comerciales, patios escolares, calles con banquetas y vecindades tranquilas.

2. **Calentarse y enfriarse caminando a un paso suave**. Es importante empezar a caminar despacio durante 3 a 5 minutos para estimular la circulación sanguínea y los músculos antes de empezar a caminar vigorosamente. Termine con el mismo paso suave para permitirle a su cuerpo desacelerarse gradualmente. La experiencia nos dice que, para evitar dolores en las espinillas, el área del tobillo y el pie, es necesario comenzar despacio y terminar despacio. Le sugerimos hacer el estiramiento del tendón de Aquiles al iniciar y al finalizar su caminata.

3. **Establecer su propio paso**. Toma un poco de práctica encontrar la velocidad adecuada para caminar. Para encontrar su ritmo adecuado, puede empezar caminando despacio por algunos minutos; después aumente la velocidad a un paso un poco más rápido que su paso normal. Mantenga este paso durante 5 minutos más; después tome su pulso y observe si no está demasiado acelerado. Si se le dificulta respirar, camine más despacio. Camine a un paso cómodo que no acelere demasiado su pulso, caminando sin mucho esfuerzo.

4. **Agregar movimientos vigorosos con los brazos para levantar un poco el pulso.** Manteniendo los codos doblados, puede llevar pesas de medio kilogramo en ambas manos y caminar moviendo los brazos vigorosamente. Las pesas pueden comprarse en las tiendas de artículos para el deporte. Si no desea comprar pesas, puede llevar una lata de comida en cada mano o poner un poco de arena o frijoles secos en una bolsa de plástico. El trabajo adicional que hace con los brazos eleva su pulso, sin necesidad de caminar a un ritmo más rápido de lo que es cómodo para usted.

5. **Elegir zapatos cómodos.** Es recomendable utilizar zapatos que no le presionen ninguna parte del pie. Los zapatos tenis atléticos son mejores para absorber el choque con el pavimento que los zapatos de suelas de cuero o de piel. Las aguje-

197

tas o el *velcro*, le proporcionan mejor soporte para caminar cómodamente. Si tiene problemas para atarse las agujetas (pasadores para los zapatos), considere el material conocido como *velcro*, que es ajustable o las agujetas elásticas. Existen soportes especiales para los zapatos diseñados para absorber el choque; pueden comprarse en cualquier tienda de artículos deportivos. Si tiene preguntas acerca de cuál es el soporte adecuado para usted, consulte con un podiatra.

Como Evitar Problemas al Caminar

198

1. Si tiene dolor alrededor de las espinillas cuando camina, probablemente no está tomando suficiente tiempo para calentarse. Haga ejercicios de calentamiento de los tobillos antes de empezar a caminar para resolver este problema. Comience despacio, haciendo círculos con los tobillos y estirando el tendón de Aquiles por lo menos durante 5 minutos. Además, trate de mantener relajados los pies. Observe como distribuye su peso sobre los pies, es posible que esté poniendo más peso sobre ciertas áreas más que en otras (por ejemplo, en la parte interna de los arcos del pie) y esto puede provocarle dolor en la parte baja de la pierna.

2. Otro problema común es el dolor en las rodillas. Caminar demasiado rápido pone estrés adicional en las rodillas. Para poder caminar despacio y levantar el ritmo cardiovascular, utilice los brazos. También le recomendamos hacer los ejercicios para fortalecer las rodillas para reducir el dolor. (Ejercicios #17 a 19 en capítulo 8.)

3. Para eliminar los calambres y el dolor en el tobillo, realice con frecuencia el estiramiento del tendón de Aquiles (Ejercicio #21, capítulo 8) antes y después de caminar. Caminar despacio en el inicio también le será de gran ayuda. Si usted tiene problemas circulatorios en las piernas y experimenta dolor o calambres en las pantorrillas al caminar, alterne intervalos cortos de caminar rápido con intervalos de caminar despacio a un paso que puede aguantar. Disminuya la velocidad antes de que experimente un dolor tan intenso que tiene que dejar de caminar. Con el tiempo, hacer ejercicio en intervalos pueda ayudarle a caminar más lejos con menos calambres o dolor. Si esto no le funciona, hable con su doctor o un terapeuta físico para más sugerencias. Otro factor que puede ayudarle a prevenir los calambres es beber suficientes líquidos.

4. Mantener una buena postura al caminar. Recuerde que la posición erecta viendo hacia el frente y manteniendo relajados los hombros, ayuda a reducir el dolor en el cuello y en la parte superior de la espalda. Además puede agregar algunos estiramientos de las extremidades superiores para combatir la rigidez muscular.

5. Para incrementar la eficiencia al caminar y reducir el cansancio físico, utilice la respiración profunda y rítmica, inhalando por la nariz y exhalando por la boca.

Nadar

Nadar es otro ejercicio aeróbico excelente. La propiedad física de flotar en el agua nos permite mover las articulaciones a sus límites de movimiento completos con mayor facilidad, fortaleciendo los músculos y el sistema cardiovascular y evitando poner estrés adicional en las articulaciones. Como nadar utiliza los brazos, puede provocar dificultad para respirar excesiva en personas con enfermedad pulmonar. Sin embargo, para las personas con asma, nadar pueda ser el ejercicio preferido porque la humedad ayuda a reducir la dificultad para respirar. Las personas con enfermedad cardíaca, que tienen latidos cardíacos irregulares y severos y han tenido un marcapasos (defibrilador) implantado en el corazón deben evitar nadar. Para la mayoría de las personas con una enfermedad crónica, sin embargo, nadar es un ejercicio excelente.

Cuando nade, utilice todo el cuerpo. Si no ha nadado durante algún tiempo, considere tomar alguna clase. Para que sea un ejercicio aeróbico, es necesario nadar continuamente durante 20 minutos. Recuerde emplear los componentes del ejercicio: frecuencia, duración e intensidad para construir su condición física. Es recomendable combinar los estilos de nadar para no agotar una área específica del cuerpo o desarrollar problemas musculares.

Sugerencias para Nadar

1. **Usar un visor o esnórquel para nadar.** Nadar de pecho y el crol requieren movimientos del cuello que pueden ser difíciles si tiene dolor cervical. Para resolver este problema, utilice un visor o esnórquel, para poder respirar sin la necesidad de voltear la cabeza de un lado a otro.

2. **Portar gafas (anteojos) para proteger sus ojos.** El cloro es un químico irritante para los ojos. Un buen par de gafas los protegerán y le permitirán mantener los ojos abiertos bajo el agua.

3. **Tomar un baño de agua caliente antes de empezar su ejercicio.** El calor reduce la rigidez y el dolor muscular. Recuerde no hacer demasiado esfuerzo para no cansarse. Si tiene dolor muscular por más de 2 horas después de haber hecho ejercicio, es necesario disminuir la intensidad del ejercicio la próxima vez.

199

4. **Nadar siempre y cuando haya salvavidas profesionales trabajando o nade con un amigo.** Si no le gusta nadar o le incomoda aprender nuevos estilos, también puede caminar en el agua y de esta forma unirse a millones de personas que hacen ejercicios acuáticos.

Ejercicios Acuáticos

200

Hacer ejercicio en el agua es una actividad aeróbica muy cómoda, divertida y efectiva para incrementar la flexibilidad y fortalecimiento muscular. La boyancia del agua nos permite flotar y eliminar peso adicional de las caderas, las rodillas, los pies y la espalda. Las personas que tienen problemas caminando, debido a la falta de resistencia física, por lo general, pueden hacer ejercicios acuáticos. La alberca o piscina es un buen lugar para empezar su propia rutina de ejercicio y tiene la ventaja de que nadie puede verle al estar en parte sumergido bajo el agua.

¿Cómo Empezar?

Podría inscribirse en una clase de ejercicios acuáticos con un buen instructor, de esta forma le será más fácil comenzar su programa de ejercicio. Los centros comunitarios recreativos en las vecindades como el YMCA y los clubes deportivos ofrecen ejercicios en el agua; algunos están dirigidos a los adultos de edad avanzada.

La temperatura del agua siempre ha sido un tema importante cuando las personas hablan acerca del ejercicio acuático. Algunas organizaciones recomiendan una temperatura de 29° C (84° F) y la temperatura del aire circundante debe ser igual. La mayoría de las albercas o piscinas deben estar acondicionadas, excepto en lugares de climas cálidos. Si puede hacer ejercicio vigoroso y no padece la hipersensibilidad al frío, probablemente podrá hacer ejercicios acuáticos en aguas más frías. Otra sugerencia, es hacer ejercicios de calentamiento antes de empezar los ejercicios acuáticos en el agua; esto le ayuda a calentarse más rápido.

Sugerencias para Hacer Ejercicios Acuáticos

1. **Proteger los pies.** Utilizar zapatos para proteger los pies sobre todo cuando el fondo de la piscina no está limado. Los zapatos proporcionan tracción en la piscina y alrededor de ella. Existe calzado especialmente diseñado para hacer ejercicios acuáticos. Algunos estilos poseen el material *velcro* facilitándole ponerse los zapatos. Los zapatos diseñados para la playa con suelas de plástico (sandalias, chancletas, etc.) también pueden funcionar bien.

2. **Mantenerse caliente.** Si es muy sensible al frío, puede utilizar un par de guantes de latex desechables para nadar. Puede conseguir las cajas de guantes de látex en la mayoría de las farmacias. Los guantes parecen aislar las manos del frío circundante. Si tiene frío en el resto del cuerpo, puede utilizar playeras o las mayas de licra (o los conocidos como trajes de buzo o "*wetsuits*") para conservar el calor.

3. **Utilizar un banco para facilitar el acceso a la piscina.** Si hay escalones, y le es difícil subir o bajar la escalera, sugiera que pongan un banco de cocina en la piscina junto a la escalera. Esta es una forma poco costosa para proporcionar escalones extra y facilitarle el acceso.

201

4. **Aumentar su boyancia o capacidad de flotación.** Puede utilizar un cinturón de flotación o un chaleco salvavidas como una forma de aumentar la capacidad de flotación a su cuerpo y aliviar el estrés adicional de sus caderas, rodillas y pies.

5. **Regular la intensidad del ejercicio.** Moviéndose despacio, puede regular el esfuerzo que hace en el agua. Otra forma de regular la intensidad del ejercicio es cambiar la cantidad de agua que empuja cuando se mueve. Por ejemplo, en el braceo al nadar, en vez de hacerlo con las palmas hacia abajo, aumentando la resistencia del agua, voltee las palma lateralmente. Así realizará menos esfuerzo.

Recuerde, si tiene asma, hacer ejercicio en el agua puede ayudarle a evitar el empeoramiento de sus síntomas que ocurran durante otros tipos de ejercicio. Esto es probablemente debido al efecto beneficioso de la humedad o vapor de agua en los pulmones. Sin embargo, para otras personas con enfermedad pulmonar, los ejercicios que utilizan más los brazos pueden provocar más dificultad para respirar que los ejercicios que solo utilizan las piernas. Por eso, si hace ejercicios acuáticos, tal vez quiera hacer más los ejercicios que utilizan las piernas.

Si ha tenido un derrame cerebral o apoplejía, o tiene otra condición que afecte su fuerza y equilibrio, asegúrese que alguien le ayuda a subir y bajar de la piscina. También, para su seguridad, busque un lugar cerca de la pared de la piscina o un compañero que le puede apoyar cuando sea necesario. Tal vez desee sentarse en una silla en la parte poca profunda mientras hace los ejercicios. Pida al instructor que le ayude a diseñar el mejor programa de ejercicio, y escoger el equipo y facilidades para sus necesidades especiales.

Montar Bicicleta al Aire Libre

Los ciclistas que viajan al aire libre pueden socializarse con otras personas, disfrutar del paisaje, obtener aire fresco y sol. Sin embargo, corren ciertos riesgos en las calles y pistas para bicicletas, especialmente el riesgo de caerse. Las caídas en bicicleta pueden ser serias. Si usted tiene problemas con el equilibrio, la visión o el oído o si tiene osteoporosis, no le recomendamos montar bicicleta al aire libre. Le sugerimos utilizar una bicicleta estacionaria. (Vea la siguiente sección.)

Si vive en una área pavimentada, considere un triciclo para adulto. A pesar de que son pesados, son muy estables. El área para cargar entre las dos ruedas traseras le facilita llevar a cabo sus tareas y cargar paquetes.

Si ha decidido montar bicicleta como ejercicio aeróbico, le recomendamos leer revistas sobre bicicletas, hablar con ciclistas y echar un vistazo en las diferentes tiendas para informarse sobre los tipos de bicicletas que ya existen y las reglas de protección y circulación para los ciclistas.

Buscando la Bicicleta Adecuada

Es esencial que la bicicleta sea del tamaño adecuado y posea los ajustes necesarios para su comodidad. El asiento a una altura incorrecta es el problema más común y también es el ajuste más sencillo de hacer. Para verificar la posición del asiento a la altura correcta, pida a una persona sostener la bicicleta mientras usted se monta, y con su talón en uno de los pedales, estire la otra pierna hasta tocar el suelo. Si su rodilla permanece doblada, debe elevarse el asiento. Mantener ambas rodillas dobladas al pedalear puede causar dolor. (Las personas con hiperextensión en las rodillas, es decir rodillas arqueadas hacia atrás, deben permitir que se doblen un poquito sus rodillas para que queden derechas al pedalear). Por el contrario, si su talón no puede mantenerse sobre el pedal cuando se encuentra en el punto más bajo, debe bajarse el asiento.

Puede probar con distintos manubrios, manijas, velocidades y sistemas de frenos hasta encontrar el estilo que mejor se ajusta a sus necesidades. Muchos talleres de bicicletas pueden combinar diferentes partes para construir una bicicleta personalizada. Lea revistas especializadas, hable con otros ciclistas o amigos o haga un viaje a la tienda de bicicletas para obtener la información necesaria. Una vez identificadas las características deseadas, tal vez podría encontrar su bicicleta en una venta de garaje o en un anuncio clasificado del periódico.

Al montar en bicicleta se utilizan músculos diferentes que al caminar. Al principio es probable que un paseo de 10 minutos sea suficiente. Siga las sugerencias sobre la frecuencia, duración e intensidad del ejercicio hasta gradualmente construir 20 ó 30 minutos de un paseo aeróbico agradable en bicicleta.

Consejos para Montar Bicicleta

1. **Utilice un casco protector.** Es la pieza de equipo más importante para montar bicicleta con más seguridad. Una lesión en la cabeza puede ser grave. Existen

cascos muy ligeros (224 g). Busque uno que haya sido aprobado por un comité de seguridad. En los Estados Unidos, entre las marcas aprobadas se incluyen *Snello* y *Ansi*.

2. **Siga las reglas de tráfico.** Conozca y aprenda las reglas de tráfico en su comunidad. Tome ventaja de los carriles para bicicleta.

3. **Pedalee con la parte ancha del pie.**

4. **Utilice las velocidades correctamente para su seguridad y comodidad.** Le ahorrará costos en reparaciones de la bicicleta y previene el dolor en la rodilla, el cual aparece cuando hace demasiado esfuerzo. En esta circunstancia, es mejor cambiar a una velocidad más baja para hacer menos esfuerzo al pedalear.

Bicicletas Estacionarias

Las bicicletas estacionarias ofrecen los beneficios de la actividad física sin necesidad de exponerse a los riesgos derivados de montar bicicleta al aire libre. Es una buena elección para las personas que no tienen la flexibilidad y fuerza muscular suficiente para pedalear constantemente y mantenerse en un sólo camino. Algunas personas con parálisis de una pierna o brazo puede usar una bicicleta estacionaria con accesorios especiales para la extremidad paralizada. Si vive en un área fría y montañosa, una bicicleta estacionaria podría ser lo mejor para usted. Además este tipo de ciclismo puede combinarse con actividades aeróbicas al aire libre cuando el clima es mejor afuera.

Eligiendo la Bicicleta Estacionaria

Existen una gran variedad de modelos de bicicletas estacionarias y múltiples opciones que vienen incluidas con el equipo. La mayoría de los modelos cuentan con un velocímetro que proporciona la medida de la velocidad y distancia que habría recorrido al aire libre. Las características opcionales incluyen aparatos digitales que toman el pulso, por ejemplo, un *clip* para la oreja o anillos para los dedos. Algunos modelos de bicicletas estacionarias en los clubes deportivos cuentan con programas para computadoras y videos que simulan un paseo al aire libre. Existen otros modelos de bicicletas que ponen las caderas y rodillas al mismo nivel, aliviando así el estrés de la espalda baja. Algunas personas creen que estos modelos son los más cómodos. Al elegir cualquier estilo de bicicleta utilizará músculos diferentes que al caminar. Al principio, no se sorprenda cuando un paseo en bici-

203

204

BUSQUE LO SIGUIENTE AL ESCOGER UNA BICICLETA ESTACIONARIA . . .

- Debe ser estable y segura al montar y bajarla.

- Es fácil poner y ajustar la resistencia y la resistencia se puede poner a cero.

- Tiene un asiento cómodo que puede ajustarse para que usted pueda extender las rodillas completamente cuando los pedales están a sus puntos más bajos.

- Los pedales son grandes y las tiras de pedales sueltas para que los pies se muevan un poco al pedalear.

- El cuadro de la bicicleta debe tener bastante espacio para las rodillas y tobillos.

- Los manubrios (manillares) permiten buena postura y una posición cómoda del brazo.

---

cleta de 5 a 10 minutos sea suficiente ejercicio. Recuerde seguir las sugerencias sobre la frecuencia, duración e intensidad del ejercicio para progresar gradualmente, llegando a montar bicicleta durante 20 ó 30 minutos.

Las diferencias más importantes entre los modelos de bicicletas están marcadas por el asiento, el tipo de manubrio, y la resistencia que ejerce al pedalear. Usted puede pedir asistencia en las tiendas para encontrar el modelo acorde a sus necesidades.

Algunas Sugerencias para Montar Bicicleta Estacionaria

1. **No ejercer mucha resistencia al pedalear.** Hasta que sus músculos se acostumbren a pedalear, le recomendamos empezar paseando solamente durante algunos minutos. Empiece sin resistencia. Si desea incrementar la resistencia (el esfuerzo), hágalo poco a poco, cada dos semanas. El efecto de haber obtenido la resistencia es más o menos el mismo que montar bicicleta cuesta arriba. Si utiliza demasiada resistencia, es posible lesionarse las rodillas y tendrá que detenerse antes de obtener el beneficio del ejercicio aeróbico.

2. **Pedalear a una velocidad cómoda.** Para la mayor parte de las personas, 50-60 revoluciones por minuto es una buena velocidad para comenzar. Algunas bicicletas proporcionan la lectura de las revoluciones por minuto. Si no es así, también puede contar el número de veces que su pie derecho alcanza el punto más bajo al pedalear en un minuto (deben ser 60 veces en un minuto). Al acostumbrarse a montar bicicleta, podrá aumentar su velocidad. Sin embargo, ir más rápido no es necesariamente mejor. Puede escuchar música para llevar un ritmo constante de pedaleo. La experiencia le dirá cual es la mejor combinación de velocidad y resistencia para su capacidad personal.

3. **Progresar gradualmente y a una intensidad moderada**. Podría hacerse el propósito de llegar a pedalear durante 20 ó 30 minutos a una velocidad cómoda. Construya su tiempo de ejercicio alternando intervalos de pedaleo vigoroso e intervalos de descanso o menor resistencia. La prueba de hablar o esfuerzo percibido son buenas formas de asegurarse de que no está haciendo demasiado ejercicio. Si está solo, una idea es cantar una canción al pedalear y si no puede respirar con facilidad, pedalee más despacio.

4. **Llevar un calendario de actividades**. Marque en su calendario de actividades el tiempo y distancia que monta bicicleta. Se sorprenderá de la cantidad de ejercicio que puede hacer.

5. **Mantener el hábito de hacer ejercicio.** En los días "malos" o cuando no se sienta bien, puede pedalear sin resistencia a un menor número de revoluciones por minuto o durante un período de tiempo más corto.

Otro Tipo de Equipo para Hacer Ejercicio

Si son muchos los obstáculos para comprar una bicicleta estacionaria o no tiene espacio en su casa, pida asistencia a su terapeuta físico. Existen otros aparatos para hacer ejercicio aeróbico que son fáciles de instalar y poco costosos. Por ejemplo, el velocípedo, una pequeña pieza de equipo, tiene pedales para los pies y puede ser instalado al pie de la cama o en una silla. Esta máquina mecánica le permite hacer ejercicio pedaleando. La resistencia es variable y le permite ajustarse al largo de sus piernas y a la forma como flexiona sus rodillas. El velocípedo podría ser el primer paso para empezar su programa de ejercicio hasta mejorar su condición física, especialmente para las personas con la enfermedad pulmonar.

Otro aparato es la bicicleta para los brazos. Se coloca en una mesa. Las personas que no pueden utilizar las piernas para hacer ejercicio pueden mejorar su condición cardiovascular utilizando este ciclo para los brazos. Es importante trabajar en conjunto con un terapeuta físico que le ayude a formular su programa personalizado de ejercicio, ya que utilizar exclusivamente sus brazos para hacer ejercicio aeróbico implica vigilar la intensidad del ejercicio, que es distinta a la utilizada para los músculos más grandes de las piernas.

Además del equipo mencionado, existe una gran variedad de aparatos para hacer ejercicio. En los clubes deportivos o tiendas especializadas encontrará el equipo que mejor satisfacerá sus necesidades tales como la rueda de andar (treadmill), máquina para remar, escaleros, etc.. Si ha decidido comprar equipo especializado para hacer ejercicio, le recomendamos tener claros sus objetivos. Para mejorar la condición cardiovascular y la resistencia física, el mejor equipo es el que trabaja la mayor parte de los músculos de su cuerpo. El movimiento debe ser rítmico, repetitivo y continuo. El equipo debe sentirse cómodo y ser seguro, y no debe poner estrés en sus articulaciones. Si está interesado en comprar una nueva pieza de equipo, la mayoría de los fabricantes ofrecen un período de prueba de por lo menos 2 semanas.

El equipo de ejercicio para levantar pesas no mejorará su condición cardiovascular. Un programa de levantamiento de pesas le ayuda a construir músculos. Sin embargo, puede poner estrés excesivo en las articulaciones, músculos, tendones y ligamentos. Es sumamente importante que consulte con su doctor o terapeuta antes de planear cualquier programa que requiera el uso de pesas u otra maquinaria pesada.

Ejercicios Aeróbicos de Bajo Impacto

La mayoría de las personas están de acuerdo en que los ejercicios aeróbicos de bajo impacto o la danza aeróbica son formas divertidas de hacer ejercicio. "Bajo impacto" significa que un pie siempre está en el piso y no hay saltos. Sin embargo, el bajo impacto no necesariamente significa menos intensidad, y no todas las rutinas de aeróbicos de bajo impacto protegen las articulaciones. Si piensa participar en una clase de aeróbicos de bajo impacto, es probable que tenga que hacer modificaciones a algunos de los ejercicios para ajustarlos a su condición. Otra idea es comprar un videocasette de ejercicios desarrollados especialmente para personas con limitaciones.

¿Cómo Empezar?

Le sugerimos expresar sus necesidades al instructor de la clase. Puede comenzar presentándose e informándole de su condición. Podría pedirle consejos o sugerencias para modificar algunos de los ejercicios. Además, hablando con él o ella es una forma de conocer su personalidad y conocimiento. Es más fácil empezar a hacer ejercicio con una nueva clase que con una clase que ya se ha reunido durante algún tiempo. Si lo cree necesario, puede explicar a sus compañeros de clase por que hace algunos ejercicios de una manera diferente; ellos probablemente conocerán personas con necesidades físicas similares a las suyas.

Muchos instructores utilizan música o cuentan a un ritmo específico y hacen un número determinado de repeticiones por ejercicio. Existen muchas formas para modificar la rutina si es demasiado rápida o hay demasiado repeticiones de los ejercicios. Puede empezar haciendo la mitad de las repeticiones más lentamente o detenerse cuando crea que ha hecho suficiente. Si la clase hace ejercicio con los brazos y piernas, y usted está cansando, intente descansar sus brazos y solamente mover las piernas o marche en su lugar hasta que esté listo para continuar. Los instructores también pueden enseñarle a hacer ejercicios aeróbicos sentado, especialmente si necesita descansar por algunos minutos.

Muchas rutinas aeróbicas de bajo impacto incluyen movimientos con los brazos arriba del nivel de los hombros para acelerar el ritmo cardíaco. Para las personas que tienen problemas con los hombros o alta presión sanguínea, puede ser arriesgado hacer demasiado ejercicio con los brazos a este nivel. Modifique el ejercicio bajando el nivel de los brazos o tome descansos.

Ser diferente al resto del grupo en una sala con espejos puede ser difícil; toma valentía, convicción y un poco de sentido del humor. Lo más importante es que haga lo que necesita hacer por usted mismo. Escoja al instructor que le anime a hacer ejercicio a su propio paso, además de una clase amigable y divertida.

Finalmente, le recomendamos observar las clases, hablar con los instructores y participar por lo menos en una sesión antes de hacer cualquier compromiso.

Sugerencias para los Estudios de Ejercicios Aeróbicos

1. **Utilizar zapatos para hacer ejercicio**. Muchos estudios tienen pisos acolchonados o alfombras suaves que presentan una tentación para quienes les gusta hacer ejercicio sin zapatos. Es mejor utilizar zapatos, porque le protegen los huesitos pequeños de las articulaciones del pie, los músculos y tobillos con un soporte firme y una superficie plana. Además, los zapatos adecuados absorben el choque o impacto con el piso.

2. **Proteger las rodillas**. Es importante respetar la alineación del cuerpo para proteger las rodillas y los pies. Si tiene hiperextensión en las rodillas (rodillas arqueadas hacia atrás), trate de no estirar las rodillas demasiado cuando esté de pie y relájelas. La alineación más adecuada de los pies y las rodillas, cuando

está de pie, se ve al trazar una línea imaginaria por la mitad de la rodilla que pase por el segundo dedo del pie.

3. **No estirar músculos, tendones y ligamentos demasiado**. El inicio de la rutina de ejercicio (el calentamiento) y el final (el enfriamiento) consisten en ejercicios de estiramiento y fortalecimiento. Recuerde estirar solamente hasta un punto de tensión cómodo. Mantenga la posición durante 15 segundos, y no tire demasiado. Si el estiramiento duele, no lo fuerce. Pídale a su instructor que le demuestre un ejercicio menos fatigante o escoja algún sustituto que le acomode mejor.

4. **No hacer demasiadas repeticiones de un movimiento**. Es una buena idea cambiar movimientos para no lesionar los músculos. Al principio, es normal que experimente nuevas sensaciones alrededor de sus articulaciones y músculos cuando empieza un programa nuevo de ejercicio. Sin embargo, si siente dolor al realizar varias repeticiones del mismo movimiento, cambie el movimiento o deténgase durante unos momentos y descanse.

5. **Combinar ejercicios.** Muchos gimnasios o clubes deportivos ofrecen oportunidades para hacer una gran variedad de ejercicios. Hay salas llenas de equipo con máquinas cardiovasculares, piscinas o albercas y estudios aeróbicos. Si usted tiene dificultades para completar una clase de una hora, averigüe si puede asistir a la clase exclusivamente durante el calentamiento y el enfriamiento y combine estos tipos de ejercicio con otro. Por ejemplo, puede utilizar una bicicleta estacionaria o la rueda de andar (el *treadmill*) para la porción aeróbica. Muchas personas han encontrado que esta rutina les ayuda.

Pruebas para Medir la Condición Física

Medir los éxitos que logra con su programa de ejercicio le ayuda a motivar. Elija cualquiera de las siguientes pruebas para medir la intensidad del ejercicio, y llévela a cabo antes de iniciar su programa de ejercicio. El propósito es tener un punto de comparación para medir su progreso. Además, puede llevar notas sobre su progreso.

Después de 4 semanas de hacer ejercicio, vuelva a realizar la misma prueba y observe su progreso. Puede repetir la misma prueba después de otras 4 semanas.

Prueba de la Distancia

Una de las piezas de equipo más barata para el ejercicio es el podómetro. Los mejores podómetros son los que miden los pasos que toma. Si se acostumbra a llevárselo, será más fácil motivarse a añadir unos pasos cada día. Usted puede usar el podómetro para medir los cambios en la distancia que recorre para observar su progreso durante las semanas.

También puede encontrar un lugar en donde pueda medir la distancia que camina, monta en bicicleta, nada o camina en el agua. Por ejemplo, una pista para corredores o una calle cuya distancia puede medirse con el coche. Si cuenta con un velocímetro en su bicicleta o su coche, no tendrá ningún problema para averiguar la distancia. Si ha pensado en nadar o caminar en el agua, puede contar el número de veces que cruza la piscina.

Después del calentamiento, anote el kilometraje o millaje cuando inicia el ejercicio. Camine, nade o monte en bicicleta a un paso vigoroso durante 5 minutos; mantenga un movimiento constante. Al terminar los 5 minutos, anote de nuevo el kilometraje o millaje en donde terminó, y continúe haciendo el ejercicio a un ritmo menos vigoroso para enfriarse. La diferencia entre el kilometraje inicial y el final es la distancia recorrida. Repita esta prueba después de varias semanas de hacer ejercicio. Probablemente observará una mayor facilidad para recorrer la misma distancia. Es decir, su corazón no trabajará tanto como la primera vez. Pueda ser que observe una diferencia (mejoramiento) después de 4 semanas, o pueda llevar de 8 a 12 semanas para algunas personas.

Meta: Recorrer más distancia, disminuir su ritmo (pulso) cardíaco o disminuir el esfuerzo percibido.

Prueba del Tiempo

Mida la distancia que camina, nada o monta en bicicleta. Estime aproximadamente qué tan lejos puede ir en 5 minutos. Puede escoger un número determinado de cuadras o bloques de casas, una distancia que ya conozca, o cuantas veces cruzará la piscina de un lado al otro. Después de 3 ó 4 minutos de calentamiento, comience anotando el tiempo en su calendario, y muévase a un paso vigoroso pero cómodo. Al finalizar su recorrido, anote cuanto tiempo le toma hacerlo y observe su corazón y respiración. Repita esta prueba después de varias semanas de hacer ejercicio. Si puede recorrer la misma distancia en menos tiempo y sin gran esfuerzo, ya ha logrado mejorar su condición física. Probablemente verá cambios después de las primeras 4 semanas. Sin embargo, normalmente, toma de 8 a 12 semanas de ejercicio regular para mejorar la condición física.

Meta: Recorrer la distancia en menos tiempo, disminuir el ritmo (pulso) caríaco o disminuir el esfuerzo percibido.

209

Capítulo
10

Sugerencias para Hacer Ejercicio para Personas con Enfermedades Crónicas Específicas

L AS SUGERENCIAS ACERCA DEL EJERCICIO DESCRITOS HASTA EL MOMENTO SON TOTAL-MENTE APLICABLES A CASI TODAS LAS PERSONAS CON CUALQUIER TIPO DE ENFER-MEDAD CRÓNICA. Ahora ofrecemos algunas recomendaciones específicas que le ayudarán a responder preguntas y aclarar dudas que usted pueda tener acerca del ejercicio y su enfermedad en particular.

Enfermedad Cardíaca

Si usted tiene alguna enfermedad cardíaca, probablemente ha tenido o está familiarizado con una o más de las siguientes situaciones:

1. Ataque al corazón (daño al músculo cardíaco).

2. Cirugía del desvío de la arteria coronaria (puente coronario o "bypass").

3. Angioplastia coronaria de balón (introducción de un catéter a través del vaso sanguíneo).

4. Angina de pecho (dolor opresivo o presión en el pecho).

Para las personas que han experimentado cualquiera de estas condiciones es importante saber que el ejercicio regular mejora sustancialmente la forma física y la capacidad cardiovascular. También es sumamente importante aprender a trabajar muy de cerca con su médico para diseñar un programa de ejercicio que sea adecuado, seguro y de beneficio para usted. Recuerde, el ejercicio regular y moderado ha demostrado mejorar la salud en general presente y futura. A continuación ofrecemos algunos consejos generales sobre el ejercicio para personas con enfermedades cardíacas.

¿Debo Limitar Mi Ejercicio por Mi Enfermedad Cardíaca?

212

Algunas restricciones pueden ser necesarias en sus actividades de acondicionamiento, si usted tiene una o más de las siguientes condiciones:

1. Evidencia de una restricción continua al flujo sanguíneo al músculo miocárdico *(isquemia)*.

2. Presencia de latidos cardíacos irregulares y frecuentes *(arritmias o disritmias)*.

3. Fuerza de expulsión disminuida del músculo cardíaco *(insuficiencia cardíaca o fallo cardíaco)*.

Su doctor podrá determinar e informarle si usted tiene alguna de estas condiciones al examinarlo y llevar a cabo pruebas como un electrocardiograma (ECG o EKG), la prueba de ejercicio, un ecocardiograma o un angiografía coronaria.

Si usted no tiene ninguna de estas condiciones mencionadas no habrá riesgo y usted podrá empezar a diseñar un programa de ejercicio adecuado y seguro para usted. Puede seguir los consejos descritos en este libro. Es importante elegir un programa de ejercicio de acuerdo al estado físico y la salud de cada persona. Un programa puede ser muy variado pero siempre se debe comenzar lentamente para ir calentando el cuerpo y los músculos antes de continuar o aumentar la intensidad del ejercicio, y disminuir gradualmente la intensidad de la actividad antes de parar completamente. Con el tiempo, usted puede incrementar gradualmente este programa de acuerdo como vaya aumentando su acondicionamiento físico y mejorando su salud.

Una palabra de precaución: Los ejercicios de fortalecimiento como el levantamiento de pesas, el boxeo o el remar son generalmente bastante seguros, pero pueden causar un incremento en la presión arterial. Especialmente en aquellas personas que ya tienen la presión arterial alta (hipertensión). Hacer fuerza o sostener la respiración (levantando las pesas, etc.) puede poner un estrés excesivo en el corazón. Si usted y su doctor consideran que el levantamiento de pesas debe ser parte de su programa de acondicionamiento, recuerde exhalar conforme usted levanta las pesas. Respire con naturalidad sin sostener la respiración. Una manera de asegurarse que lo hace es hablar, o contar en voz alta mientras hace el ejercicio (la prueba de hablar).

Si usted tiene una de las tres condiciones mencionadas: isquemia, arritmia o insuficiencia cardíaca, su doctor puede darle una o más de las siguientes restricciones a su actividad:

Empiece su programa de ejercicio en un centro donde pueden observar su actividad y guiarlo, tal como un programa de rehabilitación en su hospital local o centro comunitario. Aun las personas que no tienen ninguna de estas tres condiciones mencionadas podrían preferir la supervisión y estructura de un programa de rehabilitación.

Una vez que su médico le indica que una actividad o ejercicio es seguro para usted, es importante que no se exceda. ***Mantenga siempre la intensidad de su ejercicio a un nivel moderado, nunca haga ejercicio hasta el punto que le puede causar síntomas,*** tales como dolor de pecho o la sensación de falta de aire para respirar. Por ejemplo, si durante una prueba de tolerancia al ejercicio, al caminar en una rueda de andar (treadmill), su frecuencia cardíaca aumenta a 130 latidos por minuto, causándole dolor de pecho o falta de aire, quiere decir que usted ha excedido su nivel o capacidad máxima para hacer ejercicio. Entonces usted debe disminuir la intensidad de su ejercicio y nunca dejar que su corazón lata más allá de los 115 latidos por minuto. Algunas personas pueden fácilmente determinar la intensidad de su actividad vigilando el pulso, pero otras personas encuentran difícil de hacerlo. Para ellos, puede ser mas fácil llevar un aparato (un monitor de pulso) que mide la frecuencia cardíaca mientras hacen ejercicio. Estos aparatos están disponibles en la mayoría de tiendas de materiales médicos o tiendas de artículos deportivos. Si prefiere, también puede vigilar la intensidad de su ejercicio por otros métodos: la prueba de hablar y el esfuerzo percibido mencionados en el capítulo 9.

Si su enfermedad cardíaca es muy severa, es posible que su doctor ajuste o cambie su tratamiento antes de prescribirle el ejercicio. Por ejemplo, si el flujo sanguíneo a su corazón es restringido o limitado, su doctor podría darle un tratamiento con medicina que le ayude a controlar la frecuencia cardíaca y suprimir las arritmias (latidos irregulares), o quizás quiera tratarlo con otras medicinas especiales. También puede recomendarle que se someta a una cirugía de bypass o una angioplastia de balón que le ayudará a mejorar el flujo sanguíneo al corazón. Estos tratamientos le ayudarán a mejorar los síntomas antes de iniciar su programa de ejercicio y acondicionamiento.

Las actividades o ejercicios que requieren fuerza, tales como el levantamiento de pesas y remar, deben evitarse porque pueden ser dañinas para personas que tienen disminución de la frecuencia cardíaca. Sin embargo, los ejercicios de estiramiento y fortalecimiento suaves, como caminar, nadar o la bicicleta estacionaria serán más seguros y beneficiosos para usted.

213

Hacer ejercicios en la posición recostada o reclinada, tales como nadar o pedalear una bicicleta estacionaria reclinada, puede ayudar a hacer más eficiente la acción del corazón de bombear el flujo sanguíneo. La excepción sería para las personas con corazones severamente dañados (por ejemplo, aquellos que han tenido "fallo cardíaco"). Quienes tal vez pueden o no encontrar demasiado estrés en estos ejercicios.

Finalmente, siempre recuerde que si usted desarrolla síntomas nuevos o diferentes, tales como el dolor de pecho, dificultad para respirar, latidos cardíacos rápidos o irregulares mientras descansa o hace ejercicio, debe parar temporalmente sus actividades de acondicionamiento y comunicarle inmediatamente a su médico.

Enfermedades Respiratorias Crónicas o Pulmonares

Se ha encontrado que en las personas con enfermedades pulmonares crónicas el ejercicio regular aumenta la resistencia, mejora los síntomas y reduce las visitas al hospital. Recuerde que su programa de ejercicio debe empezar a un nivel de intensidad muy bajo. Gradualmente podrá incrementar su actividad, moviéndose desde intervalos cortos de ejercicio a otros más extensos. Con el tiempo, usted notará que cuando alcanza cierto nivel durante el ejercicio la sensación de falta de aire para respirar se le irá disminuyendo o quitando. Es importante que con la ayuda de su doctor prepare un programa de ejercicio adecuado para usted. Algunos puntos importantes para recordar son los siguientes:

Use su medicina, especialmente su inhalador, antes de hacer ejercicio, ya que ayuda a despejar las vías respiratorias. Esto le ayudará a hacer su ejercicio por más tiempo y a disminuir la falta de aire para respirar.

Si la sensación de falta de aire para respirar le afecta mucho con sólo un poco de ejercicio, su doctor puede cambiar sus medicinas, o incluso usar oxígeno suplementario antes de empezar sus ejercicios o actividades de acondicionamiento.

Tome el tiempo suficiente para hacer ejercicios de calentamiento y enfriamiento durante sus actividades de acondicionamiento. Esto debe incluir ejercicios como la respiración diafragmática. El mejor tipo de ejercicio es mantener una rutina diaria de actividades de baja intensidad, a la cual usted pueda agregar gradualmente. Recuerde que cuando hace ejercicios, es normal experimentar una leve dificultad para respirar. También es común experimentar un incremento en la frecuencia cardíaca y frecuencia respiratoria antes de hacer el ejercicio. Esta es una respuesta natural y sucede porque el cuerpo se está anticipando y preparando para un aumento de actividad. Aunque es normal, algunas personas se pueden sentir preocupadas o fatigadas al experimentar estas sensaciones. Por eso, es importante seguir una rutina de calentamiento gradual que incluye la práctica de la técnica de respiración diafragmática. Asegúrese de mantener la duración e intensidad de su ejercicio por debajo de los niveles que le puedan causar dificultad respiratoria excesiva.

Concéntrese en su respiración, asegúrese de respirar profunda y lentamente. Inhale por la nariz y exhale por la boca dejando salir el aire en forma lenta y suave. Los labios deben formar un pequeño orificio como si fueran para silbar o soplar una vela. Es importante practicar esta técnica. Debe tomar el doble de tiempo en exhalar que lo que toma en inhalar. Por ejemplo si usted está caminando de prisa y nota que puede tomar dos pasos mientras inhala, usted debe exhalar a través de la boca en 4 a 6 pasos. Exhalando lentamente lo ayudará a intercambiar el aire en sus pulmones mejor e incrementará su resistencia.

Recuerde *que los ejercicios con los brazos pueden causar dificultad para respirar más pronto* que los ejercicios con las piernas. Vigile la intensidad del movimiento de los brazos.

De igual manera, *el aire frío y caliente pueden hacer la respiración y el ejercicio más difícil.* Por esta razón la natación es una actividad especialmente buena para la persona con alguna enfermedad pulmonar crónica.

Los ejercicios de fortalecimiento, como la calistenia, el levantamiento de pesas suaves y remar pueden ser útiles, particularmente para aquellas personas que se han debilitado o no están en buena condición física debido al uso de las medicinas, tales como los esteroides. Puede usar el "velocípedo", una pequeña pieza de equipo que tiene pedales para los pies. Puede ser instalada en su cama o una silla, y usted puede pedalear a su gusto cuando desee. Este puede ser el primer paso para empezar un programa de ejercicio.

Una Nota Especial para Aquellos con Enfermedad Pulmonar Severa

Muchas personas con enfermedad pulmonar creen que no es posible hacer ejercicio. Caminar a lo largo de una sala puede costar un gran esfuerzo. Si esto le pasa a usted, el ejercicio es especialmente importante. Los siguientes consejos puede ayudarle a empezar.

No se apure o agite. Cuando la persona con enfermedad pulmonar empieza a caminar tiene la tendencia de apurarse para llegar a su destino antes que se le acabe la respiración. Esto hará que se agite más, es mejor hacerlo calmadamente. Muévase lentamente respirando conforme avanza, utilizando la técnica de respiración diafragmática. Al principio, hacer esto será difícil puesto que su tendencia es apurarse. Sin embargo, con práctica, usted encontrará que puede ir más lejos y con menos esfuerzo. Si usted tiene miedo de empezar a caminar solo, pida que alguien camine con usted. Esta persona también puede cargar una silla pequeña (o un bastón que tiene una silla plegable) para que usted pueda sentarse si es necesario. *Recuerde, caminar lentamente siempre es mejor y más seguro, y respire mientras camina.*

Toda persona con enfermedad respiratoria crónica que puede salir de la cama puede hacer ejercicio por lo menos 10 minutos al día. La manera en que puede comenzar es levantarse cada hora y caminar despacio a lo largo de la sala o alrededor de la silla por 1 minuto. Si hace esto 10 veces al día estará haciendo sus 10 minutos de ejercicio diario.

Después de caminar por una o dos semanas, cuando se sienta un poco más fuerte, puede caminar dos minutos cada hora. Así habrá duplicado su ejercicio, logrando los 20 minutos de ejercicio por día. En una o dos semanas más, usted puede cambiar su patrón. En vez de caminar 1 ó 2 minutos cada hora, puede caminar 3 ó 4 minutos cada dos horas o una hora sí y otra hora no. De nuevo, espere una o dos semanas y trate de caminar 5 minutos 3 a 4 veces al día. Luego trate 6 ó 7 minutos 2 a 3 veces al día. La idea es empezar lentamente y aumentar gradualmente la duración de su ejercicio. La mayoría de personas con enfermedad pulmonar severa puede llegar a caminar de 10 a 20 minutos, 1 ó 2 veces al día en un período de dos meses.

Las sugerencias son las mismas para otros tipos de ejercicio:

1. Empiece con lo que puede hacer ahora. ¡Un minuto por cada hora está bien!

2. Incremente su programa gradualmente, después de una o dos semanas.

3. Si al terminar de hacer ejercicios se siente peor que cuando empezó, recorte el tiempo y la intensidad de su ejercicio.

4. Muévase lentamente.

5. Recuerde respirar mientras hace ejercicio (no sostenga la respiración).

Derrame Cerebral o Apoplejía

La actividad física, especialmente la terapia física, es una parte muy importante de la recuperación de una persona que ha tenido un derrame cerebral. Los ejercicios de fortalecimiento y de flexibilidad ayudan a recuperar el uso de los brazos y piernas que puedan ser afectados. Sin embargo, es recomendable consultar con su doctor antes de empezar un programa de ejercicio para asegurarse que su presión arterial está bajo control. Si su presión arterial es alta es posible que usted deba evitar algunos tipos de ejercicios. (Lea la sección sobre presión alta.)

Si usted siente debilidad o desequilibrio debido a un derrame cerebral, algunas actividades pueden causarle cansancio, pérdida del equilibrio o caídas. Por eso, es recomendable usar un bastón, un aparato para caminar o caminar acompañado mientras hace ejercicio. Usted también puede sentarse o alternar el sentarse y pararse durante el ejercicio. Si usted tiene debilidad en las piernas, es mejor hacer los ejercicios sentado o puede usar un velocípedo. Si tiene un brazo afectado tal vez sería mejor hacer ejercicios para las piernas. Si ambos una pierna y un brazo son afectados sería mejor empezar con ejercicios sentado. Recuerde que mientras un programa de ejercicio puede aumentar su fuerza, vigor y resistencia, no puede mejorar una extremidad severamente debilitada o paralizada. Si usted ya tiene un programa de ejercicio, hable con su terapeuta físico sobre algunas sugerencias para combinar su ejercicio terapéutico con un programa de ejercicios de acondicionamiento físico.

217

Claudicación

Claudicación es el bloqueo de las arterias (vasos sanguíneos) producido por una severa arteriosclerosis en las piernas, el cual produce un dolor intenso al caminar. El ejercicio para las personas que sufren de claudicación generalmente se limita por el dolor en la pierna que se desarrolla durante el ejercicio. Las buenas noticias es que para la mayoría de personas el ejercicio de acondicionamiento ayuda a mejorar la resistencia y reducir el dolor en las piernas. Las malas noticias es que las personas con claudicación a veces encuentran imposible hacer cualquier tipo de ejercicio usando las piernas. Por tanto, estarán lejos de obtener el beneficio que ofrece un programa de acondicionamiento. Si el problema es muy severo, usualmente necesitan someterse a una cirugía de puente o bypass en los vasos de la pierna afectada.

La persona con claudicación puede mejorar gradualmente la resistencia y disminuir el dolor de piernas, haciendo ejercicios diariamente como caminar, montar bicicleta, etc. en períodos o intervalos cortos hasta el punto antes que empieza el dolor de piernas. Cuando empieza el malestar, descanse, disminuya la velocidad o cambie de actividades hasta que el dolor desaparezca. Luego el período corto de ejercicio debe repetirse, otra vez hasta el punto del malestar, pero no del dolor severo. Inicialmente este ciclo de ejercicio y descanso debe ser repetido por 5 a 10 minutos. Con el tiempo, podrá incrementarlo gradualmente a 30 ó 60 minutos. Utilizando este método, muchas personas han logrado incrementar el tiempo que pueden caminar o hacer otro tipo de ejercicio. También, asegúrese de incluir los ejercicios que utilizan los brazos como parte importante de su programa de acondicionamiento porque generalmente no causarán dolor en las piernas.

Utilizar zapatos adecuados y caminar más despacio con movimientos de los brazos también pueden ayudar a retrasar el dolor en las piernas.

Hipertensión o Presión Alta

Antes de empezar un programa de ejercicio, *una persona con presión arterial alta debe consultar con su doctor para asegurarse que su presión arterial está controlada.* Esto generalmente significa que está consistentemente y aproximadamente en el nivel de 160/90 o menos. El primer número de la presión arterial es la presión arterial sistólica. Este primer número de la lectura de la presión arterial normalmente subirá durante el ejercicio vigoroso. Pero la persona con presión alta o hipertensión debe vigilar que su presión no suba a más de 200. El segundo número en la lectura de la presión arterial es la presión diastólica. Esta generalmente no se incrementa durante el ejercicio.

Usted debe evitar los ejercicios que potencialmente empeoran su hipertensión, como los que requieren fuerza mientras que retiene la respiración (por ejemplo, levantamiento de pesas y remar). Sin embargo, es recomendable evitar hacer ejercicios con los brazos elevados sobre la cabeza porque pueda causar un incremento en la presión arterial y en la frecuencia respiratoria. También, es importante incluir los ejercicios de resistencia (o el ejercicio aeróbico) en su programa. Generalmente, este tipo de ejercicio no es dañino y puede ser de beneficio porque ayuda a disminuir tanto la presión arterial como el peso. Además, permite que los músculos se contraigan y se relajen.

Para sentirse más seguro cuando hace el ejercicio, usted puede vigilar su propia presión arterial al comienzo, en la mitad y al final del ejercicio. Las máquinas (o monitores) que miden la presión arterial se pueden conseguir en la mayoría de farmacias. Generalmente son fáciles de usar y traen instrucciones fáciles de seguir. Si su presión arterial es aún mayor que 200/110 usted debe parar temporalmente sus ejercicios de acondicionamiento hasta que consulte con su médico acerca de la necesidad de hacer algún cambio en el plan de tratamiento de la hipertensión o presión alta.

Osteoartritis

Principalmente la osteoartritis empieza como un problema del cartílago, que es una sustancia parecida a la goma entre los huesos que forman una articulación (coyuntura). Por eso, un programa de ejercicio para las personas con osteoartritis debe incluir el cuidado del cartílago. Para mantenerse saludable, el cartílago necesita sostener el peso y requiere el movimiento de la articulación. En la misma manera que funciona una esponja, el cartílago absorbe los nutrientes y fluido dentro de la articulación y elimina los desechos por exprimirse cuando se mueve la articulación. Si la articulación no se mueve regularmente, el cartílago se desgaste. Si la articulación está comprimido continuamente, como son las caderas y rodillas durante períodos largos de estar parado, el cartílago no puede expandirse ni absorber los nutrientes y fluido.

Cualquier articulación con osteoartritis se debe mover por su rango de movimiento completo varias veces al día para mantener la flexibilidad y nutrir el cartílago. Vigile su nivel de actividad para que el dolor no aumente. Si tiene osteoartritis en las caderas y rodillas, el caminar y estar parado deben ser limitados de 2 a 4 horas seguidas, con a lo menos una hora sentado o acostado después para que el cartílago tenga tiempo para descomprimir. Usar un bastón en el lado opuesto de la cadera o rodilla dolorosa disminuirá el estrés en la articulación y puede ayudarle durante un período difícil. La buena postura, los músculos fuertes y la buena resistencia, así como los zapatos adecuados para amortiguar los choques de caminar, son importantes para proteger el cartílago y reducir el dolor en las articulaciones. Los ejercicios para fortalecer la rodilla (Ejercicios 17, 18, y 19 en capítulo 8), hechos cada día también pueden ayudar a reducir el dolor en la rodilla y proteger la articulación.

Artritis Reumatoide

Las personas con la artritis reumatoide deben hacer los ejercicios para flexibilidad y fortalecimiento y aprender cómo usar las articulaciones en una forma adecuada. Mantener la buena postura y movilidad de las articulaciones ayudará a aliviar el dolor y evitar la tensión muscular y rigidez. El dolor debido a la artritis y sentarse o acostarse durante períodos largos de tiempo puede provocar la mala postura y movilidad limitada incluso en las articulaciones no afectadas por la artritis. Es importante hacer ejercicios para las manos y muñecas diariamente. Un buen tiempo para hacer estos ejercicios es después de lavar los platos o durante un baño cuando las manos ya están calientes y preparadas para hacer ejercicio.

A veces la artritis reumatoide afecta a los huesos del cuello. Por eso es mejor evitar los movimientos extremos y bruscos del cuello y no poner estrés en la parte posterior del cuello o de la cabeza.

La rigidez muscular en las mañanas también puede ser un gran problema para las personas con artritis reumatoide. Hacer los ejercicios para la flexibilidad antes de levantarse o cuando bañarse o ducharse puede ayudar a aliviar la rigidez.

Además, hacer algunos ejercicios de flexibilidad antes de acostarse por la noche puede reducir la rigidez en la mañana.

Osteoporosis

El ejercicio regular es importante para prevenir la osteoporosis y para fortalecer los huesos que ya muestran señales de la enfermedad. Los ejercicios de resistencia (aeróbicos) y de fortalecimiento son los más efectivos para fortalecer el hueso. Los ejercicios de flexibilidad y de fortalecimiento para el abdomen y la espalda son importantes para mantener la buena postura. Revise y practique los ejercicios marcados con IPP (importante para postura) en el capítulo 8. También puede ayudarse a si mismo con un programa de ejercicio regular que incluye caminar y hacer ejercicios de flexibilidad y fortalecimiento para el abdomen y la espalda.

Si usted tiene osteoporosis, o piensa que corre el riesgo de desarrollar esta condición, recuerde tomar las siguientes precauciones:

- No levante objetos pesados.

- Evite las caídas. Tenga cuidado en los pisos encerados o pulidos, veredas cubiertas de hielo, superficies desordenados, etc.

- No se agache para tocar los pies cuando está parado. Esto pone estrés o presión innecesaria en la espalda. Si quiere estirar las piernas y espalda, acuéstese en la espalda y levante las rodillas hacia el pecho.

- Póngase derecho. Una buena postura cuando está sentado pone menos estrés en la espalda.

- Si su equilibrio está malo o se siente inseguro, piense en utilizar un bastón especialmente en terreno desconocido y en lugares llenan de gente.

Diabetes

El ejercicio regular es muy importante para las personas con diabetes. Un ejercicio aeróbico de una intensidad moderada ayuda a controlar los niveles de glucosa en la sangre, porque incrementa la sensibilidad de las células del cuerpo a la insulina. La insulina funciona mejor, esto permite que las células absorban mejor la glucosa o azúcar en la sangre. Por tanto, los niveles de glucosa sanguínea bajarán durante y después del ejercicio. El ejercicio hace que la insulina del organismo trabaje mejor, por tanto la persona con diabetes disminuirá la necesidad de tomar medicina o inyectarse de insulina. Por eso, las personas que se inyectan insulina o toman medicinas para controlar la diabetes deben discutir con su doctor o nutricionista cualquier cambios en sus hábitos de ejercicio que hacen. Los cambios en sus niveles de actividad frecuentemente requieren algunos ajustes en la dosis de medicina o insulina y en el horario de sus comidas para mantener un balance y control del nivel de glucosa en la sangre.

Un programa de ejercicio regular también es esencial para perder peso y reducir los factores de riesgo cardiovasculares como los altos niveles de grasas en la sangre (lípidos sanguíneos), colesterol y la presión alta (hipertensión).

221

El programa de ejercicio recomendado para las personas con diabetes es generalmente el mismo que el programa de acondicionamiento descrito anteriormente. Incluye ejercicio aeróbico de una intensidad moderada por no más de 40 minutos que se puede llevar a cabo como parte de su programa general en la mañana o en la tarde.

Otras consideraciones especiales sobre el ejercicio para la persona con diabetes son las siguientes:

• Empezar un programa de ejercicio sólo cuando su diabetes esté bajo un control adecuado. Pregunte a su médico cuál es el limite, normal para usted en el que debe mantener su nivel de glucosa (azúcar) sanguínea.

• Mantenerse en contacto con su médico para hacer cambios en su medicina y la alimentación si es necesario.

• Coordinar la alimentación, la medicina y el ejercicio para evitar la hipoglucemia (disminución drástica de glucosa o azúcar sanguínea).

• Revisar su piel regularmente y protegerse de ampollas y heridas, especialmente en los pies. Es recomendable examinar sus pies diariamente y practicar un cuidado apropiado para los pies y la piel.

• Utilizar zapatos confortables y plantillas para los zapatos para ayudar a proteger las plantas de los pies.

Capítulo
11

Dejar de Fumar

DEJAR DE FUMAR O EVITAR A LAS PERSONAS QUE FUMAN (SER FUMADOR PASIVO) ES IMPORTANTE PARA LA SALUD DE TODOS, pero especialmente para las personas con enfermedades crónicas. Numerosos estudios científicos han demostrado el efecto dañino que produce el humo del cigarrillo, no sólo en los fumadores sino también en las personas que están cerca de ellos, especialmente sus seres queridos. El humo del cigarrillo contiene más de 4,000 sustancias químicas, y 50 de estas sustancias son tóxicas. Las más comunes son:

- *Nicotina* — una droga que causa adicción

- *Brea o alquitrán* — utilizada para pavimentar las calles

- *Monóxido de carbono* — un humo tóxico como el que produce el automóvil

- *Amonia* — usada como un desinfectante muy fuerte

- *Cianuro* — una sal venenosa

- *Formol* — utilizado para embalsamar cadáveres

- *Acetona* — usada para remover pintura

- *Plomo* — un metal que cuando entra al organismo puede ser venenoso

Todas estas sustancias químicas son peligrosas y pueden causar problemas de salud serios en los fumadores y las personas que están expuestas al humo del cigarrillo (especialmente los niños y las mujeres embarazadas). Los siguientes son algunos de los problemas de salud comunes en los fumadores:

- **Cáncer del pulmón y de otras partes del cuerpo**, como la boca, la garganta, el esófago, el hígado, el páncreas, la vejiga y el cuello uterino.

- **Ataques cardíacos.** La nicotina provoca la obstrucción de las arterias y hace trabajar más rápido al corazón lo que puede causar un ataque cardíaco.

- **Derrame cerebral.** Las sustancias químicas y tóxicas del cigarrillo también obstruyen las arterias y pueden causar un derrame cerebral.

- **Enfisema, bronquitis crónica y otros problemas respiratorios.** No sólo el fumar, sino también al respirar el humo del cigarrillo puede causar estas enfermedades respiratorias, especialmente en los niños. Además, los niños pueden sufrir más resfriados y infecciones del oído.

- **Ulceras estomacales.** La nicotina dificulta la digestión, produciendo un exceso de acidez y causando úlceras.

- **Osteoporosis o debilidad de los huesos.** Los químicos del cigarrillo evitan que el cuerpo utilice el calcio, aumentando la debilidad de los huesos y el riesgo de fracturas.

- **Adicción.** La nicotina en el cigarrillo es una droga que produce una dependencia tan fuerte como la cocaína o heroína.

- **Aborto espontáneo.** El fumar, en la mujer embarazada podría causar un aborto espontáneo o su bebé podría nacer muerto.

- **Bajo peso al nacer.** El fumar durante el embarazo, aumenta el riesgo de que el bebé nazca con defectos físicos. También el bebé podría nacer prematuramente o demasiado pequeño (con un peso más bajo de lo normal). Los bebés que son demasiado pequeños al nacer se pueden enfermar más frecuentemente y tienen más problemas respiratorios. Además, podrían tener problemas de comportamiento y de aprendizaje más tarde en su niñez.

- **Baja fertilidad y bajo deseo sexual** en los hombres y mujeres.

- **Cansancio y dolores de cabeza**, producidos por el monóxido de carbono del cigarrillo que disminuye el oxígeno que llega al cerebro.

- **Manchas y caries en los dientes, mal aliento y problemas con las encías**, causados por la brea (el alquitrán) en los cigarrillos.

- **Arrugas en la piel**, producidas por el monóxido de carbono del cigarrillo y la disminución del oxígeno en el sangre.

224

Desafortunadamente, el uso del tabaco ha quedado bien establecido como una práctica social y cultural, mucho antes de conocerse los efectos peligrosos provenientes del tabaco (cigarrillo, pipa, puro, habano). En América Latina y otros países, tanto el tabaco como el fumar representan histórica y económicamente un estilo de vida. En los Estados Unidos la industria del tabaco trabajó arduamente y por mucho tiempo para promover el consumo de tabaco en la sociedad. Recientemente las compañías de tabaco deliberadamente han dirigido sus esfuerzos publicitarios hacia la comunidad latina, especialmente a la gente joven. Esto se debe a que la población adulta está dejando de fumar, por tanto, la industria tabacalera ha visto la necesidad de encontrar nuevos mercados para suplir sus ganancias. Este mercado lo han encontrado en la gente joven y en los grupos étnicos minoritarios. Estos factores sociales y culturales, además de la capacidad de la nicotina para crear adicción (5 veces más que la heroína) hacen difícil que la persona pueda dejar el cigarrillo.

Muchos de los fumadores conocen los beneficios de dejar el tabaco y tienen las buenas intenciones de hacerlo, pero necesitan ayuda, no sólo para superar la dependencia física a la nicotina, sino también la dependencia psicológica y social que implica el fumar. Aun más difícil de superar puede ser el hábito creado por la acción de fumar, o sea los movimientos físicos repetitivos como encender el cigarrillo, sostenerlo entre los dedos, calar el humo, etc. Estos movimientos automáticos son parte de los hábitos arraigados en el fumador.

Para dejar de fumar es necesario tener motivación y tomar la decisión y el compromiso consigo mismo de dejar el cigarrillo. Sin embargo, sólo entre un 5 a un 8% de fumadores, que utilizan únicamente la fuerza de voluntad, logran con éxito dejar el tabaco. Así como las personas adictas a las drogas necesitan tratamiento para romper la adicción o dependencia, también los fumadores necesitan ayuda o alguna forma de tratamiento para dejar de fumar. Este tratamiento generalmente incluye:

- *Algún tipo de programa educativo o apoyo psicológico*, los que son ofrecidos en los programas para cesación del tabaco. Estos programas le ayudan a superar los obstáculos psicológicos asociados con el tabaco y los hábitos de fumar. También le proporcionan ayuda y apoyo moral durante el tiempo difícil cuando está tratando de dejar el cigarrillo. (Al final de este capítulo ofrecemos una lista de lugares donde usted puede obtener información acerca de estos programas en su comunidad.)

- *El uso de sustitutos de la nicotina*, como la goma de mascar con nicotina (ahora disponible con prescripción médica), los parches de nicotina y otras medicinas. Los sustitutos de la nicotina ayudan al cuerpo a combatir el deseo y la necesidad por la nicotina, y son usados especialmente durante las primeras semanas que deja de fumar.

225

El fumar es un hábito que se ha formado a través de los años, así como los otros hábitos en el estilo de vida que hemos discutido en este libro. Por tanto, requiere tiempo y determinación para erradicarlo. Los expertos recomiendan que cuando usted esté listo a dejar el cigarrillo, ya sea por sí mismo, con la ayuda de un médico, o a través de un programa especial es importante estar preparado y tener un plan si desea tener éxito. Típicamente un plan incluye los siguientes pasos:

1. Identifique la razón más importante por la que usted quiere dejar de fumar.

2. Planee y prepare diferentes formas en que tratará de superar la adicción física a la nicotina, así como la dependencia psicológica y social al tabaco.

3. Establezca el día en que dejará de fumar completamente.

Ahora observemos cada uno de estos pasos más de cerca.

¿Por qué Quiero Dejar de Fumar?

Cada fumador es diferente y no todos van a tener las mismas razones para querer dejar el tabaco. Por eso, usted busque la razón más importante que le pueda motivar a dejar de fumar. A continuación ofrecemos algunas razones para dejar de fumar:

Mejorar la Salud

• Evitar problemas graves de salud en el futuro, como el cáncer, enfermedades cardíacas y pulmonares

• Respirar mejor

• Sentirse con más energía

• Tener menos tos y resfriados

• Tener menos problemas con la digestión

• Recuperar el gusto y el olfato

Cuidar la Salud y el Bienestar de la Familia

• Prevenir las enfermedades en mis hijos

• Ahorrar el dinero gastado en cigarrillos y en médicos por culpa del cigarrillos

226

- Dar un mejor ejemplo a su familia, especialmente sus niños

- Mejorar las relaciones familiares

Mejorar la Apariencia Física

- Quitarle el color amarillo de los dientes y de los dedos

- Tener menos arrugas en la cara

- No tener mal aliento

- Tener un sabor más agradable en la boca

Empiece buscando las razones más importante para usted, luego haga una lista en orden de importancia. Mantenga la lista en un lugar accesible, para que pueda revisarla y leerla con frecuencia. Repítase a sí mismo estas razones una y otra vez. Esta práctica es similar a la técnica llamada pensamiento positivo, de la que hablamos en el capítulo 5. Pensar y hablarse uno mismo en forma positiva lo motivará y le ayudará a resistir la tentación que todos sienten cuando tratan de dejar de fumar. Le ayudará a combatir o vencer esa vocecita interna que le dice mentiras e inventa excusas para seguir fumando. A veces oímos a esa pequeña voz interior que trata de vencernos cuando queremos lograr algo difícil. Por ejemplo, esa vocecita nos dice: "Hay peores cosas que el cigarro, entonces porqué voy a dejar de fumar". "Conozco a alguien que fumó por años y nunca se enfermó, ni siquiera un día en su vida" o "ahora es demasiado tarde, ya estoy enfermo para qué cuidarme", etc. Todos estos son pensamientos negativos y dudas que pueden ser vencidos desarrollando una actitud positiva y usando la técnica del pensamiento positivo.

Usted puede ayudarse a sí mismo hablando con algún profesional en el campo de salud o leyendo información de fuente respetable acerca de los efectos del cigarrillo. Esto le puede ayudar a disipar o aclarar cualquier mal entendido o duda que tenga acerca del cigarrillo o de por qué debería dejar de fumar. Al final de este capítulo se ha enlistado algunos lugares en su comunidad donde puede obtener esta información.

¿Cómo Puede Usted Dejar de Fumar?

Hay una variedad de cosas que usted puede hacer para abandonar el hábito de fumar. Algunas estrategias están orientadas a ayudar al organismo a combatir la adicción a la nicotina y manejar los síntomas desagradables, pero temporales, que usted puede experimentar durante la etapa de supresión repentina del tabaco. Algunos de estos síntomas incluyen:

- Nerviosismo

- Insomnio

- Mal genio

- Dolor de cabeza

- Mareos

- Malestar estomacal

- Tos

Estos problemas son normales, especialmente durante los primeros días que se trata de dejar de fumar. Para evitar estas incomodidades físicas trate lo siguiente:

- **Informe a su médico de que quiere abandonar el hábito de fumar y pídale una receta que le ayude a combatir su adicción a la nicotina.** Asegúrese de seguir las indicaciones de cómo usar la medicina. También pídale a su doctor otras sugerencias que le puedan ayudar.

- **Busque un grupo de apoyo que le ayude a dejar de fumar.** Por ejemplo, La Asociación Americana del Pulmón y el Departamento de Salud del Condado ofrecen programas para dejar de fumar; estos grupos son guiados por personas que tienen experiencia en diferentes métodos para dejar de fumar.

- **Beba abundante agua y jugos durante todo el día,** (incluya té de menta, manzanilla y agua de tilo). Esto ayuda a limpiar su sistema, y acelera la eliminación de la nicotina de su organismo. El agua además de ser saludable no engorda y le ayudará a sentirse lleno reduciendo su deseo de fumar. Finalmente, el tomar agua con frecuencia mantiene ocupada sus manos y boca haciendo que no extrañe tanto el hábito de fumar.

- **Coma alimentos saludables** como vegetales, frutas y cereales. Encontrará algunas guías en el capítulo 6.

- **Limite su consumo de cafeína**, especialmente en bebidas como café, té, sodas o bebidas gaseosas. La cafeína puede estimular su deseo de fumar.

- **Aprenda y practique algunas técnicas sencillas de relajación.** Estas pueden ayudarle a controlar la ansiedad que se genera por la falta de nicotina. Además, ayudan a distraerle del deseo de fumar. Hay varias técnicas descritas en el capítulo 5 que puede poner en práctica para relajarse.

Además de enfrentarse con la adicción a la nicotina, usted también debe encontrar formas que le ayuden a romper el hábito de fumar. El fumar generalmente está asociado con una variedad de diferentes situaciones o sentimientos, como beber, hablar con amigos, leer el periódico, el final de una comida, después del sexo, o con sentirse nervioso o aburrido, etc. Esto significa que cuando una de estas situaciones o sentimientos ocurren, usted siente la necesidad de fumar y está acostumbrado a hacerlo. Por lo tanto, para dejar de fumar, usted tendría que encontrar otras maneras de manejar estas situaciones. Las siguientes son algunas sugerencias:

- **Aparte de su alrededor las cosas que le recuerden el fumar.** Tire a la basura los cigarrillos o cajetillas de cigarro que tenga en casa. Desaparezca los ceniceros.

- **Dígale a sus familiares y amigos que usted quiere dejar de fumar.** Pídales que le ayuden, que no le ofrezcan cigarros. Además, que eviten fumar cerca de usted o cuando usted esté presente.

- **Cambie sus hábitos asociados con fumar.** Por ejemplo, deje de tomar café o bebidas alcohólicas. Cambie a café o té descafeinado y bebidas sin alcohol. No vaya a lugares donde se encuentren fumadores. Busque un nuevo club, grupo o lugar para sus actividades sociales.

- **Manténgase ocupado.** Por ejemplo, camine, escuche música, lea, llame a un amigo, vaya de compras o a ver una película para distraerse de la tentación de querer fumar. Si usted comienza a sentir el deseo de fumar, cambie de actividad.

- **Mantenga algo en la boca y en las manos.** Por ejemplo, coma pedazos de zanahoria o apio, chupe un palillo de canela, un pirulí (caramelos con palillo), mastique chicle (goma de mascar), etc. Mantenga sus manos ocupadas, agarre un lápiz o lapicero, juegue con palillos que pueden reemplazar al cigarrillo. Adopte un pasatiempo, como tejer, resolver crucigramas, etc. Trate de hacer ejercicios con las manos para mantenerlas ocupadas.

- **Mantenga una alimentación saludable y comience un programa regular de ejercicios.** No sólo para distraerse de las ganas de fumar, sino también para evitar ganar peso cuando deje de fumar.

¿Qué Día Debería Dejar de Fumar?

De acuerdo con los expertos, no existe realmente el día perfecto para dejar de fumar. Pero ellos recomiendan que no trate de dejar el cigarrillo si está pasando por un período estresante en su vida, (fuera de normal). Por ejemplo, si tiene problemas en el trabajo o está trabajado horas extras, si está pasando por un divorcio o una pérdida grande en su vida. Los expertos también recomiendan que elija el fin de semana o el tiempo en el que estará fuera del trabajo. Esto le dará tiempo en casa para combatir y adaptarse a algunos malestares físicos y síntomas que produce el alejarse de la nicotina. También, le dará la libertad de empezar a hacer ajustes en sus hábitos de fumador, que mencionamos anteriormente.

Una vez que usted haya decidido que quiere dejar de fumar, es mejor que no espere más de 2 semanas para empezar a dejar de fumar. Mientras más espere, menos probable es que deje de fumar. También si usted vuelve a fumar después de que ha parado por varios días, no se rinda. Este es el momento para tratar otra vez. Revise sus motivos para abandonar el hábito de fumar, lea estos consejos nuevamente y póngalos en práctica. Busque a familiares y amigos que estén dispuestos a apoyarle. Llame a algunos de las organizaciones en su comunidad que ofrecen recursos para dejar de fumar, a continuación ofrecemos una lista que les puede ayudar. ¡Usted puede lograrlo!

**RECURSOS EN SU COMUNIDAD PARA
DEJAR EL HÁBITO DE FUMAR**

Sociedad Americana del Cáncer
Asociación Americana del Corazón
Asociación Americana de los Pulmones
El Departamento de Salud en su condado
Los centros médicos comunitarios
Hospitales y clínicas (su proveedor de salud)
Programas de salud que son ofrecidos por algunos planes de seguro médico

Capítulo
12

Mejorando Su Comunicación

TÚ NO ME ENTIENDES. ¿Cuántas veces esta frase, expresada o no, resume un intercambio verbal frustrante? En cualquier comunicación entre dos personas, la meta es: primero, que la otra persona entienda lo que usted está tratando de decir. La persona que no se siente entendida comienza a sentirse frustrada, y cuando la frustración es prolongada, puede llevar a la depresión, el enojo y la indecisión (sintiéndose sin ningún poder). Estos sentimientos no son buenos para nadie, especialmente para las personas con enfermedades crónicas. Hacerle frente a una enfermedad crónica es muy frustrante, sin añadir problemas de comunicación. Cuando la comunicación fracasa, no solo experimentamos emociones negativas como la frustración y el enojo, pero también podríamos experimentar otros síntomas físicos. Por ejemplo, el ritmo del corazón puede acelerarse, y los niveles de colesterol y azúcar en la sangre pueden subir. Tenemos más tendencia de experimentar dolores de cabeza, malestares del cuerpo, y molestias estomacales, así como estar más sensible al dolor. La preocupación debido al conflicto y malentendido nos puede irritar y causar una falta de concentración que nos puede llevar a tener accidentes. Entonces, es claro que la mala comunicación no es beneficiosa para nuestra salud física, mental o emocional.

La mala comunicación es el factor principal que afecta a las relaciones interpersonales, ya sea entre esposos, otros miembros de la familia o amigos, compañeros de trabajo, y/o entre doctores y pacientes. Hasta en las relaciones casuales, la mala comunicación causa frustración. ¿Cuántas veces se ha enojado y frustrado con alguien y con frecuencia ha sido por la mala comunicación?

Cuando uno tiene una enfermedad crónica, la buena comunicación se convierte en una necesidad. Su equipo de proveedores de salud, en particular, *debe* de "entenderle". El convertirse en una persona proactiva implica interesarse en aprender las habilidades necesarias para lograr comunicarse en forma más efectiva.

En este capítulo, vamos a discutir formas para mejorar el proceso de comunicación. Específicamente, maneras de expresar sentimientos en forma positiva y reducir el conflicto, de cómo pedir ayuda, cómo decir que "no", cómo saber escuchar mejor, cómo reconocer las expresiones corporales y diferentes estilos de comunicación y finalmente cómo conseguir más información de la otra persona.

Cuando lea este capítulo, recuerde que la comunicación es como una calle de doble vía. Puede ser que al principio se sienta incómodo al expresar sentimientos y pedir ayuda, y es posible que las otras personas también se sientan así. Usted podría ser el primero en abrir las líneas de comunicación. Ponga cuidado de no enojarse con otros, pensando que "ellos deberían saber…".

Expresando Sus Sentimientos

Tener una enfermedad crónica produce muchos sentimientos, algunos de ellos no placenteros. Aquí hay algunas sugerencias de cómo expresar estos sentimientos en una manera positiva y constructiva.

Empiece tomándose unos minutos para revisar exactamente cual es la situación que le está molestando y qué está sintiendo. Por ejemplo, Juan y Pedro estaban de acuerdo de ir juntos a un evento deportivo. Cuando Juan pasó a buscar a Pedro, éste no estaba listo, ni seguro de poder ir, porque estaba teniendo problemas con sus rodillas por la artritis. Esta es la conversación que ellos tuvieron:

Juan: ¿Por qué siempre me arruinas mis planes? Al menos deberías haberme llamado, así podía pedirle a mi hijo que viniera.

Pedro: ¡Tú no me entiendes! Si tú tuvieras dolor como yo tengo, tú no me criticarías tan fácilmente. Tú no piensas en las otras personas, sólo piensas en ti mismo.

Juan: ¡Bueno! Veo que debería ir solo.

En la situación, ni Juan ni Pedro se pusieron a pensar en qué era realmente lo que les estaba molestando y cómo se sentían. Por lo contrario, ambos acusaron al otro por una situación lamentable.

La siguiente es la misma conversación en la cual ambas personas están usando un tipo de comunicación más profunda o más personal.

Juan: Cuando nosotros hacemos planes para salir juntos y al último minuto, tú no estás seguro de poder ir, yo me siento enojado y frustrado, y no sé que hacer, si irme sin ti o quedarme aquí y cambiar nuestros planes o no hacer planes en el futuro.

Pedro: Cuando me dan dolores repentinos de la artritis, yo también me siento confundido. Trato de tener la esperanza de poder ir y por eso no te llamo, porque no quiero que te enojes y también porque deseo ir contigo. Tengo la esperanza que mis rodillas se mejoren durante el resto del día.

Juan: Yo te entiendo

Pedro: Vamos al juego. Me puedes dejar cerca de la entrada del centro deportivo antes de estacionar tu carro, así yo no tendría que caminar muy lejos. Yo podría ir caminando despacio y estar en nuestros asientos antes que llegues. Yo deseo seguir haciendo planes contigo. En el futuro, te dejaré saber lo más pronto posible, si pienso que mi artritis me va a molestar.

Juan: Me parece bien. Me gusta mucho tu compañía y también saber como ayudarte. Cuando las cosas me llegan de sorpresa, me siento enojado.

233

Juan y Pedro hablaron acerca de la situación específica y cómo se sintieron al respecto. Ninguno de los dos culpó al otro. Desafortunadamente, nosotros a menudo vivimos situaciones donde la otra persona usa formas acusadoras de comunicación, o nosotros no estamos escuchando y nos comunicamos usando acusaciones. Aun en esta situación, usar una comunicación meditada puede ayudar. Revise el siguiente ejemplo:

Rosa: ¿Por qué siempre me arruinas mis planes? Al menos deberías llamar para avisarme. Estoy cansada de planear algo contigo.

Berta: Yo entiendo. Cuando tengo un ataque de asma imprevisto, me siento confundida; quiero pensar que puedo ir y por eso no te llamo. También no quiero que te enojes, ya que realmente deseo salir contigo. Trato de pensar que me voy a sentir mejor el resto del día.

Rosa: Bueno, espero que en el futuro me dejes saber, porque no me gustan las sorpresas.

Berta: Entiendo. Si te parece bien, vámonos de compras ahora mismo. Puedo caminar un trecho corto y descansar en la cafetería leyendo mi libro mientras tú continúas haciendo compras. Deseo que sigamos haciendo planes juntas. En el futuro, te dejaré saber lo más pronto posible, si pienso que el asma me estará molestando.

En este último ejemplo, solamente Berta estaba usando una comunicación meditada. Rosa continuó culpando a Berta. No obstante, el resultado todavía es positivo, porque ambas personas van logrando lo que querían. A continuación ofrecemos algunas sugerencias para lograr una buena comunicación.

1. **Siempre hay que demostrar consideración y respeto hacia la otra persona.** Trate de no predicar ni ser muy exigente, y evite comentarios acusadores como cuando Rosa dice, "¿Por qué siempre me arruinas mis planes?" El uso del "tú", es una señal de que la comunicación puede ser acusadora.

2. **Sea claro.** Describa la situación específicamente. Por ejemplo, Berta dijo: "Cuando tengo un ataque de asma repentino, me siento confundida, quiero pensar que puedo ir y por eso no te llamo, también no quiero que te enojes, ya que deseo salir contigo. Trato de pensar que voy a sentirme mejor el resto del día." También, evite usar palabras como "siempre" o "nunca."

3. **Analice verbalmente las suposiciones y pida aclaraciones.** En el caso de Rosa, ella no lo hizo. Ella supuso que Berta fue descortés por no avisarle que no podía ir en vez de aclarar por qué Berta no la llamó para avisarle. Recuerde que las suposiciones se prestan para romper una buena comunicación. Una señal de que está haciendo suposiciones es cuando usted piensa, "él o ella debería saber…".

4. **Sea honesto y abierto acerca de sus sentimientos.** Berta hizo esto cuando expresó que realmente quería ir y que la razón porque no llamó es que no quería molestar a Rosa, ya que pensaba que se iba a sentir mejor durante el resto del día.

5. **Acepte los sentimientos de otros y trate de entenderlos.** Esto no siempre es fácil. Algunas veces necesita pensar lo que va a decir. Antes de responder de inmediato, recuerde que es siempre aceptable decir la frase "Yo entiendo" o "Yo no te entiendo muy bien. ¿Puedes explicarme un poco más?"

6. **Sea cuidadoso y cortés.** Evite ser sarcástico o culpar.

7. **Hay que tener buen humor, pero al mismo tiempo saber cuando hay que ser serio.**

8. **Tenga cuidado de no hacerse la víctima por no expresar sus necesidades y sentimientos, y luego tener la expectativa que otros actúen de la manera como usted piensa que ellos deberían de actuar.** También, no tiene que pedir perdón por sus sentimientos, sólo discúlpese cuando sus palabras o acciones han ofendido a la otra persona.

9. **Finalmente, aprenda a escuchar bien a los demás.**

Mensajes en "Yo"

Muchos de nosotros nos sentimos incómodos expresando nuestros sentimientos. Esta incomodidad se puede agravar si al compartir sentimientos podría parecer una crítica a la persona a quien le estamos hablando. Especialmente si, al expresar nuestra frustración, las emociones son fuertes, es posible que usemos mensajes en "Tú" que sugieren culpabilidad. La comunicación parece ir en una sola dirección, causando que la otra persona se sienta como si estuviera siendo atacada. De repente, la otra persona se pone a la defensiva y levanta barreras para protegerse. La persona, que está expresando sus sentimientos, a su vez siente una gran ansiedad frente a las barreras defensivas y la situación hace surgir sentimientos más fuertes que la frustración, como el enojo y el resentimiento.

Sin embargo, el uso del "yo", no es acusador ni ataca. Es otra forma de comunicación que ayuda a expresar cómo *yo* me siento, en vez de cómo la otra persona me hace sentir. A continuación ofrecemos algunos ejemplos para cambiar mensajes en "Tú" a mensajes en "Yo":

Mensaje en "Tú":	¿Por qué tú siempre llegas tarde? Nunca podemos llegar a tiempo a ningún lado.
Mensaje en "Yo":	Yo me desespero cuando tú llegas tarde. A mí me gusta llegar a tiempo.
Mensaje en "Tú":	Tú no puedes entender lo mal que me siento
Mensaje en "Yo":	Yo no me siento bien. De veras que hoy yo necesito un poquito de ayuda.

Hay que tener cuidado con los mensajes en "Tú" *escondido*. Estos son mensajes en "Tú" que comienzan con algo como "yo me siento..." A continuación hay algunos ejemplos:

Mensaje en "Tú":	Tú siempre caminas muy rápido.
*Mensaje en "Tú" **Escondido**:*	Yo me enojo cuando tú caminas rápido.
Mensaje en "Yo":	Yo tengo dificultad en caminar rápido.

La clave de los mensajes en "Yo" es evitar usar la palabra *"Tú"*, y en vez, tratar de expresar tus sentimientos usando la palabra *"Yo"*. Dominar este tipo de comunicación toma tiempo. Empiece con escucharse a sí mismo y luego a los demás. Tome algunos de los mensajes en "Tú" que oye y conviértalos, en su mente, en mensajes en "Yo". Haciendo este juego de palabras en su mente, pronto se convertirá en un hábito de comunicación.

Hay algunas precauciones que debe tomar en cuenta cuando usa los mensajes en "Yo". Primero, que ellos no son remedios. Algunas veces la persona que escucha necesita tiempo para escuchar bien. Esto es cierto, especialmente si los mensajes en "Tú" y las acusaciones son maneras usuales de comunicación. Aunque en el comienzo los mensajes en "Yo" no parezcan efectivos, continúe usando los mensajes en "Yo" para mejorar esa habilidad.

235

236

Ejercicio de Mensajes en "Yo"

Cambie las siguientes expresiones en mensajes en "Yo". (¡Cuidado con los mensajes en "Tú" escondido!)

¡Tú siempre esperas que yo te sirva!

Doctor, usted nunca tiene suficiente tiempo para mí. Usted siempre está de prisa.

Tú ya no me tocas. Tú no me has dado atención desde que tuve el ataque al corazón.

Doctor, usted no me ha dicho los malos efectos de las medicinas que me recetó o el porqué las debo de tomar.

También, algunas personas pueden usar los mensajes en "Yo" como una forma de manipulación. Si se usan en esta manera, los problemas pueden escalar. Para que sean efectivos, los mensajes en "Yo" tienen realmente que expresar sentimientos.

Una ultima nota: Los mensajes en "Yo" son una excelente manera de expresar sentimientos positivos y halagadores. "Doctor, realmente aprecio todo el tiempo que me dedicó hoy".

Reduciendo Conflicto

El aprender a expresar nuestros sentimientos en una forma más constructiva, por ejemplo con el uso de los mensajes en "Yo" en vez de en "Tú", nos puede ayudar mucho a reducir los conflictos en nuestras relaciones. Sin embargo, hay otras técnicas de comunicación que también facilitan la comunicación.

Cuando una discusión parece desviarse del tema y las emociones empiezan a surgir, trate de cambiar el enfoque de la conversación. Es decir, dirija la discusión a lo que ustedes se acordaron de discutir al principio, y no a las emociones u otros problemas que surjan. Por ejemplo, pueda decir algo así, "Nos enojamos ahora y no estamos hablando de lo que nos acordamos." O, "Pienso que estamos hablando de otras cosas y no de lo que nos acordamos, y me estoy enojando. Podemos hablar de estos otros asuntos después y continuar ahora con la conversación original."

Otra táctica que puede prevenir un conflicto o un arranque de emociones negativas es pedir tiempo para pensar y responder después, cuando las emociones no están tan intensas. Por ejemplo, pueda decir, "Creo que entiendo tus preocupaciones, pero ahora necesito más tiempo para pensarlas antes de contestarte." O, "Escucho lo que me dices, pero me siento demasiada frustrada ahora y no quiero responder. Necesito más información antes de poder contestarte."

Además, asegúrese de que se entiendan las preocupaciones, sentimientos y puntos de vista de cada uno. Puede hacer esto resumiendo lo que escuchó o entendió y pediendo aclaración de lo que no entendió bien. Tal vez quiera cambiar papeles. Trate de explicar la posición o punto de vista de la otra persona tan completamente y pensativamente que sea posible. Esto le ayudará a entender todos lados de un asunto, así como respetar y valorar el punto de vista de la otra persona. También le ayudará a desarrollar tolerancia y empatía por otras personas.

Al final, es posible que no siempre encuentre una solución perfecta para un problema, ni que llegue a un acuerdo total, sino puede llegar a un arreglo aceptable. Busque algo en que ustedes dos pueden ponerse de acuerdo durante algún tiempo. Por ejemplo, lo pueda hacer como usted quiera esta vez, y la otra persona como quiera la próxima vez. Póngase de acuerdo sobre una parte de lo que usted quiere, y una parte de lo que quiere la otra persona. O, decida lo que usted hará y lo que la otra persona devolverá. Todos estos ejemplos son formas de arreglo que le pueden ayudar a manejar las dificultades de una relación cuando usted se siente como si nunca pudiera estar completamente de acuerdo.

Cómo Pedir, Aceptar y Rechazar Ayuda

Los problemas de comunicación acerca del tema de pedir ayuda son muy comunes. Por alguna razón, algunas personas se sienten incómodas al pedir ayuda o al rechazar ayuda. Aunque esto es un problema universal, para personas con enfermedades crónicas sucede con mayor frecuencia.

Es difícil para algunos de nosotros pedir la ayuda que necesitamos. Nos puede dar vergüenza necesitar ayuda para algo que antes podíamos hacer muy fácilmente. Cuando esto suceda, evite pedir en formas que cause barreras. Por ejemplo, no diga: "Me da pena pedirte esto…", "Yo sé que pregunto mucho…", "No me gusta preguntar esto, pero...". Preguntar con evasivas tiende a poner a la otra persona a la defensiva: "Oh, ¿Por qué pensará que está pidiendo demasiado?" Sea directo, concreto y provea toda la información. Una petición general puede llevar a un malentendido, y la persona puede reaccionar negativamente por la poca información que tiene.

Petición general:	Sé que esto es lo que menos quieres hacer, pero necesito ayuda para mudarme de casa. ¿Me puedes ayudar?
Reacción negativa:	Mmm…no sé, déjame mirar mi agenda y te llamo para confirmar. (¡Probablemente el año entrante!)
Petición específica:	Me voy a mudar de casa la próxima semana, y me gustaría mover mis libros y las cosas de la cocina antes que nada. ¿Podrías ayudarme a cargar y descargar las cajas de mi carro el sábado por la mañana? Creo que sólo tendré que hacer un viaje.
Reacción:	Estaré ocupado el sábado por la mañana, pero te puedo ayudar el viernes por la noche, si quieres.

Muchas veces nuestra familia y amigos nos ofrecen ayuda. Frecuentemente oímos, "¿Cómo le puedo ayudar?". Nuestra reacción pueda ser "No sé", mientras estamos pensando que, "deberían saber . . ." En vez de pensar esto y sentirse ofendido porque no saben exactamente lo que necesita, esté listo para aceptar la ayuda, contestando con una respuesta específica. Por ejemplo, en vez de decir "no sé", diga algo así, "Me ayudará mucho si nosotros pudiéramos salir una vez al mes porque me gusta pasar tiempo contigo. Salir contigo me hace sentir mejor." O, "¿Por favor, me puedes ayudar a sacar la basura? Está pesada y no puedo levantarla." Recuerde que la gente no puede leer su mente, y es necesario decirles cuál tipo de ayuda desea, cuándo la necesita, y agradecerles después por la ayuda.

Las personas con enfermedades crónicas también tienden recibir ofertas de ayuda que no necesitan o desean. En la mayoría de los casos, son personas generosas y con buenas intenciones las que se ofrecen a ayudar. Con un mensaje en "Yo" puede rechazar la ayuda con el tacto necesario sin herir sentimientos, por ejemplo: "Gracias por ser tan amable, pero hoy puedo hacerlo solo" o "Voy aceptar tu oferta en otra ocasión, gracias".

Ojalá que estos consejos sencillos le puedan hacer más fácil pedir, aceptar y rechazar la ayuda cuando llegue el momento o situación.

Decir que "No"

Suponiendo que alguien le pide ayuda. No es aconsejable contestar rápidamente ni "sí" ni "no". A menudo necesitamos más información antes de poder responder a la petición.

Si la petición no tiene mucha información para poder dar una respuesta, algunas veces nuestros primeros sentimientos son negativos. El ejemplo que discutimos acerca de ayudar a alguien que se está mudando de casa, es bueno. "Ayudar a mudarme" puede significar cargar muebles o sólo conseguir una pizza para la gente con hambre que está cargando las cosas. Una forma de ser más específico y evitar malentendidos es repetir a la persona lo que nos propone, para obtener la información precisa. Puede usar frases como: "Antes de aceptar…" (esto puede prevenir que la persona que pide ayuda todavía no se llene de esperanza de que usted dirá que sí a su petición).

Una vez que conoce la petición específica y ha decidido negarse a hacerlo, es importante *reconocer la importancia de la petición* de la otra persona. De esta manera, le hace ver a la persona que sólo rechaza su petición y no a la persona misma. "Yo sé que el proyecto que estás haciendo vale mucho, pero esta semana está más allá de mis habilidades". De nuevo, la clave es ser específico. Trate de ser claro en las condiciones de su rechazo. ¿Será para siempre este rechazo, o está diciendo que no puede ayudar sólo en este momento, hoy, o esta semana?

El Arte de Escuchar

Saber escuchar es sin duda la habilidad más importante en la comunicación. La mayoría de nosotros somos mejores hablando que cuando escuchamos. Realmente para escuchar necesitamos saber lo que la otra persona está diciendo y sintiendo en ese momento. La mayoría de nosotros estamos preparados para responder en vez de escuchar. Se necesitan varios niveles para ser un buen receptor de comunicación.

1. **Escuche las palabras, el tono de voz y observe las expresiones corporales de la persona.** (Vea la próxima sección.) Algunas veces es difícil empezar una conversación si existen problemas. Las palabras empleadas no revelan claramente si hay algo que está perturbando a la otra persona. Observe ciertas señales: ¿Le tiembla la voz? ¿Tiene dificultad en expresarse? ¿Percibe alguna tensión en su cuerpo? ¿Parece distraído? Si reconoces estos signos, es probable que la persona tiene algo más que no ha podido expresar.

2. **Comuníquele a la otra persona que la está escuchando.** Esto puede ser con un simple, "Ajá". Muchas veces la persona solamente quiere saber que la está escuchando, porque, con sólo hablar con una persona que escucha atentamente, ya comienza a recibir ayuda.

239

3. **Reafirme que sí entendió lo que le quiso decir.** Dígale a la otra persona que oyó el contenido central del problema y las emociones que le acompañan. Puede lograr esto con frases que hablan del problema que acaba de escuchar, como: "Estás planeando un viaje". También, puede responder reconociendo las emociones de la otra persona: "Debe ser muy difícil para ti" o "Me imagino como te sientes". Cuando responde a un nivel emocional, los resultados son asombrosos. Estas repuestas abren las puertas de comunicación para expresar pensamientos y sentimientos. Responder al contenido central o a la emoción del mensaje hace que no sea necesario repetir todo el mensaje para hacer ver que uno está escuchando bien.

4. **Busque más información** (ver las páginas 241 a 243). Este nivel es muy importante, especialmente si no está claro lo que escucha. Existen varios métodos para buscar y conseguir información.

Las Expresiones Corporales y Los Diferentes Estilos de Conversar

Como mencionamos antes, una parte de escuchar lo que dicen otras personas incluye observar cómo lo dicen; es decir las expresiones corporales de la persona. Incluso cuando no estamos diciendo nada, nuestros cuerpos sí están hablando; a veces están gritando. Investigaciones demuestran que más de la mitad de lo que comunicamos, se expresa por nuestro cuerpo ("lenguaje corporal") en vez de nuestras palabras. Por eso, si queremos mejorar nuestras habilidades de comunicación, debemos darnos cuenta del lenguaje corporal, las expresiones de la cara y el tono de la voz. Estas expresiones deben corresponder a lo que decimos en palabras; si no, mandamos mensajes no muy claros y creamos más malentendidos. Por ejemplo, si usted quiere hacer una declaración firme, mire directamente la otra persona y mantenga una expresión simpática. Póngase de pie, con buena postura y confianza, relaje los brazos y piernas, y respire. Tal vez quiera inclinarse hacia delante para demostrar su interés. Trate de no hacer una cara de desprecio ni morder los labios; estos signos indican incomodidad o duda. Tampoco, no se aleje de la otra persona ni deba encorvarse porque estas expresiones comunican desinterés e incertidumbre, cual contradice lo que quiere afirmar a la otra persona.

Cuando usted se da cuenta que las expresiones corporales y las palabras de otra persona no se corresponden, mencione esto discretamente a la otra persona y pida aclaración para evitar cualquier malentendido. Por ejemplo, pueda decir, "Querido, me estás diciendo que quieres ir conmigo al picnic, pero cuando te miro, veo que te pareces muy cansado y estás bostezando mientras me hablas. ¿Quisieras quedarte en casa para descansar, mientras voy sola?"

Además de leer o entender las expresiones corporales de otras personas, es útil reconocer y apreciar que todos nos expresamos en diferentes maneras. Muchos factores influyen nuestro estilo de conversar; varía según a donde nacimos, cómo nos criamos, nuestra ocupación, cultura y especialmente nuestro género (sexo). Por ejemplo, las mujeres tienden a hacer más preguntas personales para demostrar interés y formar relaciones; mientras los hombres tienden a interrumpir, ofrecer opiniones o sugerencias, y exponer hechos en conversaciones. Los hombres tienden a discutir problemas para resolverlos; mientras las mujeres desean compartir más los sentimientos y experiencias. Ningún estilo es mejor o peor, solo diferente. Al reconocer y aceptar estas diferencias, podemos reducir o evitar algunos de los malentendidos, frustraciones y resentimientos que nos sentimos en nuestras comunicaciones con otros.

Conseguir Más Información

Conseguir más información de otra persona es como aprender a tocar el piano. Esto puede envolver técnicas simples y complicadas.

Pedir más información. Este es el método más simple para conseguir información. " Me puedes decir más al respecto…", "No entiendo…, por favor explíqueme otra vez". "Me gustaría saber más acerca de…" "¿Me lo puedes decir de otra manera?" "¿Qué quieres decir?" "No estoy segura de lo que me dices, ¿me puedes explicar más?"

Repetir el mensaje en sus propias palabras. Este es un buen método si quiere reafirmar que entendió el mensaje (o sentido) de lo que la persona acaba de decir. Repetir el mensaje en sus propias palabras puede ayudar o impedir una comunicación efectiva, dependiendo de la manera de como se hace la repetición del mensaje. Es importante recordarse de repetir el mensaje en forma de pregunta. Por ejemplo:

Supongamos que la persona dice:	Bueno, no sé…hoy no me siento muy bien. A la fiesta van a llegar muchas personas, y tal vez lleguen muchos fumadores, y tampoco conozco muy bien a los dueños de la fiesta.
(1) Repetir lo que la otra persona dijo en forma de "mensaje":	Obviamente, me estás diciendo que no quieres ir a la fiesta.

(2) Repetir lo que la otra persona dijo en forma de "pregunta":

¿Estás diciendo que prefieres quedarte en casa y no ir a la fiesta?

La repuesta a la repetición (1) en forma de "mensaje" podría ser con enojo: *"¡No quise decir eso! Si eso es lo que piensas, prefiero quedarme en casa."* Otra repuesta podría ser con silencio, o no contestar nada... y eso sería no tener ninguna comunicación a causa del enojo o desesperación ("No me entiende"). Además a nadie le gusta que le interpreten lo que él/ella quería decir o hacer.

La repuesta a la repetición (2) en forma de "pregunta" podría ser con más aclaración: *"No quise decir eso. Es que me pongo nerviosa cuando no conozco a las personas. Me sentiría mejor si te quedaras junto a mí durante la fiesta".*

El mensaje repetido en forma de pregunta promueve una mejor comunicación y así se puede descubrir la verdadera razón por que la persona expresaba dudas acerca de ir a la fiesta.

Ser específico: Si desea una información específica, debe hacer preguntas específicas. Por ejemplo:

Doctor: ¿Cómo se ha sentido?   *Paciente*: No muy bien

En esta repuesta el doctor no tiene mucha información acerca de la condición del paciente. El siguiente diálogo ayuda al doctor a conseguir más información:

Doctor: ¿Sigue sintiendo dolores agudos en su brazo izquierdo?   *Paciente*: Sí, mucho dolor.

Doctor: ¿Son frecuentes?   *Paciente*: Sí, varias veces al día

Doctor: ¿Cuántos minutos podría ser?   *Paciente*: Unos 30 minutos

Doctor: ¿Cuánto tiempo le dura el dolor?   *Paciente*: Mucho tiempo

Los médicos han sido entrenados para conseguir información específica, pero la mayoría de nosotros no hemos sido entrenados para hacer preguntas específicas. Dicho simplemente, si sus preguntas son específicas, probablemente pueda conseguir una repuesta específica. Si quiere saber el "¿Por qué?", también pregunte sobre algo específico.

La mayoría de nosotros tenemos experiencias de cuando éramos niños de tres años y solamente hacíamos la pregunta "¿Por qué?" y la repetíamos una y otra vez hasta que finalmente obteníamos la información deseada. Los pobres padres no tienen la idea de lo que el niño tiene en su mente y solamente contestan "Porque...", aumentando cada vez más a la respuesta, hasta que el niño tenía una respuesta lo

242

suficiente completa. Sin embargo, algunas veces las respuestas al "¿Por qué?" van a rumbos diferentes y el niño nunca consigue la información que desea. En vez de usar "¿Por qué?", podemos empezar con las palabras "Quién", "Cuál", "Cuándo" o "Dónde". Estas palabras promueven respuestas específicas.

Una última nota acerca de conseguir información: Algunas veces no conseguimos la información correcta porque no sabemos cómo preguntar. Por ejemplo, puede hacer una llamada de teléfono a un asilo de ancianos y preguntar si tienen servicios de abogado y colgar si la repuesta es no, en vez de seguir preguntando donde se puede conseguir ayuda legal para personas de bajos ingresos, y así conseguir dos o tres referencias de lugares que tengan servicio legal.

243

Comunicación con Sus Proveedores de Salud

Tener la habilidad de comunicarse claramente ayuda a todos, pero es especialmente importante cuando tenemos una enfermedad crónica. Existen muchas razones para mantener una buena comunicación con todos sus proveedor es de salud. Lograr una comunicación satisfactoria y efectiva, le facilitará manejar mejor el sistema de salud y los problemas de su enfermedad.

Con la evolución de la medicina, se encontró la manera de tratar enfermedades crónicas que antes terminaban con la vida de los pacientes. Este avance mejoró la calidad de vida de quienes padecen enfermedades crónicas como la diabetes y enfermedades cardíacas o pulmonares. Sin embargo, no facilitó el proceso de tratamiento. Hoy existen una gran variedad de tratamientos y medicinas que requieren que el paciente participe más activamente en la toma de decisiones para su tratamiento. Encontrar el mejor tratamiento para su enfermedad puede ser un proceso frustrante tanto para el paciente como para el médico, se requiere tiempo y trabajar en conjunto con su médico y otros profesionales de la salud. Para hacer esto adecuadamente, es necesario informarse y desarrollar una buena relación con su médico y otras personas involucradas en su cuidado.

Desarrollar esta buena comunicación puede ser un reto porque muchos de nosotros nos intimidamos o tenemos miedo de hablar francamente con nuestros proveedores de salud. Algunos profesionales usan palabras muy técnicas y extrañas que no entendemos o que nos confunden. Frecuentemente esto nos da pena y dudamos en pedir explicaciones de qué significan estas palabras. También, tenemos miedo de compartir información personal sobre nosotros mismos con los proveedores de salud porque no los conocemos bien ni confiamos mucho en ellos. Estos temores pueden impedir la comunicación.

Los proveedores de salud también comparten de la responsabilidad para la mala comunicación porque frecuentemente se sienten demasiado ocupados o importantes y no toman el tiempo necesario para hablar con sus pacientes ni conocer los mejor. Talvez se apuren en hacer su trabajo y no hagan caso de nuestras preguntas o de cómo sus acciones nos ofendan.

Aunque no tenemos que hacernos muy amigos de nuestros proveedores de salud, debemos esperar que son atentos, interesados y capaces de explicarnos con claridad lo que necesitamos saber sobre nuestra condición, especialmente si tenemos un problema de salud crónico. Como una persona con una enfermedad crónica, la relación que tiene con su proveedor se debe considerar de largo plazo; una relación que requiere trabajo regular para funcionar bien, así como una asociación de negocios o un matrimonio.

Su proveedor probablemente conocerá más detalles íntimos acerca de su salud que cualquier otra persona, con la excepción quizás de su pareja o sus padres. Por esto, es importante que se sienta cómodo expresando sus temores, preguntando francamente, aun si le parece una pregunta poco importante, y negociando su plan personal de tratamiento para la satisfacción de ambos, sin que usted sienta temor por la autoridad médica o perciba que su médico no le pone interés.

Existen dos factores que le permitirán mantener abiertas las vías de comunicación en la consulta. El primero es comprender a su médico. Muchas veces esperamos que nuestro proveedor actúe con afabilidad extrema hacia nosotros y que sabe todo acerca del cuerpo humano, especialmente nuestro cuerpo. Además, debe ser capaz de analizar la situación y darnos una solución inmediata y efectiva a nuestro problema de salud por ejemplo, el diagnostico, el pronóstico y el tratamiento.

La mayoría hacen lo mejor que pueden para satisfacer las necesidades de sus pacientes. No obstante, son seres humanos y se cansan, sienten dolor de cabeza y pies. También tienen familias que requieren su tiempo y atención; además, deben enfrentarse constantemente a sistemas burocráticos difíciles y exigentes.

La mayoría de los médicos y otros profesionales de salud recibieron entrenamiento penoso y decidieron entrar en el campo de salud porque querían ayudar a la gente y curar sus enfermedades. Es frustrante para ellos no poder curar las personas que tienen enfermedades crónicas como la diabetes, enfisema o artritis. Tienen que contentarse con los mejoramientos de sus pacientes en vez de las curaciones o aún el mantenimiento de las condiciones existentes en vez de los debilitamientos.

Es cierto que a veces los médicos nos causan frustración, enfado o desánimo, porque las soluciones que nos dan no siempre satisfacen nuestras expectativas. Sin embargo, los médicos experimentan sentimientos similares que surgen de su inhabilidad de encontrar una cura. En esto, usted y su proveedor son parejas de verdad.

El segundo factor, se refiere a la cooperación que debe prevalecer entre usted y su proveedor. La falta de tiempo en la visita médica hace de este factor un reto difícil para ambos, paciente y proveedor. A todos nos gustaría tener más tiempo en la consulta médica para obtener todas las explicaciones, explorar todas las opciones y salir completamente satisfechos. Desafortunadamente, la realidad es otra. Muchos pacientes se ven en situaciones angustiosas debido al corto tiempo de su visita, lo que da lugar a malos entendidos: demasiada información proporcionada demasiado rápido, por ejemplo. Si no podemos cambiar el hecho de que los médicos y otros profesionales trabajan en horarios restringidos, podemos organizar el tiempo disponible para obtener los máximos beneficios.

Los siguientes elementos tienen el propósito de mejorar la comunicación y obtener el mejor beneficio de la consulta con su proveedor de salud:

245

Preparar	**Preguntar**	**Repetir**	**Tomar Acción**

Preparar

Antes de su visita médica o de llamar a su doctor, prepare su agenda. ¿Cuáles son las razones de su visita? ¿Qué espera del médico?

Elabore una lista de sus preocupaciones principales o preguntas, pero sea realista. Si tiene 13 problemas o preguntas diferentes, no es probable que el médico pueda contestarlos adecuadamente en sola una visita. Por eso, identifique no más de tres preocupaciones o problemas principales y anótelos para ayudarle a recordar cuales son los más importantes.

* ***Asegúrese de mencionar sus preocupaciones principales al principio de la visita.*** De esta forma, el médico podrá dedicarle el tiempo necesario. No espere hasta el final de la cita cuando no hay suficiente tiempo para tratar con los problemas. Si es necesario, entréguele una lista, señalando cuáles son sus preocupaciones principales. En estudios realizados, se ha visto que el tiempo que permiten los médicos a sus pacientes para expresarse antes de interrumpirlos con preguntas concretas es aproximadamente 18 segundos. Si prepara sus preguntas bien, le ayudará a utilizar mejor el tiempo disponible.

En el siguiente diálogo, ilustramos un ejemplo de cómo presentar sus preocupaciones más importantes al inicio de la visita:

Doctor: "¿Qué puedo hacer por usted hoy?"

Paciente: "Sé que tenemos un tiempo breve (el médico escuchará con atención pues comienza a sentir presionado por el tiempo), por esto le quiero decir que lo que más me preocupa es la fatiga y los efectos secundarios que tiene la medicina que tomo para mis nervios".(El médico se sentirá aliviado de tener un paciente que expresa concretamente sus problemas y le será más fácil darle soluciones.)

Comparta sus sentimientos con su médico. Mencione los problemas que le causan más angustia y temor. Recuerde su médico no es un adivinador de pensamientos. Si ustéd está preocupado, trate de explicar por qué, por ejemplo:

246

"Me preocupa quedar incapacitado por este dolor", y explique sus razones: "Conocí a una persona que tuvo algo similar y ahora ya no puede moverse". Entre más franca y abierta sea la comunicación con su médico más probable será que él o ella le pueda ayudar.

Si no le agrada la forma como le ha tratado su doctor u otro proveedor, dígaselo a su doctor directamente. Si no pudo seguir las instrucciones o tuvo problemas con el tratamiento, informe al médico para hacer los ajustes necesarios. La mayoría de los doctores también aprecian el reconocimiento de sus pacientes. Unas palabras de elogio o agradecimiento pueden mejorar su relación.

Prepare para la visita; esto incluye más de hacer una lista de sus preocupaciones. También, se debe estar preparado para reportar sus síntomas y malestares (dolores) de una forma clara y concisa (cuando empezaron, cuanto tiempo duran, en donde se localizan, qué los hace sentir mejor o peor, si ha tenido problemas similares antes, y si ha cambiado su alimentación, su forma de hacer ejercicio, sus medicinas, o la forma como las toma). Traiga una lista de todos sus medicamentos (los recetados y no recetados) y otros tratamientos que está probando, o traiga los envases y enseñelos al médico. Si está probando un tratamiento debe estar preparado para reportar sus efectos. Si tiene pruebas o resultados pertinentes a sus problemas de salud, llévelos consigo a la consulta. Además, asegúrese de mencionarle al médico las tendencias de su condición (por ejemplo, ¿se está mejorando, empeorando o está lo mismo?) y el tempo (por ejemplo, ¿están rápidos o lentos los cambios?). No diga solo cómo se siente en este día. Para poder tratar una condición crónica, el médico necesita saber las tendencias y el tempo.

Preguntar

Otra clave para lograr una comunicación efectiva entre el médico y paciente es hacer preguntas. Como una persona proactiva en el manejo de su enfermedad es necesario preguntar sobre el diagnóstico, pruebas, tratamientos y seguimiento para obtener la información necesaria para tomar decisiones importantes.

- ***Diagnóstico.*** Pregunte a su médico qué causó el problema; si no recuerda el nombre de su condición, pida al médico que se lo anote. Pregunte sobre el futuro de la enfermedad, y qué puede hacer para prevenir complicaciones.

- ***Pruebas.*** Pregunte qué pruebas son necesarias, cómo afectarán el tratamiento, qué tan confiables son sus resultados y qué pasaría si no las llevará a cabo. Si decide hacerse pruebas, averigüe cómo prepararse para ellas, qué procedimientos incluyen, y cómo y cuándo recibirá los resultados.

- ***Tratamientos.*** Pregunte sobre todas las opciones que tiene para su tratamiento, incluyendo cambios en su estilo de vida, medicinas o cirugía. Averigüe los riesgos y beneficios del tratamiento y las consecuencias de evitarlo.

- ***Seguimiento.*** Infórmese sobre cuando debe regresar al consultorio médico, qué problemas debe observar y cómo debe actuar si ocurrieran.

Considere anotar los puntos importantes durante su visita médica o acompañarse de alguna persona que pueda asistirle con esta parte. También puede grabar la conversación para que pueda escucharla otra vez con su atención completa. Además puede compartirla con su familia para conseguir sus reacciones y opiniones.

Repetir

Es sumamente útil repetir al médico los puntos más importantes discutidos durante su visita, por ejemplo, el diagnóstico, el pronóstico (el futuro de la enfermedad), los siguientes pasos en el tratamiento, instrucciones para las medicinas, etc. El propósito es asegurarse que entendió correctamente las instrucciones importantes. Además, le da la oportunidad al médico de corregir o aclarar malos entendidos. Si no recuerde ni comprende bien la información que escucha no se sienta mal al admitirlo. Pregunte de nuevo, puede utilizar una frase como: "Estoy seguro que ya me ha dicho esto, pero todavía estoy confundido". No tenga miedo de hacer cualquier pregunta. Estas preguntas pueden indicar una preocupación importante o algún malentendido.

Tomar Acción

Si tiene dificultad o problemas para seguir las recomendaciones del médico, hágaselo saber. Puede pedir a su doctor instrucciones por escrito. Además, puede pedirle que le sugiera en dónde encontrar información en su idioma o a quién más puede recurrir para obtener información y complementar su tratamiento.

Si por alguna razón no puede seguir al pie de la letra las instrucciones del doctor, infórmeselo. Por ejemplo: "No tomé la aspirina. Me causa problemas estomacales". O "Mi seguro no cubre la terapia física, no puedo pagarla". O "Ya he tratado de hacer ejercicio antes, pero no puedo mantener la disciplina". Si el médico conoce las verdaderas razones por las que no puede seguir sus instrucciones, le puede ofrecer alternativas para ayudarle a vencer sus barreras; si no comparte sus acciones con el médico difícilmente le podrá ayudar a resolver sus problemas.

Además, antes de salir de la oficina, asegúrese de que comprenda los próximos pasos del seguimiento. Por ejemplo, ¿debe regresar para otra visita? Si es así, ¿por qué y cuándo? También si necesita hacerse pruebas, ¿puede llamar para obtener los resultados? ¿Hay algunos problemas o señales graves que debe observar y reportar al médico? Es importante saber lo más posible sobre lo que debe hacer para tomar la acción adecuada en el manejo de su condición.

Pidiendo una Segunda Opinión

A muchos se les dificulta pedir a su médico una segunda opinión acerca de su diagnóstico o tratamiento, especialmente si tienen una buena relación o le agrada su médico. Muchos piensan que pedir una segunda opinión podría ser interpretado por el médico como desconfianza en su capacidad profesional. Si su condición es compleja, puede ser que su médico ya haya consultado a otros especialistas.

Aun si su enfermedad no es particularmente complicada, pedir una segunda opinión debe ser perfectamente aceptable. A veces, el médico esperará esta petición de su paciente. Podría utilizar una comunicación no intimidante, por ejemplo, un mensaje lo más directo posible: "Todavía me siento incómoda y confundida con este tratamiento, creo que una segunda opinión me ayudaría a sentirme mejor. ¿Podría recomendarme a un colega? De esta forma ha expresado sus sentimientos sin sugerir que el médico está equivocado. Ha confirmado su confianza en él o ella al pedirle que le dé una referencia. (Recuerde, no está atado a la sugerencia de su médico, elija a quien usted crea conveniente para pedir una segunda opinión).

Posibles Problemas en el Consulta con Su Proveedor de Salud

- **"El proveedor nunca toma tiempo para explicarme".** Si tiene que hablar con su proveedor, es una buena idea llamar con anticipación y pedir un poco más de tiempo para la consulta. La mayoría de los consultorios tienen el tiempo muy medido, 5 a 10 minutos para una visita corta de seguimiento, 20 minutos para una visita regular, 45 minutos para un examen físico completo. Si tiene que ir a una clínica u hospital, el tiempo de su visita puede estar aún más reducido, ¡aunque no se refleje en la espera! Por esta razón, es muy importante venir preparado. Si el idioma representa una barrera para usted y su doctor no habla español, pida servicios de traducción que ofrecen las clínicas y hospitales. Durante su espera puede escribir sus preguntas en un papel y entregarlas al doctor al inicio de la consulta, pidiéndole que las resuelva antes de irse. Todos estamos un poco nerviosos cuando vamos al médico y es difícil acordarse de todo.

- **"Los proveedores no me tratan como yo quisiera, son fríos".** Es natural desear un poco de afecto y comprensión de parte de los médicos y personal profesional cuando estamos enfermos. Debemos recordar que son seres humanos, y sus horarios difíciles de trabajo a veces les impiden ser más sociales o expresivos. Algunos prefieren ser prácticos para cumplir con su trabajo. El idioma puede ser otra barrera, por esto no espere afecto y comprensión cuando vaya al médico y si lo obtiene será una ganancia. Lo más importante es que se resuelvan sus preguntas y se disipen sus preocupaciones; esto depende de usted. No se vaya sin preguntar todo lo necesario. Recuerde que puede pedir otra cita con el mismo médico, si le agrada su personalidad, aun en las clínicas y hospitales (dependiendo de su disponibilidad).

- **"Lo único que hace el doctor es darme una medicina tras otra".** Desafortunadamente, el doctor no puede adivinar qué medicina tendrá el mejor efecto para usted. Tal vez sea necesario tomar distintas medicinas antes de encontrar la mejor en su caso particular. En el tratamiento de una enfermedad crónica el método de probar o "ensayar" diferentes fármacos es común aunque puede ser caro. Por estas razones, es una buena idea preguntar cuanto tiempo deber esperar antes de saber si la medicina le dará resultado. Si el tiempo de prueba es corto, pida una receta para una o dos semanas solamente, con opción a repetirla si es efectiva. También puede pedirle a su doctor muestras médicas que son gratuitas, de las medicinas que le prescriba. De esta forma puede probar el medicamento y si no funciona, no tendrá que tirar tantas pastillas caras. No se desanime si es necesario probar con distintas medicinas. Además, informe a su médico cuando la medicina le causa problemas o no le da resultados, no espere hasta la consulta siguiente. Puede llamar por teléfono a su doctor.

- **"El médico no me informa sobre mis medicinas".** Es necesario preguntar qué efectos secundarios tienen sus medicinas o cuales serían los signos de un alergia, en el caso de que ocurriera. Si no está satisfecho con la información que le proporciona el médico, puede preguntar a un farmacéutico. También, puede encontrar alguna información sobre algunas medicinas en los capítulos sobre su enfermedad.

- **"No hay cura para mi enfermedad. ¡Qué puede hacer el doctor!"** A pesar de que no existe una cura para las diferentes enfermedades crónicas, hay muchas formas en que el tratamiento médico controla la enfermedad, deteniendo su avance y previniendo complicaciones o inclusive la incapacidad. Además, las medicinas para controlar varios síntomas pueden ayudarle a mantener una vida más cómoda y activa.

- **"Muchas veces no puedo entender lo que dice el proveedor".** Es verdad que a veces el lenguaje de los profesionales es difícil de comprender. Cuando esto le sucede, no tema preguntar todo lo necesario hasta quedar satisfecho.

- **"Mi doctor no hace caso de mis ideas para cuidarme a mí mismo".** Esta actitud puede representar un problema. Muchos médicos han sido entrenados para aceptar solamente lo que conocen y no terapias o tratamientos caseros o alternativos; como muchos de nosotros, pueden dudar de lo que no conocen. Por otro lado, es su deber informarnos acerca de los tratamientos que no están apoyados por evidencia científica o que puedan ser dañinos para la salud. En nuestro Centro de Programas Educativos para la Salud, cada año recibimos cientos de llamadas acerca de todo tipo de tratamientos para las enfermedades. Tratamos de informar a las personas lo mejor posible basándonos en la evidencia científica que conocemos. Al igual que su médico, queremos evitarle del gasto innecesario de recursos por una cura inexistente. En general, si un tratamiento no presenta riesgos para su salud y no es muy caro, pruébelo, nada tiene que perder. Sin embargo, le sugerimos evitar los remedios caros o las "curas milagrosas" para los problemas de una enfermedad crónica que en realidad son falsos.

- **"Mi doctor nunca me escucha".** A veces es necesario poner en práctica las técnicas de comunicación para mejorar la relación con su médico, especialmente si estamos convencidos de que es necesario por nuestra salud. Podría empezar diciendo: "Doctor, no me siento escuchado, déjeme decirle lo que siento". Hacer una declaración como ésta toma valor, pero seguramente ayudará a abrir las vías de comunicación entre ambos. Otra forma de obtener más atención de su médico es ser breve e ir al grano del asunto, en lugar de ofrecer muchas explicaciones. Piense en lo que va a decir mientras espera el turno de su consulta.

250

- **"No me siento a gusto hablando con el médico u otro profesional".** Puede intimidarnos tener una conversación con el proveedor. Una sugerencia para mejorar la comunicación entre los dos es buscar el momento más adecuado para hablarle. Por ejemplo, cuando usted ya está vestido y le pide unos minutos de su tiempo, o tal vez antes de irse. Si cree que su personalidad es incompatible con la de su médico, tal vez sea buena idea cambiar de médico. Recuerde que ellos no tienen esta opción, pero usted sí.

Compartir Sus Reacciones Positivas Con Sus Proveedores

Sus proveedores de salud necesitan saber qué tan satisfecho se siente con su cuidado. Si no le agrada la forma como le ha tratado cualquier de sus proveedores, dígaselo a esta persona. En la misma manera, si está contento con el cuidado, también es importante decírselo a sus proveedores. Todos nosotros apreciamos los agradecimientos y elogios de vez en cuando, especialmente los miembros de su equipo de cuidado de salud. Ellos son seres humanos, y sus alabanzas pueden ayudar a nutrir y consolar a estos profesionales ocupados y trabajadores. ¡Compartir sus sentimientos positivos y valorar los esfuerzos que hacen el médico y otros profesionales son las mejores maneras en que podemos mejorar nuestra relación y comunicación con ellos; además les hace sentir bien!

La buena comunicación ayuda a facilitar la vida para todos, especialmente cuando tenemos que manejar los problemas de salúd a largo plazo. Las habilidades discutidas en este capítulo, aunque sean breves, puede ayudar a atenuar el proceso de comunicación. En resumen, el cuadro en el próximo párrafo da ejemplos de algunas palabras que pueden ayudar o impedir la comunicación.

251

PALABRAS QUE AYUDAN:	**PALABRAS QUE IMPIDEN:**
Ahora mismo, en este momento, ahora	Nunca, siempre, otra vez, usualmente
Yo	Tú
¿Quién, cuál, dónde, cuándo?	Es obvio...
¿Qué significa con eso?, Por favor me puede explicar un poco más, no entiendo	¿Por qué?

252

Trabajando con el Sistema de Cuidado de Salud

Muchas de las frustraciones con los doctores y otros profesionales de salud son realmente frustraciones con el nuevo sistema de cuidado de salud. Aparentemente tenemos cada vez menos tiempo con nuestros proveedores y más tiempo esperando por la consulta. También cuando éramos jóvenes, las cosas nos parecían más fáciles. Fuimos al médico, recibimos una cuenta y eso fue todo. Si hubiera alguien que intervenía entre el médico y paciente, normalmente era una persona en quien nos confiábamos o conocíamos bien, como la enfermera, recepcionista u otra asistente. Desafortunadamente, el sistema ha cambiado mucho.

En muchos países, el cuidado de salud se ha complicado y, en muchos casos, se ha convertido en un gran negocio. Hay muchos tipos de proveedores de salud trabajando con muchos más pacientes. Los proveedores desempeñan papeles de apoyo en estas organizaciones y comparten en las mismas frustraciones que tienen los pacientes. Por ejemplo, si usted está frustrado porque el tiempo de espera es muy largo, hay que esperar mucho tiempo para conseguir una consulta médica, no hay tiempo suficiente con el doctor, o no puede conseguir el tratamiento o la medicina que necesita, el doctor probablemente tiene estas mismas frustraciones.

Hoy día no es posible que un proveedor pueda saber todo acerca de sus pacientes, y frecuentemente los pacientes consultan con más de un proveedor de salud. Además, hay mucho más pruebas para hacerse y otros profesionales que pueda ver, tales como los dietistas o nutricionistas y las terapeutas físicas, y por supuesto, hay muchas más medicinas. Todo esto significa que el cuidado de salud pueda ser mejor y más minucioso, pero conseguir este cuidado es mucho más complicado. Por eso, es importante que nos informamos bien acerca de nuestro cuidado, y que pasamos esta información a los nuevos y diferentes proveedores de salud que consultamos. Por lo tanto, es recomendable que usted guarda una lista de sus medicamentos, los resultados de las pruebas recientes, y otra información importante sobre su salud y esté preparado para entregar esta información a sus proveedores.

Si no está satisfecho con el sistema que utiliza su proveedor de salud, no se quede enojado y paralizado. Por favor haga algo para solucionar el problema. Averigüe quienes son las personas que están coordinando el sistema de cuidados de salud y quienes hacen las decisiones que se llevan a cabo. Entonces, puede enviar una carta, correo electrónico o hablar por teléfono expresando sus sentimientos. La mayoría de los proveedores de salud no quieren perder pacientes, porque esto significa perder dinero; entonces cuando ellos están presionados con muchas quejas de parte de los pacientes, usualmente ellos responden y tratan de ofrecer soluciones a los problemas. El problema es que las personas encargadas de tomar decisiones en los varios sistemas de cuidado de salud tienden a aislarse lejos de los pacientes, y las personas con enfermedades crónicas comparten sus sentimientos a la recepcionista, enfermera o al doctor, pero ellos tienen poco o ningún poder en el sistema. Sin embargo, ellos si le pueden decir a donde puede llamar o escribir para expresar su desacuerdo. Como una persona proactiva lo mejor que usted puede hacer es formar una buena alianza con su doctor y juntos tratar de lograr que su sistema de cuidado de salud le dé una respuesta. A continuación encontrará algunos consejos para ayudarle a manejar mejor algunos problemas comunes en el sistema de cuidado de salud.

Lo odio cuando llamo por teléfono, y sólo consigo un mensaje automatizado.

Hoy día es muy común llamar por teléfono para una cita o información y tener que pasar por una serie de mensajes automatizados. Desafortunadamente, no hay mucho que puede hacer para cambiarlo. Sin embargo, los sistemas telefónicos no cambian frecuentemente y usted puede aprender de memoria los números o teclas que necesita marcar para llegar a una parte del sistema más rápido sin perder mucho tiempo. A veces, si marca el numero "0" o la tecla "#" puede hablar con una persona actual. Cuando habla con esta persona, pregunte si hay otro número o mejor tiempo durante el día que puede llamar para recibir una respuesta o servicio más rápido la próxima vez.

253

Tengo que esperar mucho tiempo para conseguir una cita.

Este es un problema muy común porque hay muchos pacientes y el sistema está muy ocupado. Cuando usted llama, pida la primera cita disponible y tómela. Entonces puede preguntar cómo averiguar si hay cancelaciones. En algunas oficinas, le llamarán para cambiar la cita si hay una cancelación. En otros lugares, es posible que tenga que llamar una o dos veces por semana para saber esto. También, puede preguntar a la persona que programa el horario qué necesita hacer para conseguir una cita más pronto.

Tengo tantos doctores; no sé quién pedir ni qué pregunatarle.

Uno de estos doctores tiene que estar al cargo de su cuidado, y su trabajo es descubrir quién es. Pregunte a cada doctor quién está coordinando su cuidado. Probable es el médico internista o el médico general o familiar. Tan pronto como que usted consiga su nombre, llámelo para confirmar que sí coordina su cuidado. Pregunte cómo usted puede ayudarle, y manténgalo informado sobre lo que piden y prescriben los otros doctores; esto es especialmente importante si no hay un archivo médico electrónico disponible.

Un archivo médico contiene toda su información médica, por ejemplo su diagnóstico, los resultados de las pruebas, los medicamentos, los apuntes sobre sus visitas al doctor, etc. Hoy en día, en algunos sistemas grandes, se ponen estos archivos a una computadora segura, y todos sus doctores puedan tener acceso a esta información, mientras trabajan dentro del mismo sistema del cuidado médico. Usted también tiene una derecha de obtener una copia de la mayoría de la información en su archivo. Algunas veces es útil si usted pide las copias de todos los resultados de sus pruebas así que usted pueda llevarlos de doctor al doctor.

Tengo que esperar durante mucho tiempo en la sala de espera.

A veces las emergencias sucedan y ésta causa una espera. Otras veces, el sistema no es eficiente. Antes de salir de la casa, llame la oficina del doctor y pregunte cuánto tiempo usted tendrá que esperar. Dígales que usted estará allí, pero no hasta 15 minutos antes de que usted se espera que sea visto por el doctor. También puede ir a la cita preparado para esperar; traiga un libro para leer o algo de hacer. O puede decir a la recepcionista que usted va a salir por un rato, pero volverá dentro de un tiempo específico.

No tengo bastante tiempo durante mi visita con el médico.

Este es un problema común, especialmente dentro de los grandes sistemas. Generalmente, los administradores deciden cuánto tiempo los doctores tienen con cada paciente, y se esperan que los doctores van a ver un cierto número de pacientes cada día. Cuando usted hace su cita, pregunte cuánto tiempo va a tener con el doctor. Generalmente, la visita normal es de 10 a 15 minutos. Si esto no es bastante, explique sus necesidades y pida más tiempo. Si ellos no pueden darle más tiempo, pida la última cita del día. Puede ser que tenga que esperar, pero por lo menos el doctor no se irá corriendo a ver otro paciente.

Recuerde que si usted demanda más que el tiempo previsto, otras pacientes tienen que esperar y el doctor tiene que trabajar horas extras. Por ejemplo, si un doctor consulta con 30 pacientes en un día y cada paciente toma 5 minutos extras, el doctor va a tener que trabajar dos y media horas extras en el día.

255

No puedo hablar con mi doctor por teléfono. No me vuelve a llamar.

Pregunte a su doctor cuál es la mejor manera para comunicarse con él o ella directamente. Esto pueda ser por correo electrónico (email), o pueda darle a usted su número privado o el número de una enfermera con quien trabaja. Si el doctor le conoce y confía en que usted no abusará del privilegio de tener contacto personal, lo más probable usted podrá establecer una comunicación más directa con él o ella.

Si tiene este privilegio, debe utilizarlo sabiamente. Por ejemplo, llame al doctor solamente cuando usted tenga preguntas o preocupaciones importantes. Deje los problemas o preguntas de menor importancia para la próxima visita.

Para las emergencias médicas, llame el número 911 (en los Estados Unidos), la ambulancia o vaya a la sala de emergencia del hospital. No pierda el tiempo tratando de ponerse en contacto con su doctor. Una vez que usted reciba atención en la sala de emergencia, ellos notificarán a su doctor.

Una Nota Final

Si algo en el sistema no está trabajando bien para usted, pregunte cómo usted puede ayudar a mejorarlo. Muchas veces si usted aprende cómo utilizar y manejar el sistema, puede resolver sus problemas. También, es importante tener paciencia y comportarse siempre en una manera respetuosa. Usted no quiere que las personas que trabajan para el sistema piensen que usted es "una persona difícil." Esto puede hacer que sus experiencias dentro del sistema sean más difíciles.

En caso de que usted piense que no es justo poner toda la carga y responsabilidad en el paciente, estamos de acuerdo. Los sistemas de la salud deben cambiar para ser más fáciles para manejar. Algunos ya han empezado a hacer cambios, pero es un proceso largo. Mientras tanto, hemos ofrecido estas sugerencias para ayudarle a manejar mejor los problemas que pueda encontrar.

Capítulo
13

Sexualidad e Intimidad de la Pareja

L A SEXUALIDAD Y LA INTIMIDAD SON UNA PARTE IMPORTANTE EN LA VIDA DEL SER HUMANO. La sexualidad para los seres humanos comprende más que sólo el acto sexual ya que involucra la sensualidad física y emocional con la persona que se ama. Idealmente, esta intimidad especial genera sentimientos de placer y satisfacción que enriquecen la vida en pareja. Sin embargo, para la persona que tiene una o varias enfermedades crónicas, y tiene que vivir con dolor, fatiga, depresión o falta de aire para respirar, disfrutar de la intimidad sexual puede parecer difícil o casi imposible. Es más, para algunos el acto sexual puede ser un reto. El temor al dolor o a lesionarse puede impedir a la persona y a su pareja experimentar el placer y satisfacción deseados. En este capítulo trataremos distintos aspectos de la sexualidad que pueden ayudar a mejorar la comunicación y fortalecer la relación con su pareja. El hecho de tener una enfermedad crónica no significa que debe renunciar a la sexualidad y sus beneficios. Por el contrario, es una invitación a ser creativo, experimentando con nuevos tipos de estimulación física y emocional que pueden mejorar algunos aspectos de su vida intima y sexual. Además, cuando tenemos relaciones sexuales, el cuerpo libera hormonas al flujo sanguíneo que nos hace sentir bien y puede ayudar a aliviar la incomidad física y mejorar el humor.

Para la mayoría de las personas que padecen enfermedades crónicas puede resultar físicamente difícil realizar el acto sexual debido a las exigencias físicas en el cuerpo. El acto sexual causa un aumento en la frecuencia cardíaca y la respiración y puede agotar la persona que tiene energía limitada o problemas respiratorios o circulatorios. Por eso podría ser más satisfactorio pasar más tiempo en la preparación y estimulación sexual. El experimentar con la sensualidad y los "juegos sexuales" antes de realizar el mismo acto sexual puede ayudarle a encontrar nuevas formas de estimular a su pareja en una posición cómoda y relajante. Esto puede prolongar el tiempo y los momentos de intimidad en pareja. Algunas personas se sienten satisfechas al alcanzar el clímax sexual o el orgasmo de esta forma, sin consumar el acto sexual. Otros tal vez prefieran alcanzar el clímax a través del mismo acto sexual. Para algunos otros, tal vez alcanzar el clímax sexual no sea tan importante como compartir momentos de placer y juego sexual, y se puedan sentir satisfechos, a pesar de no haber alcanzado el orgasmo. De cualquier forma como se prefiera alcanzar el clímax sexual, los síntomas incómodos debido a la actividad o posición se pueden reducir al enfatizarse la preparación y la estimulación antes de consumar el acto sexual. Más adelante, daremos algunas sugerencias o consejos para ayudar a la preparación y estimulación sexual. Además, debemos reconocer el papel importante que juega la mente en nuestra estimulación sexual. Por ejemplo, se puede enriquecer la experiencia sexual a través de la estimulación cognoscitiva (estimulación mental) en conjunto con la estimulación física.

Las preocupaciones emocionales también pueden afectar el funcionamiento sexual de la persona con problemas de salud. Alguien que ha tenido un ataque del corazón o derrame cerebral frecuentemente se preocupa de que la actividad sexual pueda ocasionar otro ataque. Las personas que tienen dificultades para respirar se inquietan porque piensan que el acto sexual es demasiado intenso y puede provocar un ataque de tos y resuello o algo peor. Y las parejas tengan miedo de que la actividad sexual pueda causar estos problemas, incluso la muerte, y que ellos serían responsables.

Una de las barreras más sutil pero devastadora a la satisfacción sexual es el daño a la imagen y amor propio que la persona ha experimentado. Muchas personas han dicho que piensan que son pocas atractivas debido a su enfermedad – por ejemplo su parálisis, su aumento de peso debido a los medicamentos, o el cambio en sus articulaciones, etc. – tienen la impresión de que no son seres completos y funcionales. Por eso, evitan las situaciones sexuales y tratan de no pensar en el sexo. Esto frecuentemente provoca la depresión, y la depresión causa una falta de interés en sexo, y así sucesivamente, creando un ciclo vicioso. Afortunadamente, se puede tratar la depresión para que la persona se sienta mejor. También existan otras técnicas para manejar la depresión que ya mencionamos en el capítulo 5. Además, hay maneras en que usted y su pareja pueden explorar juntos la sensualidad e intimidad y vencer el temor que tengan durante el acto sexual.

Cómo Vencer el Temor

Tener una condición crónica y los problemas o síntomas que la acompañan despiertan temores en las personas con enfermedades crónicas. Pensamientos como

"¿empeorará mi condición?" o "no puedo hacer nada sin dolor, fatiga, etc." o "¿podría morirme?" son difíciles de vencer. En el caso de las relaciones sexuales, el dolor, la fatiga, la falta de aire para respirar causada por las enfermedades crónicas podrían hacer que decida negarse a sí mismo y a su pareja el placer sexual. Con esta decisión, no solamente negamos un aspecto importante y saludable de la vida, sino además, sentimientos de culpabilidad y frustración pueden surgir. Por otro lado, la pareja también puede sentir temor de ser responsable de lesiones o dolor, y culpabilidad por sentir resentimientos, pues se le ha privado del placer sexual y de poder expresar su propio afecto. Esta dinámica podría ocasionar dificultades en la relación al deteriorarse la comunicación. Además, el estrés psicológico y depresión resultantes empeoran la percepción de los síntomas y puedan causar aún más síntomas, pero esto no tiene que pasar.

259

Como en toda relación humana, mantener una buena comunicación es fundamental para enfrentar los temores. Aprender nuevas posiciones o formas de aumentar la sensualidad no es suficiente para mantener la armonía entre la pareja. Esto es especialmente importante para las personas que se preocupan por su problema de salud y cómo pueda afectar su aspecto físico y cómo les parezcan físicamente a otros. Cuando usted y su pareja puedan dialogar abiertamente sobre su sexualidad, sus deseos y temores podrán encontrar soluciones satisfactorias a los problemas que imponen las enfermedades crónicas. Comience identificando el problema a través del diálogo. Por ejemplo, se puede comenzar compartiendo diferentes formas de estimulación y posiciones que se prefieren. Después se puede compartir sus fantasías tan excitantes. ¡Es difícil pensar en los temores cuando su mente se está entreteniendo una fantasía!

Una vez identificado el problema, se puede empezar por elaborar una lista de posibles soluciones. Para comenzar este proceso, le sugerimos revisar el capítulo 12 sobre la comunicación y expresión de los sentimientos, y la resolución de problemas en el capítulo 2. Como en toda actividad, es necesario practicar repetidamente los nuevos patrones de comunicación antes de recibir los primeros beneficios.

Sensualidad a Través del Tacto

La piel es el área más extensa y sensual del cuerpo y a través de la piel se transmiten todas las sensaciones. Una forma particular de caricia puede ser muy estimulante y gratificante. Además, puede ayudar como distracción del dolor. Cada persona es diferente en cuanto a sus preferencias. Afortunadamente, la estimulación sensorial a través del tacto puede hacerse en cualquier posición, incluyendo aquellas que resultan más cómodas para las personas con enfermedades crónicas.

Algunas personas utilizan aceites, lociones perfumadas, plumas, guantes de piel suaves que pueden enriquecer las experiencias sensoriales de la piel. ¡En este juego deje volar a su imaginación y espontaneidad!

Existen zonas erógenas más sensibles en la piel debido a que a través de la piel se transmiten todas las sensaciones. Entre las más populares se incluyen, por ejemplo, los labios (por supuesto), los lóbulos de las orejas, el cuello, los senos, el área del ombligo, las manos, la espalda, los glúteos, la parte interna de los muslos, etc. Otras personas experimentan más estimulación al ser acariciadas por los labios, la lengua u otros elementos (por ejemplo, juguetes).

Fantasía y Sensualidad

La imaginación juega un papel importante en estimular nuestro apetito sexual. La imaginación es creativa y espontánea. La imaginación se despliega en múltiples direcciones cuando se trata de crear fantasías. La fantasía sexual estimula la sensación física y proporciona momentos de placer y distracción enriquecedores de la vida sexual. La mayoría de las personas tienen fantasías sexuales en algún momento de su vida y probablemente la mayoría de éstas son saludables. Si usted y su pareja descubren alguna fantasía que les atrae, pueden decidir compartirla durante sus momentos de intimidad sexual. A veces, simplemente mencionar ciertas palabras puede ser erótico y mejorar la experiencia sexual. Igual que la distracción, las fantasías sexuales mantienen la mente ocupada, intensificando las sensaciones de placer, disminuyendo e inclusive anulando los síntomas que puedan afectar su placer.

Cómo Vencer los Síntomas Durante las Relaciones Sexuales

Algunas personas no pueden encontrar posiciones sexuales en las que los síntomas desaparezcan por completo o en otros casos, estos síntomas interfieren demasiado con la sensación de placer y la posibilidad de alcanzar el orgasmo. Si no puede disfrutar de su sexualidad, es normal sentirse insatisfecho. Además, al verse privado del placer que su pareja sí puede experimentar, usted puede sentir resentimiento. Por otro lado, su pareja podría sentirse culpable al no poder compartir este placer con usted. La estima personal de ambos sufre, pues a través de la sexualidad se expresa un aspecto distinto y único del amor. La relación sufre. Ambos sufren.

Una solución a los problemas anteriores podría ser tomar medicina para contrarrestar los síntomas en un horario que le permita estar en buen estado cuando decida tener relaciones sexuales. Esto significa planear con anticipación. El tipo de medicina también es importante. Los narcóticos, relajantes musculares y tranquilizantes reprimen la capacidad de sentir. Sería contraproducente disminuir la capacidad de los nervios de sentir, cuando uno trata de gozar del placer. La claridad de pensamiento también se ve afectada al tomar medicinas tranquilizantes, dificultando la habilidad de ser creativo y disfrutar sus fantasías. Además, algunos medicamentos le pueden hacer díficil para el hombre alcanzar o sostener una erección. Es preferible indagar con el farmacéutico o el médico sobre otros tipos de medicinas que pueden ayudarle a aliviar los síntomas sin producir efectos secundarios adversos.

Otra forma de manejar los síntomas incómodos es utilizar la técnica de visualización de imágenes. Usted podría desarrollar su imaginación y creatividad aún más. Para lograrlo, es necesario practicar. Se trata de crear fantasías de tal vivacidad y detalle que puede recordarlas durante los momentos de intimidad y juego sexual. Al concentrarse en su fantasía o visualizarse a ambos haciendo el amor, por ejemplo, mantiene la mente ocupada con pensamientos eróticos lo suficientemente agradables para olvidarse de los síntomas. En el capítulo 5, encontrará otros ejemplos de la técnica de visualización aplicadas a la vida diaria.

Si decide abstenerse de toda actividad sexual debido a su condición crónica de salud, puede tomar esta decisión en conjunto con su pareja. Pero es importante para la relación con su pareja que el acuerdo sea mutuo. Hay profesionales entrenados específicamente en el área de las enfermedades crónicas y problemas de relación, que pueden ayudarles a comunicarse más claramente como pareja para tomar decisiones que beneficien a ambos.

Posiciones Sexuales para las Personas con Enfermedades Crónicas

Para minimizar los síntomas durante las relaciones sexuales es importante disminuir el temor a lastimarse, además de disminuir los síntomas. En general, las posiciones más cómodas para ambos se pueden encontrar por medio de la experimentación. Cada persona es diferente en cuanto a sus preferencias. Sin embargo, encontrar una posición más cómoda antes de involucrarse completamente en la relación sexual, le podría evitar el dolor o incomidad no deseado. También, puede experimentar con la colocación de almohadas o sentarse en una silla cómoda.

Otra forma de prevenir la incomidad es hacer algunos ejercicios de calentamiento por unos minutos antes de empezar la actividad sexual, por ejemplo, estiramientos suaves de la espalda y los músculos de las piernas. Esto podría hacerse de una forma juguetona y espontánea. Refiérase al capítulo 8 para obtener más información sobre ejercicios específicos. El ejercicio también puede ayudar a su vida sexual en otras maneras. Ponerse en una mejor condición física es una manera excelente para aumentar su comodidad y resistencia durante la actividad sexual. Caminar, nadar, andar en bicicleta y otras actividades aeróbicas le pueden beneficiar en cama tanto como en realizar otras actividades diarias porque reducen la dificultad para respirar, la fatiga y el dolor. El ejercicio le ayuda a aprender sus límites físicas y cómo marcar el ritmo de su actividad para no gastar toda su energía.

Durante la actividad sexual, pueda ser necesario cambiar de posición periódicamente si se siente síntomas o los síntomas aumentan. Usted puede hacer estos cambios en una forma juguetona por donde ambos usted y su pareja se divierten. También es importante saber que está bien si quiere parar y descansar un rato durante el sexo. Además del ejercicio, un baño de agua caliente puede ayudar a relajar los músculos antes de comenzar la actividad sexual.

Las enfermedades crónicas no deben convertirse en un impedimento para gozar de la sexualidad. A través de una buena comunicación, con un poco de planeación y más importante aun, siendo creativos, la pareja puede mantener la vida sexual activa y satisfactoria.

Consideraciones Especiales

Las personas con ciertas enfermedades se preocupan por algunos problemas específicos que afectan de alguna manera su funcionamiento sexual. Las personas que se recuperan de un ataque del corazón o derrame cerebral frecuentemente tienen miedo de reanudar relaciones sexuales porque temen que no van a poder realizar el acto o que van a provocar otro ataque incluso la muerte. Es aún más común que sus parejas abstenerse debido a este temor. Afortunadamente, esto es un mito, y las relaciones sexuales se pueden reanudar tan pronto como que se sienta listo para hacerlo. Debido a que haya parálisis residual o debilidad, las personas que han sufrido un derrame cerebral puedan necesitar ocuparse un poco más de encontrar las posiciones mejores para obtener el apoyo y comodidad deseados y las partes del cuerpo más sensibles para acariciar. También puedan ser preocupaciones por el control del intestino y vejiga que se deben considerar. La Asociación Americana del Corazón en los Estados Unidos (www.americanheart.org) tiene más información sobre la sexualidad para personas con enfer-

262

medades del corazón y derrame cerebral. Además tiene información sobre diferentes medicamentos y sus riesgos para los hombres que tienen el problema de disfunción eréctil (impotencia).

La diabetes puede afectar seriamente el funcionamiento sexual del hombre y de la mujer. Para los hombres, pueden haber dos problemas específicos de funcionamiento sexual: la impotencia y la eyaculación retrógrada. La impotencia puede surgir de factores psicológicos (como presiones, miedo, fracaso, culpa o otros factores similares), por efectos secundarios de los medicamentos, o por los efectos físicos de la diabetes. Los efectos físicos generalmente ocurren después de que el hombre ha padecido la diabetes durante varios años, y no se ha controlado bien. Algunos expertos piensan que la principal causa de la impotencia es la neuropatía, es decir, lesiones de los nervios que controlan la erección. Los nervios que participan en la erección controlan pequeñas válvulas localizadas en los vasos sanguíneos que irrigan el pene. Cuando el hombre diabético es impotente puede deberse a que dichas válvulas no funcionan bien. Pero hay que tener en mente que las neuropatías causadas por la diabetes pueden ocurrir también en otras partes del cuerpo. Cualquiera que sea la causa, la impotencia en el hombre diabético se presenta gradualmente, no aparece de forma repentina. Otro problema de funcionamiento sexual se conoce como eyaculación retrógrada, que se refiere al flujo inverso del semen. Normalmente, durante la actividad sexual, el semen se eyacula hacia el exterior, pero algunos hombres diabéticos invierten el flujo hacia la vejiga, donde se destruye. Si esto ocurre, la fertilidad disminuye o se obstaculiza por completo. Esto puede ser un grave problema para hombres jóvenes que desean formar una familia. Los hombres diabéticos impotentes deben analizar el problema con su médico. Hay nuevos tratamientos para hombres con problemas erectiles.

Para las mujeres con diabetes pueden haber varios problemas de funcionamiento sexual por el mayor contenido de azúcar en la orina que estimula el crecimiento de los microorganismos invasores. Así que las mujeres con diabetes están más predispuestas a: contraer infecciones de vías urinarias; tener infecciones genitales causadas por el tipo de hongo conocido como "levadura"; la vagina no se lubrica en forma espontánea durante el acto sexual (y esto puede provocar que las relaciones sexuales resulten molestas). No tener suficiente lubricación vaginal es la dolencia más común de las mujeres con diabetes. El uso de lubricantes pueda ayudar a aliviar este problema y mejorar la sensibilidad para ambos las mujeres y los hombres. Si usted y su pareja usan condones, asegúrense de usar un lubricante hecho con agua y no vaselina; los lubricantes con vaselina destruyen el látex del condón. También, el uso de un vibrador puede ayudar a las personas con neuropatía; puede centrarse la vibración en las partes del cuerpo más sensuales para alcanzar estimulación y mejorar el placer sexual.

Las células del sistema inmunológico son menos eficaces para destruir las bacterias que entran al organismo cuando los niveles de azúcar sanguíneo son elevados. Entonces la mujer es más susceptible a las infecciones vaginales, que hace que las relaciones sexuales sean dolorosas. Las infecciones genitales causadas por el tipo de hongo conocido como "levadura" pueden ser muy molestas, porque afectan a la vagina o a la punta del pene. Por eso, es importante hablar con su doctor o una enfermera instructora sobre cualquier incomodidad que tenga en este área para tratarla y aprender que pueda hacer para evitar o prevenir las infecciones.

Además es vital para las mujeres diabéticas tener bajo control el azúcar sanguíneo antes de embarazarse; las medidas anticonceptivas cobran mayor importancia como recurso para evitar un embarazo hasta que las condiciones sean óptimas para la madre y el feto en desarrollo.

Para más información sobre diabetes y sexualidad, hable con su proveedor de salud. La Asociación Americana de Diabetes en los Estados Unidos (www.diabetes.org) también tiene información para personas con diabetes.

El tener dolor crónico, repetido o constante puede afectar mucho el interés sexual. Puede ser difícil sentirse sexy cuando duele o tiene miedo de que tener relaciones le vaya a causar dolor. A las personas con artritis, migrañas (jaquecas), enfermedades del intestino u otras condiciones donde el dolor es el síntoma principal frecuentemente les resulta difícil dominar el dolor para excitarse o alcanzar el orgasmo. En este caso, es posible que la concentración mental pueda ayudar. Como mencionamos en el capítulo 5, aprender de utilizar el poder de la mente para concentrarse en el momento o en una fantasía sexual le puede distraer del dolor y le permite enfocar más en el acto y su pareja. También, es recomendable planear a tomar sus medicamentos para que surtan su efecto máximo durante la actividad sexual. Además, busque una posición cómoda, vaya lenta y suavemente, relaje y trate de disfrutar de un período extendido de caricias estimulantes. La Fundación de Artritis en los Estados Unidos (www.arthritis.org) también ofrece información y sugerencias de posiciones sexuales para las personas que padecen de dolor de las articulaciones o espalda.

No importa cual problema de salud crónico tenga, siempre es recomendable hablar primero con su médico sobre los problemas sexuales y posibles soluciones. A veces, algo tan sencillo como cambiar los medicamentos o el horario de tomarlos puede hacer la diferencia. Estos problemas son comunes y es probable que su médico los haya tratado o encontrado soluciones para ellos antes. Recuerde que los problemas sexuales son como otros síntomas asociados con su enfermedad que pueden ser manejados. Los problemas de salud crónicos no tienen que terminar su vida sexual. Con una buena comunicación y planeación, puede lograr tener relaciones satisfactorias. En realidad, al ser creativo y estar dispuesto a experimentar, ambos el sexo y la relación con su pareja pueden ser mejores.

Capítulo
14

Manejando Sus
Medicinas

TENER UNA ENFERMEDAD CRÓNICA USUALMENTE SIGNIFICA TOMAR UNO O MÁS MEDICINAS. Por eso, entender todo acerca de su medicina y saber usarlas apropiadamente es una tarea muy importante en el manejo de su enfermedad. Este capítulo le ayudará a realizar esta tarea.

Información General Acerca
de las Medicinas

Casi nada recibe tanta propaganda como las medicinas. Si leemos una revista, escuchamos la radio o vemos televisión, vemos una corriente constante de anuncios, todos destinados a convencernos que si usamos esta píldora o este remedio nuestros síntomas se curarán. Mensajes como estos son muy comunes: "Recomendado por 90% de los doctores a quienes se les preguntó". "Tome una aspirina para su dolor de cabeza". Casi como una respuesta a estos mensajes y a los anuncios en general, hemos aprendido a evitar el exceso de medicina. El aprender acerca de las medicinas que tomamos para nuestra enfermedad puede ser un proceso difícil. Todos hemos oído o experimentado alguno de los efectos secundarios de los medicamentos. Todo es muy confuso.

Su cuerpo es su propio remedio y si se le da tiempo de trabajar, la mayoría de los síntomas más comunes y desórdenes mejorarán. Las prescripciones dadas por la farmacia interna del cuerpo frecuentemente son el tratamiento más seguro y efectivo. Por tanto, la paciencia, el observarse uno mismo cuidadosamente y el vigilar del uso de las medicinas son excelentes alternativas terapéuticas.

También es verdad que las medicinas pueden ser una parte muy importante en el manejo de las enfermedades crónicas, aunque no curan la enfermedad, ayudan a aliviar los síntomas. Generalmente las medicinas tienen una o más de las siguientes funciones:

1. *Disminuyen los síntomas a través de sus acciones químicas.* Por ejemplo, un inhalador libera medicamentos que ayudan a expandir las vías respiratorias (los tubos bronquiales) y hacen que se puede respirar con facilidad. Esto es de gran ayuda para personas con asma y otros problemas respiratorios. Para personas con problemos cardíacos una tableta de nitroglicerina expande los vasos sanguíneos permitiendo que más sangre llegue al corazón, aliviando la angina de pecho (dolor o malestar en el pecho).

2. Otros medicamentos tienen la función de *prevenir problemas mayores.* Por ejemplo, las medicinas anticoagulantes fluidifican la sangre y ayudan a prevenir la formación de los coágulos sanguíneos que pueden bloquear arterias y venas, causando accidentes vasculares o problemas cardíacos.

3. Un tercer tipo de medicamentos *ayuda a mejorar o detener el proceso de la enfermedad.* Por ejemplo, las drogas anti inflamatorias no esteroides pueden ayudar en la artritis aliviando el proceso inflamatorio. De igual forma, las medicinas para la hipertensión, pueden ayudar a reducir la presión arterial.

4. Finalmente, hay medicinas que *reemplazan sustancias que el organismo ya no produce adecuadamente.* Por ejemplo, la inyección de insulina que utiliza la persona con diabetes, reemplaza a la hormona "insulina" que el cuerpo no produce.

En todos los casos, el propósito de las medicinas es aliviar los síntomas, mejorar y/o detener el proceso de la enfermedad. Puede que usted no se de cuenta que los medicamentos hagan algo. Por ejemplo, si la medicina detiene el curso de la enfermedad puede que usted no sienta nada, y puede conducirle a pensar que el medicamento no es efectivo. Es importante que continúe tomando sus medicinas, aun si usted no ve como ayudan. Si esto le preocupa, pregunte a su médico.

Las medicinas son herramientas importantes en el manejo de su enfermedad, pero es muy común sentir ciertos malestares al tomarlas. Debemos reconocer que además de ser útiles, todos los medicamentos pueden presentar efectos secundarios. Algunos son predecibles y menores, y otros son inesperados y afectan a otros órganos del cuerpo. También las reacciones a las medicinas pueden ser peligrosas. Estas reacciones son la causa del 5 al 10% de las hospitalizaciones.

Espere lo Mejor

Cualquier medicamento provoca dos reacciones en su cuerpo. La primera reacción se determina por el estado químico del medicamento, y la segunda por sus creencias y expectativas acerca de la medicina. Cuando tome medicinas, sus creencias y la confianza que tiene en la medicina puede cambiar su química corporal y sus síntomas. Esta reacción se llama "el efecto placebo".

Miles de estudios científicos han demostrado el poder del placebo – el poder de la mente. Cuando la gente toma una pastilla de azúcar, casi un tercero de estas personas experimenta un mejoramiento. Los placebos pueden aliviar dolores de cabeza, úlceras, asma, artritis, alergias (fiebre de heno), resfriados (catarros), verrugas, estreñimiento, angina (dolor del pecho), insomnio, y dolor después de la cirugía. También, los niveles de colesterol, la presión arterial, los recuentos sanguíneos, acidez gástrica y aun la función del sistema inmunológico han sido cambiados por tomar un placebo.

Este efecto placebo demuestra claramente que nuestras creencias y expectativas positivas despiertan en el cuerpo una habilidad para curarse. Para ayudarnos a manejar mejor los síntomas de nuestra enfermedad podemos aprender de aprovechar esta poderosa farmacia interna. Cada vez que usted toma un medicamento, también está tomando sus expectativas y creencias sobre este medicamento. Por eso, es importante esperar lo mejor y lo siguiente puede ayudarle a lograrlo.

- **Examine las creencias que tiene acerca del tratamiento.** Si se dice a usted mismo, "No me gusta tomar medicina." O, "Medicamentos siempre me dan malos efectos secundarios." ¿Cómo piensa responderá su cuerpo? Si usted no piensa que el tratamiento prescrito pueda ayudarle, sus pensamientos negativos minarán el efecto terapéutico. Si desea, usted puede contrarrestar estas imágenes negativas y cambiarlas por positivas.

- **Muchas personas lo encuentran más fácil relacionar imágenes saludables con vitaminas o remedios naturales que con medicamentos.** Cada pastilla de vitaminas o un remedio natural afirma que la persona está haciendo algo positivo para prevenir la enfermedad o promover la salud. Si usted considera que todos los medicamentos pueden devolver y promover la salud así como las vitaminas, es posible que se puedan realizar más poderosos beneficios mentales y mejores beneficios de los medicamentos.

- **Imagine cómo la medicina le está ayudando.** Desarrolle una imagen mental de cómo el medicamento ayuda a su cuerpo. Por ejemplo, si toma medicina para reemplazar la hormona tiroidea, dígase a sí mismo que la medicina le está ayu-

267

dando a completar las cadenas químicas de su cuerpo para poder regular mejor su metabolismo. Para algunas personas, es útil formar una viva imagen mental de cómo funciona la medicina. Por ejemplo, pueda ver un antibiótico como una escoba fuerte que está barriendo todos los gérmenes del cuerpo. No importa si su imagen mental de lo que está pasando fisiológicamente sea complemente correcta; lo importante es que tiene una creencia clara y positiva de cómo funciona y ayuda.

268

• **Piense en la importancia de por qué está tomando la medicina.** "Porque me dijo el médico" no es una razón tan efectiva como entender la función del medicamento y cómo puede ayudarle. Suponga que tiene que recibir quimioterapia para el cáncer. Le ha dicho el médico que es muy tóxica, y es probable que le dé náusea y vaya a perder su pelo. ¿Cómo se sentirá? Probablemente, no se va a sentir muy entusiasmado aceptarla. Pero, puede revisar su expectativa y pensar en la quimioterapia como una medicina muy poderosa, especialmente diseñada para matar las células que reproducen rápidamente como las células de cáncer. En esta forma, otras células que crecen rápidamente en su cuerpo también puedan ser afectadas, así como las células que cubren el estómago y los folículos pilosos. Y afortunadamente, las células saludables pueden recuperarse y reproducirse, mientras las células del cáncer que son débiles y malos se mueren. Por lo tanto, si tiene náusea o pérdida de pelo, estos son efectos temporales de la quimioterapia y el efecto principal es destruir las células del cáncer.

¿Qué es un Efecto Secundario?

Un efecto secundario es *cualquier* otro efecto además del que la medicina debe realizar. Usualmente, es un efecto indeseable. Algunos efectos secundarios son problemas gástricos, estreñimiento o diarrea, somnolencia o mareo. Es importante conocer los efectos secundarios comunes de la medicina que toma. A veces las personas no quieren tomar su medicina para evitar sus efectos secundarios. Esta es una respuesta razonable. Sin embargo, antes de tomar la decisión de dejar de tomar su medicina o rehusarse a tomarla hay algunas preguntas que debería hacerle a su doctor.

¿Son los Beneficios de Esta Medicina Más Importantes que Sus Efectos Secundarios?

El uso de quimioterapia para una persona con cáncer es un buen ejemplo. Aun cuando estas medicinas tienen efectos secundarios, muchas personas eligen usarlas por sus cualidades para salvar la vida. Tomar o no tomar una medicina es su decisión. Sin embargo, debe observarse: "¿Estaré mejor sin la medicina a pesar de sus efectos secundarios?"

¿Existen Formas de Evitar los Efectos Secundarios o Hacerlos Menos Severos?

Muchas veces la forma como usted toma la medicina, por ejemplo, con alimentos, o sin ellos, puede hacer la diferencia. Pídale consejos a su doctor o al farmacéutico respecto a esta pregunta.

¿Existen Otras Medicinas con los Mismos Beneficios pero Menores Efectos Secundarios?

Con frecuencia hay muchas medicinas que hacen lo mismo pero que reaccionan diferente en cada persona. Desafortunadamente, nadie sabe como una medicina reaccionará en usted hasta que la haya tomado. Su doctor tal vez necesite tratarlo con diferentes medicinas antes de encontrar la que es mejor para usted. Por esta razón, cuando reciba una nueva medicina, es mejor pedir una prescripción por sólo una semana o dos con suplemento para un mes. De esta manera, si la medicina no funciona, no tendrá que pagar por lo que no usa.

Tomando Múltiples Medicamentos

Es común para las personas con diversas enfermedades crónicas estar tomando una gran variedad de medicamentos: un fármaco para bajar la presión, una medicina anti inflamatoria para la artritis, una pastilla para la angina, un broncodilatador para el asma, unos antiácidos para el reflujo, un tranquilizante para la ansiedad, más un manojo de remedios comprados sin prescripción médica o remedios caseros. *Recuerde, cuanto más medicamentos esté tomando, mayor es el riesgo de reacciones adversas.* Afortunadamente, con frecuencia es posible reducir el número de medicamentos y los riesgos asociados. Para ello se requiere forjar una buena relación y comunicación efectiva con su doctor. Esto requiere su participación activa en determinar la necesidad de cada medicamento que va a tomar, seleccionar su medicina, usarla adecuadamente y reportar a su doctor el efecto del medicamento.

La respuesta individual a una medicina en particular varía dependiendo de la edad, el metabolismo, el nivel de actividad y las características ondulantes de los síntomas de las enfermedades crónicas. Muchos medicamentos son prescritos en

269

función de la necesidad, de tal forma que usted necesita saber cuando empezar y terminar el tratamiento y cuanta medicina tomar. Usted necesita establecer un plan con su doctor para que se ajuste a sus necesidades individuales.

En la mayoría de las medicinas que se le prescribe, *su médico depende de usted* para saber si la medicina tuvo o no algún efecto en sus síntomas y qué efectos secundarios podría experimentar. Basado en esa información crítica, sus medicinas pueden ser continuadas, incrementadas, discontinuadas o cambiadas. En una buena relación médico-paciente hay una continua comunicación de información. Hay cosas importantes que usted necesita decirle a su doctor e información muy importante que usted necesita recibir.

Desafortunadamente, este intercambio de información tan importante no se realiza con la frecuencia necesaria. Estudios indican que menos del 5% de personas hacen preguntas a sus medicos o farmaceuticos acerca de las nuevas prescripciones que reciben. Los doctores tienden a interpretar el silencio de la persona como entendimiento y satisfacción con la información recibida. Los problemas con los medicamentos frecuentemente ocurren porque los pacientes no entienden como tomarlos o se equivocan al seguir las instrucciones que se les da. El uso efectivo y seguro de las medicinas depende de su entendimiento del uso apropiado, los riesgos, y las precauciones necesarias asociadas con cada medicina que usted toma. *Usted debe hacer preguntas e informarse de todo lo referente a sus medicinas.*

Muchos personas tienen temor de hacer preguntas a su doctor; no quieren parecer ignorantes o ser desafiantes a la autoridad del doctor. Pero hacer preguntas es una parte necesaria en una buena y saludable relación médico-paciente.

El objetivo del tratamiento es obtener el mayor beneficio y disminuir los riesgos. Esto significa tomar el menor número de medicamentos, en las dosis más bajas pero efectivas, por el período más corto de tiempo. Si los medicamentos que toma son útiles o dañinos frecuentemente depende de cuánto usted sabe sobre sus medicinas y lo bien que se comunica con su doctor.

Lo que Necesita Decirle a Su Doctor

Aun cuando su doctor no le pregunte, hay cierta información vital que usted debería decirle a su doctor.

¿Está Tomando Algún Medicamento?

Infórmele a su médico y dentista de todas las medicinas prescritas y no prescritas que está tomando, incluyendo píldoras anticonceptivas, vitaminas, aspirinas, antiácidos, laxantes y remedios de hierbas. Esto es especialmente importante si usted está consultando con más de un médico, y cada uno de ellos puede no saber lo que el otro le está prescribiendo. Conocer todos los medicamentos que está tomando es esencial para corregir el diagnóstico y el tratamiento. Por ejemplo, si usted tiene síntomas como náusea o diarrea, insomnio o somnolencia, mareos o pérdida de la memoria, impotencia o fatiga, pueden ser debidos al efecto secundario de la medicina en vez de la enfermedad. Es sumamente importante para su doctor saber que medicamentos está tomando para evitar tener problemas con interacciones de medicinas. Es útil tener una lista actualizada consigo o por lo menos saber los nombres y dosis de las medicaciones que toma. Dar la descripción de lo que está tomando, por ejemplo "pastillas verdes pequeñas" no ayuda a identificar la medicina. A veces es una buena idea traer todas las medicinas (incluyendo las medicinas compradas sin prescripción) en una bolsa de manera que su doctor pueda revisarlas y aconsejarle cuales continuar y cuales dejar de tomar o descartar. También puede hacer una lista de todos los medicamentos que toma y las dosis para compartir con su médico. De esta forma, el médico no tiene que perder tiempo precioso buscando la información en su archivo médico.

¿Ha Tenido Usted Reacciones Alérgicas o Reacciones Inusuales con Algunos Medicamentos?

Describa cualquier síntoma o reacción que haya tenido con algunos medicamentos tomados en el pasado. Sea específico: qué medicamentos y exactamente qué tipo de reacción. Un salpullido o ronchas en su piel, fiebre, o respiración sibilante que se desarrollan después de tomar un medicamento es frecuentemente una verdadera reacción alérgica. Si cualquiera de estas se desarrolla, llame a su doctor de inmediato. Algunos otros síntomas como las náuseas, zumbido de oídos, vértigos, agitación, etc., probablemente son efectos secundarios y no alergias a las medicinas.

¿Tiene Usted Alguna Enfermedad Crónica Principal u Otra Condición Médica?

Muchas enfermedades pueden interferir con la acción de una medicina o incrementar el riesgo de usar ciertas medicinas. Es especialmente importante mencionar las enfermedades que involucran a los riñones o al hígado, puesto que estas enfermedades pueden disminuir el metabolismo de muchas medicinas e incrementar sus efectos tóxicos. Su doctor puede también evitar prescribirle muchas medicinas si usted tiene o ha tenido enfermedades como hipertensión, enfermedad ulcerosa péptica, asma, enfermedad cardíaca, diabetes o problemas prostáticos. También asegúrese

271

de decirle a su doctor si usted está embarazada o está dando de lactar, puesto que muchas medicinas no pueden usarse con seguridad en estas situaciones.

¿Qué Tipo de Medicina Ha Usado en el Pasado para Tratar Su Enfermedad?

Si usted tiene una enfermedad crónica, es buena idea llevar una lista de los medicamentos que usó en el pasado para manejar la condición y cuales fueron los efectos que experimentó. El saber la respuesta de su organismo y enfermedad a varios medicamentos ayudará a guiar las recomendaciones del doctor en nuevos medicamentos. Sin embargo, sólo porque un medicamento no funcionó exitosamente en el pasado no necesariamente significa que no pueda ser tratado de nuevo. Las enfermedades cambian y pueden responder mejor al tratamiento.

Lo que Necesita Preguntarle a Su Doctor o Farmacéutico

¿Es Verdad que Necesito Ese Medicamento?

Algunos médicos deciden prescribir medicamentos no porque sean realmente necesarios, sino porque creen que los pacientes quieren y esperan recibir medicinas. Los médicos frecuentemente sienten la presión de hacer algo por el paciente, entonces le recetan algo. No presione a su médico por medicinas. Muchos de los nuevos medicamentos se han recibido mucha publicidad y son promocionados por las compañías farmacéuticas antes de saber completamente todos los efectos secundarios y los posibles riesgos o peligros. Algunas medicinas, como el Vioxx, se encuentran ser peligrosas y tienen que ser retiradas del mercado después de haber sido publicadas mucho. Por eso, es importante ser cauteloso cuando pida las medicinas más nuevas de su médico. Si su doctor no le prescribe un medicamento, considere eso como buenas noticias en vez de un signo de rechazo o desinterés. Pregunte sobre alternativas no farmacológicas. Muchas condiciones pueden ser tratadas de diferentes maneras y su médico puede explicarle las opciones y alternativas. En algunos casos los cambios en el estilo de vida como el ejercicio, una alimentación saludable y el manejo del estrés deben considerarse antes de elegir medicinas. Cuando se recomienda cualquier tratamiento, también pregunte cuáles son las posibles consecuencias si se pospone el tratamiento. A veces la mejor medicina es ninguna.

¿Cuál Es el Nombre de la Medicina?

Cuando le prescriben un medicamento, es importante que usted sepa el nombre de la medicina. Escriba tanto el nombre genérico (o químico) como el nombre comercial. Si el medicamento que obtiene de la farmacia no tiene el mismo nombre que su doctor le indicó, pídale al farmacéutico que le explique la diferencia.

¿Cómo Se Supone que Actúa la Medicina?

Su médico debe decirle el por qué se le prescribe esa medicina y cómo podría esperarse que le ayude. ¿Está la medicina dirigida a prolongarle la vida, aliviar sus síntomas parcial o totalmente o mejorar su habilidad para funcionar? Por ejemplo, si se le da un diurético que elimina líquido para ayudar a la presión arterial alta, el medicamento se le administra principalmente para prevenir complicaciones (por ejemplo, accidentes cerebrovasculares o enfermedad cardíaca) más que para detener el dolor de cabeza. Por otro lado, si se le da una aspirina o algo como ibuprofeno (Motrin), el propósito es ayudarle a aliviar el dolor de cabeza. También debe saber qué tan pronto debe esperar resultados de los medicamentos. Los fármacos que tratan infecciones o inflamación pueden tomar varios días a una semana para mostrar sus efectos o mejoría, mientras que los medicamentos antidepresivos típicamente toman varias semanas para empezar a actuar.

¿Cuánto y Cuándo Debo Tomar las Medicinas y por Cuánto Tiempo?

El entender cuanta medicina tomar y qué tan frecuente es muy importante para el uso efectivo y seguro de su medicina. ¿Cada 6 horas significa "cada 6 horas mientras se está despierto"? ¿Los medicamentos deben tomarse antes de los alimentos, con los alimentos o entre comidas? ¿Qué se debe hacer si accidentalmente usted olvida una dosis? ¿Debe saltarla, tomar una dosis doble la próxima vez o tomarla tan pronto como recuerde? ¿Debe continuar tomando su medicina hasta que los síntomas subsistan o hasta que la medicina se termine?

Las respuestas a estas preguntas son muy importantes. Por ejemplo, si usted está tomando una medicina antiinflamatoria no esteroides para la artritis, puede sentirse mejor dentro de pocos días, pero debe tomar la medicina como se le prescribió para mantener el efecto antiinflamatorio. Pero si usted repentinamente deja de tomar las medicinas esteroides usadas para el asma severa, tan pronto como mejoran la respiración sibilante, es probable que usted recaiga. Si está usando un medicamento **inhalatorio** para cl tratamiento del asma, la forma como usa el inhala-dor es sumamente importante porque eso determina cuánta medicina realmente llega a sus pulmones. Tomar las medicinas apropiadamente es vital. Sin embargo cuando los pacientes son entrevistados, cerca del 40% reportan que sus médicos no les dijeron cómo tomar la medicina o cuánto tomar. Si usted no está seguro acerca de su prescripción, llame a su doctor. Tales llamadas nunca se consideran una molestia.

¿Qué Alimentos, Bebidas, Otras Medicinas u Otras Actividades Debo Evitar Mientras Tomo Esta Medicina?

La presencia de alimentos en el estomago puede ayudar a proteger al estómago de los efectos de algunas medicinas. También la presencia de alimentos en su estómago podría hacer otras medicinas no efectivas. Por ejemplo, los productos lácteos o los antiácidos bloquean la absorción del antibiótico tetraciclina, de tal forma que esta medicina funciona mejor si se toma con el estómago vacío. Algunas medicinas pueden hacerlo más sensible al sol, poniéndolo en riesgo de quemaduras de primer grado. Pregunte si la medicina prescrita interferirá con el manejo seguro de su automóvil. Otras medicinas que podría estar tomando, aún las que no son prescritas o los remedios caseros y el alcohol, pueden aumentar o disminuir los efectos de la medicación prescrita. El tomar aspirina junto con medicación anticoagulante puede hacer que la sangre fluya más y pueda causar un sangrado. Cuanto más medicamentos tome, mayor es el riesgo de una interacción **medicamentosa** no deseada. Por tanto pregunte acerca de posibles interacciones de fármacos entre sí y de fármacos con alimentos.

¿Cuáles Son los Efectos Secundarios Más Comunes y Qué Debo Hacer Si Ocurren?

Todos los medicamentos tienen efectos secundarios. Usted necesita saber qué síntomas esperar y qué acción tomar si estos se presentan. ¿Debe buscar cuidado médico inmediato, descontinuar la medicina o llamar a su doctor? Puesto que no se puede esperar que su doctor le diga cada reacción adversa posible, se deben discutir las más importantes y comunes. Desafortunadamente, una encuesta reciente mostró que 70% de pacientes que empezaron una nueva medicina no recordaban lo que su médico o farmacéutico les hubiera explicado acerca de las precauciones y posibles efectos secundarios. Por tanto, depende de usted el preguntar.

¿Existen Algunas Pruebas Necesarias para Vigilar el Uso de Esta Medicina?

El efecto de la mayoría de medicinas se puede vigilar por la mejoría o empeoramiento de los síntomas. Sin embargo, algunas medicinas pueden alterar la química del cuerpo antes de que cualquier síntoma se desarrolle. A veces, estas reacciones adversas pueden detectarse por pruebas de laboratorio como el recuento sanguíneo o las pruebas de función hepática. Además, los niveles de algunos medicamentos en la sangre necesitan medirse periódicamente para asegurar que usted está recibiendo las cantidades adecuadas. Pregunte a su doctor si la medicina que se le está prescribiendo tiene alguno de estos requerimientos especiales.

¿Puede Prescribirse una Medicina Alternativa o Genérica que Es Más Barata?

275

Cada medicina tiene por lo menos dos nombres, un nombre genérico y un nombre comercial. El nombre genérico es el nombre usado para referirse al medicamento en la literatura científica. El nombre comercial es el nombre único de la compañía para esa medicina. Una compañía farmacéutica que descubre una nueva medicina tiene derechos exclusivos para producirla por 17 años, luego otras compañías pueden mercadear los equivalentes químicos de dicha medicina. Generalmente a estas medicinas genéricas se les considera tan seguras y efectivas como la medicina comercial original, pero frecuentemente el precio de la medicina baja a la mitad. Pregúntele a su doctor si hay una medicina disponible, menos cara pero igualmente efectiva. A veces puede ahorrar dinero al comprar su medicina por correo. Muchas organizaciones de mantenimiento de la salud (HMO en inglés) y la Asociación Americana de Personas Retiradas en los Estados Unidos ofrecen servicios de prescripción por correspondencia. También se ha empezado a vender medicamentos por el Internet. Por lo tanto vale la pena buscar los mejores precios.

¿Hay Alguna Información Escrita Sobre la Medicina?

Realmente, su doctor podría no tener tiempo para responder todas sus preguntas en gran detalle. Aun si su médico responde cuidadosamente todas sus preguntas, es difícil para alguien recordar toda esta información. Afortunadamente, hay muchas otras fuentes valiosas de información a los cuales usted puede recurrir: farmacéuticos, enfermeras, los folletos adjuntos a la medicación, panfletos y libros.

Cómo Leer Una Etiqueta de Prescripción (Receta Médica)

Hay mucha información en cada etiqueta de prescripción. El siguiente dibujo le ayudará a aprender cómo leer las etiquetas de sus recetas médicas cuando esta información no está disponible en español.

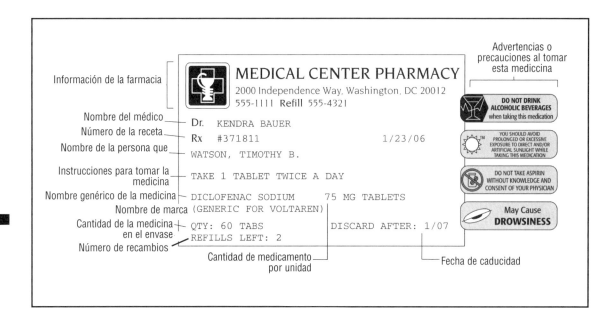

276

Una Palabra Especial Acerca de los Farmacéuticos

Los farmacéuticos son los especialistas y conocedores de las medicinas, pero son una fuente poco utilizada. Ellos han estudiado en la universidad por muchos años para aprender acerca de los medicamentos, cómo actúan en su cuerpo y cómo interactúan con otros medicamentos. Su farmacéutico es un experto en medicinas. Con frecuencia puede llamarlo o llamarla por teléfono. Además, muchos hospitales, escuelas de medicina y escuelas de farmacia tienen servicios de información sobre medicamentos donde usted puede llamar y hacer sus preguntas. Es importante aclarar que los farmacéuticos no pueden prescribir o recetarle medicinas sin autorización de su médico. Como persona proactiva, no olvide a los farmacéuticos. Ellos son consultores importantes y útiles.

Recordando Tomar Su Medicina

No importa qué medicina se le ha prescrito, no le hará ningún bien si no la toma. Casi la mitad de las medicinas no se toman regularmente como se prescriben. Hay muchas razones por lo cual esto ocurre: olvido, falta de instrucciones claras, horarios complicados de dosificación, efectos secundarios problemáticos, costo de los medicamentos y otros. Cualquiera sea la razón, si usted tiene problemas al tomar sus medicinas como se prescribe, mencione esto con su doctor. Con frecuencia hacer algunos cambios por muy simple que sean puede hacer más fácil el uso de las medicinas. Por ejemplo, si usted está tomando cinco medicamentos diferentes, a veces uno o más pueden ser eliminados. Si toma un medicamento tres veces al día y otro cuatro veces al día, su doctor puede simplificar el régimen, quizás solo prescribiendo medicamentos que sólo necesita tomar una vez o dos veces al día. Entender y conocer todo lo necesario acerca de sus medicinas, incluyendo cómo pueden ayudarle con su enfermedad, también le motivarán a tomarlas regularmente.

Si tiene problemas para tomar sus medicamentos, hágase las siguientes preguntas y hable con su doctor acerca de las respuestas. Es posible que con la ayuda de su médico, ustedes dos puedan encontrar soluciones a estos problemas.

- ¿Es usted olvidadazo?

- ¿Es difícil entender las instrucciones de cómo y cuándo debe usar los medicamentos?

- ¿Es demasiado complicado el horario para tomar los medicamentos?

- ¿Sus medicamentos tienen efectos secundarios fastidiosos?

- ¿Es su medicina demasiada costosa para poder permitírsela?

- ¿Piensa que su enfermedad no es tan grave o que no le causa muchos problemas para requerir medicamentos regulares? (Algunas enfermedades, como la hipertensión o alta presión, alto colesterol, y diabetes en las etapas iniciales puedan no tener ningunos síntomas.)

- ¿Piensa que probablemente el tratamiento no vaya a ayudarle?

- ¿Está negando que tenga una enfermedad o problema que necesita tratamiento?

- ¿Ha tenido una mala experiencia con la medicina que debe estar tomando u otro medicamento?

- ¿Conoce alguien que ha tenido una mala experiencia con esta misma medicina, y tiene miedo de que algo similar le vaya a pasar?

- ¿Tiene miedo de llegar a ser adicto a la medicina?

- ¿Le da pena tomar medicina, lo considera un señal de debilidad o fracaso, o teme que otras personas le va a juzgar en forma negativa si saben que necesita tomar medicina?

Si el problema principal es que se olvida de tomar sus medicamentos, aquí tiene algunas sugerencias:

- *Coloque la medicina o un recordatorio cerca a su cepillo de dientes*, en la mesa del comedor, en la lonchera o en algún otro lugar donde es probable que usted pueda verlo. (Pero tenga cuidado donde deja su medicina si hay niños a su alrededor). También puede poner una nota recordatoria en el espejo del baño, la puerta del refrigerador, la cafetera, la televisión o algún otro lugar fácilmente visible. Si usted relaciona el tomar la medicación con algún hábito bien establecido como las horas de la comida o ver su programa de televisión favorito, es más probable que usted lo recuerde.

- *Haga una lista de las medicinas* conteniendo cada medicamento que usted toma y cuando lo toma; o marque cada medicamento en su calendario conforme lo toma.

278

- Usted también puede *comprar "un organizador de medicinas"* en la farmacia. Es una cajita que separa las pastillas de acuerdo a la hora del día en que deben ser tomadas. Usted puede llenar el organizador una vez a la semana de tal forma que todas sus pastillas están listas para ser tomadas en el momento apropiado. Una vista rápida al organizador le permite saber si se ha olvidado de alguna dosis, y también puede prevenir una doble dosis.

- *Consiga un reloj (con alarma) que se pueda adaptar para sonar a la hora que debe tomar su pastilla.* Existen también organizadores de medicinas con alarma que pueden sonar a una hora preprogramada para recordarle tomar su medicina.

- *Pida a su familia o miembros de la casa que le ayuden* a recordar tomar su medicina.

- *No deje que sus medicamentos se le acaben.* Cuando reciba una nueva prescripción, marque la fecha en su calendario una semana antes de que su medicamento se termine. Esto le servirá como un recordatorio para obtener su próximo suplemento. No espere hasta la última pastilla.

- Si planea viajar, *ponga una nota en su equipaje* recordándole empacar sus pastillas. También *lleve consigo una prescripción extra* en su equipaje de mano en caso de que usted pierda sus pastillas en su equipaje.

Recetarse a Sí Mismo (Automedicación)

Además de las medicinas prescritas por su médico, usted, como la mayoría de personas puede tomar medicinas no prescritas vendidas en el mostrador (over-the-counter, OTC). Muchas medicinas vendidas en el mostrador son altamente efectivas y pueden incluso ser recomendados por su médico. Pero si usted va a recetarse a si mismo es importante que sepa lo que toma, porqué lo toma, cómo trabaja y cómo usar la medicina correctamente.

En los Estados Unidos se ofrecen de venta al público más de 200,000 productos farmacológicos no prescritos, representando aproximadamente 500 ingredientes activos. Casi el 75% del público recibe información sobre productos no prescritos solamente a través de la televisión, la radio, el periódico y los anuncios publicitarios y gasta casi 8 mil millones de dolares en estos productos. Es importante tener en cuenta que muchos de las afirmaciones en estos anuncios publicitarios no reflejan la verdad de estos productos o están sutilmente equivocadas.

Usted necesita estar consciente de la propaganda sobre las medicinas sin prescripciones que puedan ser adecuadas para usted. El mensaje implícito de tales propagandas es que hay un "producto solución" para cada síntoma, cada dolor o molestia, cada problema, y esto no es necesariamente correcto. Muchos de los productos vendidos en el mostrador son efectivos, pero también muchos son simplemente un desperdicio de su dinero y una distracción de otras maneras de manejar su enfermedad que podrían ser mejor.

Si usted se receta a sí mismo, aquí tiene algunas sugerencias:

- *Siempre lea las etiquetas de la medicina y siga las instrucciones cuidadosamente.* La etiqueta debe incluir por ley nombres y cantidades de los ingredientes activos, precauciones e instrucciones adecuadas para el uso seguro del mismo. Lea cuidadosamente las etiquetas, especialmente los ingredientes activos. Esto le ayudará a prevenir el uso de medicinas que le hayan causado problemas en el pasado. Si no entiende la información en la etiqueta, pregunte al farmacéutico o al doctor antes de comprarla.

- *No exceda la dosis recomendada o la duración del tratamiento,* a menos que su doctor se lo indique.

- *Sea precavido si usted está tomando otros medicamentos.* Los medicamentos prescritos y no prescritos pueden interaccionar entre sí, quiere decir que pueden cancelar o exagerar el efecto químico de la medicina. Por eso, es importante preguntar a su doctor o farmacéutico acerca de las interacciones de las medicinas, antes de mezclarlas.

- *Trate de escoger medicamentos con ingredientes activos únicos,* en vez de productos combinados (todo en uno). Al usar un producto con ingredientes múltiples, es probable que reciba un medicamento para síntomas que ni siquiera tiene. Entonces ¿por qué arriesgarse a los efectos secundarios de las medicinas que usted no necesita? Los productos con ingredientes únicos también le permiten ajustar la dosis de cada medicina separadamente, para lograr en forma más optima el alivio de síntomas y reducir los efectos secundarios.

- Cuando escoja medicinas, *aprenda los nombres de los ingredientes y trate de comprar productos genéricos.* Los productos genéricos contienen el mismo ingrediente activo como los productos comerciales, usualmente a un costo más bajo.

- *Nunca tome una medicina de un frasco sin etiqueta* o que tenga una etiqueta que no se pueda leer. Mantenga sus medicinas en sus recipientes originales, si los transfiere a un organizador de medicinas o un dispensario de pastillas, asegúrese de ponerle etiquetas. No es recomendable mezclar diferentes medicamentos en el mismo frasco.

280

- *No tome medicinas que hayan sobrado del tratamiento de otra enfermedad.* Es muy importante no tomar medicinas que fueron prescritas para otra persona, aun cuando sus síntomas sean similares. Recuerde que cada persona reacciona diferente a los efectos de la medicina, por eso debe tomar sólo lo que le han prescrito a usted. Siempre consulte con su doctor sobre medicamentos.

- Las pastillas pueden a veces quedarse atoradas en el esófago (el tubo digestivo). Para ayudar a prevenir esto, asegúrese de *beber por lo menos la mitad de un vaso de líquido* con sus pastillas y permanezca de pie o sentado verticalmente por unos minutos después de tragarlas.

- Si usted está embarazada, dando de lactar, tiene una enfermedad crónica o está tomando medicinas múltiples, *consulte a su médico* antes de recetarse a si mismo.

- *Coloque sus medicamentos en un lugar seguro* lejos del alcance de los niños. El envenenamiento con medicinas es un problema común cuando hay niños, pero se puede prevenir. El botiquín en el baño no es un lugar seguro o seco para guardar sus medicinas. Considere un botiquín que pueda cerrarse con llave o una caja que no se pueda abrir fácilmente.

- Muchos medicinas tienen una fecha de expiración de aproximadamente dos a tres años. *Deseche todos los medicamentos que tengan la fecha de expiración vencida.* Estos tal vez ya no produzcan el efecto adecuado o pueden crear complicaciones.

Las medicinas son una parte importante en el manejo de su enfermedad, pueden ayudarle o complicar su salud. Generalmente, son de mucho beneficio cuando la persona participa activamente en el entendimiento y control de sus medicamentos. También es importante la buena comunicación y relación que desarrolle con su doctor y farmacéutico.

Capítulo
15

Tomando Decisiones Informadas
Sobre Su Tratamiento

A TODOS NOS GUSTARÍA ENCONTRAR UNA CURA PARA NUESTRA ENFERMEDAD. Aunque las enfermedades crónicas no desaparecen completamente, hoy sabemos que sí se pueden controlar sus síntomas, tales como el dolor, la falta de respiración, la fatiga, etc. Y por eso, es natural buscar y probar diferentes tratamientos o remedios. Todo el tiempo aprendemos de nuevos tratamientos, nuevas drogas, suplementos nutritivos y otros tratamientos alternativos. Apenas pasa una semana sin que escuchemos de algún nuevo remedio por las noticias, los anuncios en la televisión, radio, periódicos y revistas, o por las experiencias de familiares y amigos. También nos bombardean con letreros, anuncios y presentaciones en los mercados y farmacias para tratamientos alternativos y medicamentos sin receta. Se habla de dietas especiales, vitaminas, remedios caseros o naturistas, pomadas, aparatos, y muchos otros.

No descartamos que estas alternativas puedan ayudar en el tratamiento de sus síntomas. Pero, ¿En qué podemos creer? ¿Cómo podemos decidir cuales queremos probar?

Una parte importante en el manejo personal de la salud es saber evaluar las afirmaciones y beneficios reales de estos productos. Así puede tomar decisiones más acertadas en el manejo y control de su enfermedad. Es necesario preguntarse si *"¿realmente funcionará el tratamiento o remedio en mi caso particular?"*

Si está considerando emplear algún tratamiento o remedio que le han recomendado o ha visto anunciado, es recomendable primero buscar información sobre el producto o servicio con profesionales en el campo de salud, como de los mencionados en el capítulo 3. También puede hacerse las siguientes preguntas para evaluar mejor si es adecuado para usted.

¿De dónde se enteró de este medicamento, tratamiento o remedio?

¿Fue publicado en un periódico científico, revista de renombre, tabloide popular, anuncio o volante? ¿Se lo recomendó su médico?

La fuente de información es importante. Los resultados publicados en un periódico científico son más creíbles que los que puede leer en los tabloides o revistas populares o volantes. Los medios de publicidad son menos selectivos al reportar y editar la información. Los resultados publicados en un periódico científico usualmente provienen de los estudios de investigación. Son revisados cuidadosamente por otros científicos para asegurar su integridad científica antes de ser autorizado para publicación. Sin embargo, muchos tratamientos alternativos, suplementos nutritivos y remedios caseros no han sido estudiados científicamente. Por eso, no se encuentran bien representados en la literatura científica tan como los tratamientos médicos. Si esto es el caso, necesita ser más minucioso y crítico al analizar y evaluar lo que lee sobre los tratamientos alternativos.

¿Fueron personas como usted las que utilizaron el tratamiento y se mejoraron?

En el pasado, realizaron estudios de investigación con personas que fueron fáciles encontrar y reclutar. Por eso los estudios viejos frecuentemente incluyeron estudiantes de la universidad, enfermeras, u hombres de la raza blanca. Esto ha cambiado, pero todavía es importante averiguar si las personas que participaron en el estudio fueron como usted. ¿Fueron similares en edad, sexo, raza, peso, patrones de actividad, estilo de vida, severidad y tipo de enfermedad o problemas de salud que usted tiene? Si las personas no son como usted, los resultados puedan ser diferentes para usted.

¿Pudo ser otro factor el causante de los resultados positivos del tratamiento?

Por ejemplo, hablamos con una mujer que hubo regresado de una estancia a un balneario en el trópico y reportó que su artritis había mejorado mucho debido a una dieta especial y a los suplementos que recibió. Pero, es difícil atribuir su mejoramiento totalmente al tratamiento que recibió, cuando el calor, relajación y cuidado especial pudieron haber tenido mucho que hacer con su mejoramiento.

Es importante mirar todo lo que ha cambiado desde el comienzo del tratamiento. Al empezar un nuevo tratamiento, es común cambiar o dedicarse a un estilo de vida más saludable en general y puede ser que este cambio sea el responsable o contribuya a la mejoría? ¿Ha empezado otro medicamento, ejercicio o cambios a su alimentación al mismo tiempo? ¿Ha cambiado el tiempo? ¿Tiene menos estrés, está practicando algunas técnicas de relajación o pensando más positivamente? ¿Puede pensar de otro factor o una coincidencia que pudo haber afectado su salud, ya que los síntomas de su enfermedad puedan aparecer y desaparecer durante el tiempo?

282

¿El tratamiento recomienda que deje de tomar o usar otros medicamentos o tratamientos?

Si el tratamiento requiere que usted deje de tomar algún otro medicamento básico e importante o necesario en el cuidado de su enfermedad porque existen posibles interacciones peligrosas, necesitará hablar con su proveedor de salud antes de hacer el cambio. Su doctor le puede avisar de los posibles riesgos, daños y/o beneficios del nuevo tratamiento y de dejar de continuar con un tratamiento que ya ha sido comprobado y que le está funcionando.

283

¿El tratamiento recomienda que no coma una alimentación balanceada?

Si el tratamiento elimina de su alimentación cualquier alimento o nutriente básico o pone énfasis sólo en comer algunos alimentos y excluye otros, esto le puede hacer daño a su salud. El mantener una alimentación balanceada y saludable es importante para su salud en general. Asegúrese de que no está perdiendo nutrientes importantes, como las vitaminas o minerales, o que puede obtener estos nutrientes de otros alimentos si decide cambiar sus hábitos alimenticios. También, asegúrese de que no está poniendo demasiado estrés en su organismo (ciertos órganos internos) por consumir sólo unos nutrientes y no todos.

¿Puede pensar en posibles daños?

Algunos tratamientos o remedios caseros pueden tener un grave efecto en su cuerpo. Todos los tratamientos tienen efectos secundarios y posibles riesgos. Asegúrese de consultar con su médico y que ustedes tengan una discusión completa sobre esto. Solo usted puede decidir si los posibles problemas valen la pena de los posibles beneficios, pero necesita tener toda la información para tomar esa decisión.

Muchas personas piensan que si algo es natural debe estar bueno para la salud, pero esto no es cierto todo el tiempo. Lo que es "natural" no es necesariamente mejor porque proviene de una planta o animal, y a veces puede ser tóxico. Por ejemplo, en el caso de *digitalis*, una medicina poderosa para el corazón, que proviene de la planta dedalera, la dosis tiene que ser exacta o puede ser muy peligrosa. Otra planta, cicuta, es natural pero también es un veneno mortal. Algunos tratamientos o remedios pueden ser seguras en pequeñas dosis pero peligrosas en dosis más grandes. Tenga cuidado con eso.

Con la excepción de Alemania, no hay ninguna agencia reguladora que tiene la responsabilidad para determinar si los ingredientes enlistados en la etiqueta de un suplemento nutritivo son en realidad los contenidos del envase. Esto quiere decir que no sabemos exactamente cuales son los ingredientes o las cantidades de cada ingrediente en estos suplementos. El vender los suplementos no requiere los mismos resguardos que necesitan los medicamentos. Por eso, es importante investigar la compañía que vende el producto antes de probarlo.

¿Puede permitírselo?

¿Son gastos muy grandes que tal vez no están a su alcance? ¿Implica mucho tiempo y/o sacrificio para realizar un mejoramiento? ¿Requiere un trabajo muy intenso que no es saludable para usted, físicamente o emocionalmente? ¿Los beneficios sólo son temporales mientras está en tratamiento? ¿Va a afectar sus relaciones a casa o trabajo? ¿Podría obtener los mismos beneficios del ejercicio, de una buena alimentación, o de una medicina menos cara o de otras técnicas del manejo personal?

¿Está dispuesto a tomarse la molestia y hacer los gastos pertinentes del tratamiento?

¿Tiene todo el apoyo que necesita?

Es recomendable ser minucioso en la evaluación de otras alternativas o tratamientos para su enfermedad. Usted quiere saber si le están prometiendo "curas milagrosas" o si le están dando sólo parte de la información sobre el tratamiento o remedio. Si se hace todas estas preguntas y decide probar un tratamiento nuevo, es importante informar a su médico de todos los tratamientos que está realizando. Después de todo, ustedes están trabajando en conjunto y él o ella puede orientarle y ayudarle a evaluar los tratamientos para su condición. También su doctor puede vigilar su condición y informarle de su progreso durante el tratamiento. Al final, la decisión es sólo suya, pero si haya problemas o complicaciones el doctor puede atenderlos.

Si busca información sobre diferentes tratamientos, puede encontrar información actualizada en el Internet. Si usa el Internet como una fuente de información sobre medicamentos u otros tratamientos, es importante ser cauteloso. No toda la información es correcta ni segura. Por eso, mire el autor o patrocinador del sitio de web y la dirección URL para encontrar los recursos más fiables. Las direcciones que terminan en .edu, .org, and .gov generalmente son más objetivos y fiables; originan de las universidades, organizaciones no lucrativas y las agencias gubernamentales. Algunos sitios .com también pueden ser buenos, pero porque son comerciales, su información pueda ser parcial ya que están tratando de promover y vender sus productos o servicios. Un buen sitio que ofrece información sobre tratamientos discutibles es Quackwatch (www.quackwatch.org), una corporación no lucrativa que trata de combatir el fraude en el campo de salud. Desde este sitio de web, también puede encontrar otros sitios de interés. Para más información sobre cómo encontrar recursos en el Internet y en la comunidad, refiere al capítulo 3.

285

Capítulo
16

Haciendo Conocer Sus Deseos: Poder Duradero para la Atención Médica

C ADA PERSONA TIENE UN CONCEPTO PARTICULAR DE COMO VE SUS ÚLTIMOS DÍAS DE VIDA. Tanto la vida como la salud son muy frágiles. Cuando tenemos buena salud no pensamos que nuestra vida pueda cambiar drásticamente. Sin embargo, cuando tenemos enfermedades crónicas, los cambios drásticos parecen más reales. Pensar en la muerte nos trae sentimientos de temor, miedo, la aceptamos, le damos la bienvenida o la ignoramos. Con frecuencia nos dejamos absorber por nuestras preocupaciones diarias, y guardamos en el fondo de nuestros pensamientos la idea de como quisiéramos que fuera la muerte. Esto simplemente pasa a un segundo plano, la dejamos para después. Para unos la vida es tan importante que quisieran hacer todo lo posible por postergar la llegada final. Para otros la vida es sólo importante si pueden participar activamente. Sin embargo, para la mayoría, el problema no es la muerte en sí, sino el proceso o trayecto de como van a llegar hacia ella. Escuchamos de personas que murieron mientras practicaban sus actividades favoritas, jardinería, deporte, esquiar, etc. Y pensamos, ¡qué suerte!, a mí me gustaría que mi vida terminara así. Sin embargo, también escuchamos de personas que han tenido que pasar años postradas a una cama de un hospital o centro de cuidados, sujetas a máquinas para sobrevivir, en estado vegetal, sin entender lo que sucede a su alrededor. Y pensamos, esa manera de morir es algo que yo no quisiera nunca.

Es cierto que nadie puede predecir lo que sucederá, ni tampoco podemos tener control absoluto sobre como nos llegará la muerte. Por eso, la habilidad de ser proactivos también la podemos usar para planear los pasos a seguir para el proceso de nuestros últimos días de vida. Quiere decir, que podemos realizar decisiones y actividades, por anticipado, que nos permitan tener un control en el proceso de nuestra muerte. Estar preparado puede ayudar a disminuir el impacto negativo que este proceso puede tener en nosotros mismos, así como en nuestros familiares y sobrevivientes.

En este capítulo ofrecemos información para hacer conocer sus decisiones por anticipado de los posibles tratamientos médicos que desea o no recibir, usualmente conocido como el *"poder duradero para la atención médica"* en los Estados Unidos. Sin embargo, cada estado y otros países pueden tener diferentes nombres y regulaciones para este documento. Por eso, la siguiente información es general, y le puede servir en cualquier parte donde viva. Para obtener información y formularios especiales para el estado donde vive (dentro de los Estados Unidos), puede enviar una carta a: Choice In Dying (Decisiones para el Proceso de Muerte), 475 Riverside Drive, New York, NY 10015, o llamar al teléfono 1-800-989-9455. También puede encontrar información en las siguientes páginas del Internet: www.choices.org, o para información acerca de este tema en otros países: www.growthhouse.org. Para las personas que lean esta información en otros países, a pesar que las leyes corresponden a los Estados Unidos, el concepto también pueden ser aplicado a cualquier país del mundo ya que es algo universal. Mientras lee estas páginas puede descartar lo que no es aplicable para usted y utilizar lo que considera apropiado. Comencemos con algunas definiciones.

Un "poder duradero para la atención médica" es un documento que *establece que otra persona puede actuar por usted cuando por alguna razón usted no sea capaz de hacerlo.* Este poder duradero es diferente al testamento en dos formas. Un testamento es sólo si usted tiene una enfermedad mortal, el poder duradero puede usarse para cualquier tipo de enfermedad. También debemos observar que el poder duradero permite que usted puede nombrar a una persona que responda por usted. Un testamento no permite esa condición especial. Por ejemplo, cuando los padres de familia van a viaje largo, y deben dejar a sus hijos encargados a un otro miembro de la familia, o amigos; ellos tienen este poder duradero para la atención médica, en caso de alguna emergencia. En este documento nombran a una persona como su representante, o agente para hacer decisiones en el tratamiento médico que recibirán los hijos. Naturalmente, este poder duradero no permite tomar decisiones referente a los aspectos financieros. El poder duradero para la atención médica sólo puede usarse si usted no puede tomar alguna decisión por sí mismo (por ejemplo, si entra en estado de coma, o mentalmente es incapaz de tomar alguna decisión).

Además, de poder nombrar a una persona como su *"agente"* en aspectos de atención médica, este documento también *guía o deja conocer* a su agente sobre la *decisión que usted ha tomado acerca del tipo de tratamiento que desea recibir.* No es obligación de su parte dar este tipo de indicaciones a su agente, pero hay personas que prefieren hacerlo. Este poder puede contener todos sus deseos relacionados con su tratamiento médico. Usted puede indicar en este documento si quieren que usen o no máquinas o equipo para mantenerle con vida.

Para completar un poder duradero para la atención médica es necesario tomar varias decisiones.

Primero, debe decidir quien será su agente o representante. Esta persona puede ser un amigo o un miembro de la familia. No es permitido que sea su propio médico. Es recomendable tomar varias consideraciones al seleccionar su agente. Esta persona debe vivir en la misma área geográfica en la que usted vive, quiere decir a una distancia razonable de su casa. Si su agente no puede llegar con usted cuando usted lo necesite, no le será de mucha ayuda. Para que usted se sienta más seguro, puede nombrar a *un segundo agente, alguien que reemplace al primero*, en caso que éste no pueda estar presente. **En segundo lugar, debe asegurarse que su agente piense como usted, o por lo menos que esté de acuerdo de realizar sus deseos. En tercer lugar, su agente debe ser la persona que usted esté seguro que será capaz de realizar sus deseos.** No es recomendable nombrar como su agente a un familiar cercano, como su esposa o a su hijo, porque ellos están muy cerca a usted emocionalmente. Por ejemplo, si usted decidió que no tomen medidas para resucitarle después de tener un fuerte ataque al corazón, su "agente" debe estar capacitado para expresar tal deseo al médico que le dará el tratamiento. Esto pudiera ser muy difícil o imposible para un miembro de la familia. Asegúrese que su agente esté consciente de esta obligación, y que no se vaya a dejar llevar por las emociones y diga simplemente "haga todo lo que sea necesario" en este momento crítico. **Finalmente, asegúrese que su agente no sienta que esta tarea es una carga emocional.** De tal manera, esta persona debe sentirse más o menos confortable con su cargo de agente, y también de acuerdo y capaz de realizar sus deseos.

289

Eligiendo a un Agente para el Cuidado Médico

Es recomendable seleccionar un *agente* con las siguientes características:

- Alguien que viva cerca y que esté disponible para actuar en su lugar cuando sea necesario.

- Alguien que comprenda sus deseos y que sea capaz de cumplirlos.

- Alguien que esté preparado emocionalmente y sea capaz de llevar a cabo sus deseos.

- Alguien que no sienta que ser su agente es una carga emocional; o que se vaya a sentir afligido porque debe hacer cumplir sus deseos.

Como podemos ver, encontrar un representante o agente adecuado es una tarea muy importante. Esto puede requerir que usted tenga que hablar con varias personas. Es posible que estas conversaciones sean las más importantes que usted haya realizado. Más adelante, hablaremos más acerca de cómo comunicarle sus deseos del tratamiento que desea recibir en el futuro a sus familiares, amigos y a su médico.

Decisión o Deseo Concernientes al Tratamiento Médico

290

Otra de las grandes decisiones que usted necesita hacer es acerca del tipo de tratamiento o atención médica que desea recibir en ciertas circunstancias. En otras palabras, ¿cuáles serían las indicaciones para su agente? En algunos formularios se ofrecen ideas de cómo hacerlo o dejan un espacio en blanco en donde usted puede escribir su propio enunciado. Aquí le ofrecemos algunos ejemplos.

Yo no deseo que mi vida sea prolongada, ni tampoco quiero tratamientos artificiales que ayuden a prolongar mi vida:

(1) si estoy en un coma irreversible o en un estado vegetal.

(2) si tengo una enfermedad terminal y la aplicación de tratamientos artificiales ayuden a prolongar el momento de mi muerte;

(3) bajo ninguna circunstancia donde el sufrimiento sea más importante que los beneficios del tratamiento. Yo quiero que mi agente considere el aliviar mi sufrimiento y la calidad de vida que tendría si ésta es extendida por medio de tratamientos artificiales.

Yo sí deseo que mi vida sea prolongada, mediante equipo y tratamientos de vida artificial, a menos que este en coma o en estado vegetal (descerebrado) y el doctor después de un estudio razonable diga que es irreversible. Una vez que el doctor tiene la seguridad que permaneceré inconsciente por el resto de mi vida, no quiero tratamientos artificiales que prolonguen mi existencia.

Yo quiero que mi vida sea prolongada todo el tiempo posible, sin importar mi condición, las posibilidades de recuperarme, ni el costo de los tratamientos.

Si usa una forma conteniendo tales sugerencias con declaraciones generalizadas, todo lo que necesita hacer es adaptarla a sus deseos, incluyendo lo que es aplicable para usted.

Otras formas son las de "declaraciones generales de autoridad concedida o poder absoluto", en las cuales usted da a su agente o representante el poder absoluto de hacer las decisiones. Este documento no contiene detalles de las decisiones que se deben tomar. En este caso, usted confía en su agente para que siga sus deseos. Puesto que estos deseos no se han escrito explícitamente, es muy importante que discuta los detalles con su agente.

Otros Modelos de Deseos, Disposiciones Especiales

Todas las formas tienen un espacio en el cual puede redactar cualquier deseo específico. Usted no necesita completar esos detalles específicos, puede dejar esa parte en blanco, puede ser que después usted desee hacerlo.

Aun conociendo qué detalles quisiera escribir, es un poco complicado porque nadie sabe exactamente las circunstancias en las cuales su agente tendrá que hacer frente. Sin embargo, pudiera conseguir alguna idea de su médico, es más probable que él/ella tengan una idea de que desenlace pueda tener su enfermedad. Esto le ayudará a dirigir a su agente sobre como actuar cuando llegue el momento. Puede discutir con éxito ciertas y específicas circunstancias. Si discute los resultados, las declaraciones se enfocarán en cuales serían aceptables y en cuales no. Por ejemplo, "resucitación, sólo si puede continuar con sus funciones mentales". Las siguientes son algunas circunstancias específicas más comunes con las que nos encontramos en la mayoría de las enfermedades crónicas.

- **La enfermedad de Alzheimer, y otros problemas neurológicos, son enfermedades que pueden dejarlo sin o muy poca facultad o función mental.** Como lo mencionamos antes, estas no son enfermedades fatales. Es más, estos pacientes pueden vivir muchos años. Sin embargo, otras enfermedades pueden amenazar la vida del paciente, por ejemplo una neumonía, o un ataque al corazón. Todo lo que necesita hacer es decidir qué y cuanto tratamiento desea recibir. Por ejemplo, ¿desea antibióticos si tiene neumonía? ¿Desea ser resucitado si su corazón deja de funcionar? ¿Desea ser alimentado por tubos si está incapacitado para alimentarse por sí mismo? Recuerde, es su decisión el cómo va a contestar cada una de esas preguntas. Si desea un tratamiento agresivo, o más conservativo, si desea usar todos los medios posibles para mantenerse con vida, o no desea ningún medio especial que lo mantenga con vida. Por ejemplo, usted puede desear que se le alimente en forma artificial pero tal vez no desea estar sujeto a un equipo que le extienda la vida.

- **Usted tiene los pulmones muy afectados y no funcionan bien, usted no mejora. Es incapaz de respirar por sí mismo,** ¿desea estar en cuidados intensivos con un ventilador mecánico o máquina para respirar? Recuerde, en este caso usted no mejorará. El decir que usted no desea un equipo de respiración artificial es muy diferente a decir que no desea que lo usen cuando es para prolongarle la vida sin que consiga ninguna mejoría. Obviamente, el equipo de respiración artificial puede salvarle la vida en un ataque severo de asma. Y después de la emergencia o de un corto tiempo el cuerpo recobra su función normal. Aquí, el problema no es si nunca se usa el equipo de respiración artificial, la decisión realmente es o bajo qué circunstancias desea usar este equipo.

- **Si tiene una enfermedad cardíaca la cual no puede mejorar con angioplastia (limpieza de las arterias) o cirugía.** Usted está en la unidad cardíaca de cuidados intensivos. Si su corazón deja de funcionar, ¿desea ser resucitado? Con el equipo de respiración artificial, la pregunta no es si "usted desea siempre ser resucitado", en todo caso la pregunta sería "¿bajo qué circunstancias usted no desea ser resucitado?"

Estos ejemplos pueden darle a usted algunas ideas acerca de las decisiones dadas en el poder duradero permanente para el cuidado de la salud. De nuevo, lo más importante es entender y adaptar estas situaciones a su caso en particular. Usted puede preguntar a su médico cuales son los problemas y las decisiones más comunes para las personas como usted.

En resumen, existen muchas decisiones que usted necesita hacer para poder dar indicaciones a su agente de cómo actuar en el momento preciso:

- Generalmente, **¿cuánto tratamiento desea?** Esto puede variar desde muy agresivo que incluye hacer todo lo posible por mantenerlo con vida, hasta o el más conservador que seria no hacer nada, excepto el mantenerlo limpio y confortable.

- Conociendo los tratamientos artificiales que existen para mantener a las personas con vida y lo que estos implican **¿Qué tipo de tratamiento desearía usted, y bajo qué condiciones?**

- En caso que usted quedara mentalmente incapacitado (en estado vegetal) **¿qué tratamiento desearía recibir, si al estar así, usted adquiere una infección, una neumonía o alguna otra enfermedad?**

Muchas personas llegan a esta situación. Sin embargo, a la mayoría de ellos se les hace difícil escribir un *poder duradero para la atención médica*. Es importante recordar que para que sus deseos sean cumplidos, como persona proactiva, usted debería preparar un poder duradero para la atención médica, y compartirlo con su agente o representante, con su familia y con su médico. Este es un excelente comienzo pero no el final del trabajo. Si lo comparamos con el trabajo de un gerente de empresa, éste no sólo debe preparar su correspondencia sino también asegurarse que será enviada a su destinatario. Preparar un poder duradero para la atención médica puede ser un tema difícil, por eso en la siguiente sección, vamos a ofrecer sugerencias y ejemplos para hacer más fácil este tema.

293

Conversando con tu Familia, Amigos y Agente

Antes de empezar a discutir sus deseos con su familia, amigos y agente, todos deberían tener copias de su poder duradero permanente del cuidado de salud. Cuando termine de escribir su documento, lo haya firmado tanto usted como los testigos, saque varias copias y entregue una a cada persona interesada: su familia, su agente y su médico. También, puede entregarle una copia a su abogado.

Ahora ya está listo para hablar acerca de sus deseos. A nadie le gusta hablar sobre su propia muerte y menos aun a sus seres queridos. Cuando usted reúne a su familia, y amigos para hablar de este tema, las primeras respuestas serán de:

"Oh, no pienses en eso ahora" o
"Falta mucho tiempo para ese momento"
"No seas exagerado, tu no estás muy enfermo".

Lamentablemente, esto es suficiente para terminar la conversación. El trabajo como persona proactiva es mantener la conversación abierta. Hay varias formas de hacerlo. Primero, programe como va a comenzar la discusión acerca de este tema. Aquí ofrecemos sugerencias de cómo hacerlo:

- *Prepare su poder duradero permanente* y *entregue copias* a los miembros de su familia, amigos. *Invítelos a leer el* documento y déles un tiempo para empezar la discusión. Si alguno de ellos le da respuestas iguales a las mencionadas en el párrafo anterior, usted debe decirle lo siguiente: *"Yo e*ntiendo que este es un tema difícil para ustedes, pero para mí es muy importante que ustedes conozcan mis deseos", o "Entiendo que el tema de la muerte es un tema difícil para todos, pero es importante discutirlo en este momento".

- Usted puede *conseguir copias en blanco de los formularios del poder duradero para la atención medica,* la puede distribuir a sus familiares *y sugerir que com-*

pleten y compartan la información. Este tema es para los miembros adultos en su familia. Si se hace una junta o reunión familiar, con todas las personas involucrados en el tema, va a lograr que la discusión sea más fácil. También esto podría ayudar a clarificar los valores que cada uno tiene del tema de la muerte.

- Si estas dos sugerencias son difíciles de poner en práctica, entonces usted puede *escribir una carta o preparar un vídeo* y enviarla a sus familiares. En la carta o en el vídeo usted puede explicar las razones del porqué es importante discutir el tema de la muerte y dejarle saber sus deseos del tratamiento que quiere recibir. También explique las razones de su decisión. Y envíe una copia de su poder duradero a sus familiares. Pídales que respondan de la manera más conveniente para ellos. También, usted puede arreglar su tiempo para conversar con cada uno de ellos personalmente o por teléfono.

Por supuesto, en su decisión, es importante que busque a una persona con quien pueda hablar libremente e intercambiar ideas. Si su representante no está dispuesto, o se siente incapaz de hablar a cerca de sus deseos, probablemente no será la persona indicada para ser su agente. No se deje engañar. El hecho que una persona sea muy cercana a usted emocionalmente no significa que va a entender sus deseos y que será capaz de llevarlos a cabo. Este es un tema que no se debe ignorar. A no ser que a usted no le importe, si sus familiares deciden por usted el tratamiento que va a recibir. Por esta razón, es mejor seleccionar a una persona que no esté tan cercana de usted emocionalmente. Hablar con su agente o representante es muy importante, especialmente, si él/ella no tiene por escrito los detalles del tratamiento que desea recibir y prefiere que esta persona lo sepa verbalmente.

Conversando con Su Doctor

En nuestros estudios de investigación hemos aprendido que a las personas se les hace más difícil hablar con sus doctores del poder duradero para la atención médica, que con sus familiares. De hecho, solamente un bajo porcentaje de personas que han hecho el poder duradero permanente lo han compartido con sus médicos. Hay razones muy importante para hablar con el médico acerca de este tema. Primero, usted necesita asegurarse que su doctor entiende y respeta sus deseos. Si él/ella no está de acuerdo en la importancia de sus deseos, es posible que no los pueda realizar. Segundo, su doctor necesita saber cuales son sus deseos acerca de los tratamientos que usted quiere recibir en el futuro. Esto le permite a su médico dar las indicaciones adecuadas como: escribir ordenes para usar o no usar máquinas de respiración artificial, en caso que necesite. Tercero, su doctor necesita saber quien es su agente y como localizarlo.

Es muy importante darle a su doctor una copia de su "Poder Duradero para la Atención Médica", para que sea parte permanente de su expediente médico. Nuevamente, el problema es como iniciar la conversación con su médico.

Es sorprendente encontrar que algunos médicos tienen dificultad para discutir el tema de la muerte con sus pacientes. Ellos trabajan para aliviar y mantener con vida a sus pacientes, y no les gusta pensar en la muerte. Por otro lado, la mayoría de los doctores si quieren que sus pacientes tengan un "Poder Duradero para la Atención Médica". Esto alivia alguna de la preocupación y estrés que se sientan los doctores.

295

Si usted desea, pídale a su doctor un tiempo para hablar acerca de este tema. Pero no lo haga al final de una visita regular. Usted puede empezar la visita diciéndole al médico: "necesito unos minutos para hablar con usted acerca de mis deseos en caso que se presenten complicaciones graves o probabilidad de morir". Si lo presenta de esa manera, su médico hará un tiempo para hablar con usted. Si su doctor no tiene el tiempo suficiente para hacerlo, haga otra cita solamente para hablar de ese tema con más tranquilidad. Algunas veces el doctor, igual que tu familia o amigos, puede expresarse de la siguiente manera:

"Oh, no tienes que preocuparte de eso por ahora" o
"No te preocupes, cuando eso ocurra, ya veremos que hacer".

Nuevamente, usted tiene que tomar la iniciativa, utilizando los mensajes en "Yo". Usted tiene que decirle a su médico que este tema es importante para usted y no quiere posponer hablarle de sus deseos.

Algunas veces los doctores piensan que les hacen un favor a sus pacientes al no decirles las cosas desagradables que le pueden suceder en caso de estar en una situación grave. Usted puede ayudar a su médico informándole que va a tener más control de la situación si hace ahora las decisiones acerca de su futuro. Esto ayudará a su médico a sentirse tranquilo. No conocer y no tener claro de lo que sucederá en caso de una situación grave es más preocupante que saber la verdad y hacerle frente. Por muy desagradable que ésta sea.

Aun sabiendo todo lo mencionado antes, todavía puede ser muy difícil hablar con su médico sobre este tema. Otra alternativa que le puede ayudar, es pedirle a su agente que lo acompañe para hablar con su doctor. Esto dará la oportunidad a su médico y a su agente de conocerse. De esta manera todos podrán aclarar algún malentendido acerca de su "Poder Duradero para la Atención Medica". Esto abre las vías de comunicación, así que su representante y su médico podrán realizar sus deseos con menos problemas. Si a pesar de todo, todavía "no puede" hablar con su médico, por lo menos envíele una copia del documento, para que sea parte de su archivo médico.

Cuando tiene que ir al hospital, asegúrese de que el personal del hospital tenga una copia de su poder duradero para atención médica. Si usted no lo puede traer, asegúrese de que su agente sepa entregárselo al hospital. Esto es importante porque es probable que su propio médico no vaya a ser la persona encargada de su cuidado en el hospital.

Una cosa que usted no debe hacer es poner su poder duradero para atención médica en su caja de seguridad. Nadie va a poder conseguirlo cuando lo necesita. A propósito, tampoco es necesario consultar un abogado para preparar este documento, usted puede hacer su poder duradero para atención médica sin asistencia legal.

Ahora usted ya hizo todas las cosas importantes, ya se puede quedar tranquilo, lo peor ya pasó. Sin embargo, recuerde que usted puede cambiar de pensamiento en el momento que quiera, a lo mejor su agente ya no está disponible o sus deseos cambiaron, son otros. Asegúrese de mantener su poder duradero para atención médica, actualizado. Igual que un documento legal, este puede ser anulado o cambiado en cualquier momento. En todo caso debe ser actualizado cada siete años. Sin embargo, si está incapacitado cuando la fecha de su poder duradero se vence, este quedará en vigor hasta que pueda renovarlo. Las decisiones hechas hoy no son para siempre.

Ultima nota: En muchos estados del país (los Estados Unidos) se reconoce el poder duradero para la atención médica, aunque hayan sido hechos en otros estados. Sin embargo no siempre es así. Si usted se va a vivir a otro estado por un período largo, lo mejor es asegurarse con un abogado si en ese lugar su documento es

---

RECURSOS COMUNITARIOS
(nota sólo en inglés)
Poder Duradero para la Atención Medica

Choice In Dying	(Decisiones para el Proceso de Muerte)
Senior Center	(Centros para personas mayores)
Hospital	(Hospitales)
Health Care Organization	(Organizaciones de Cuidado para la Salud)
Growth House	(La Casa del Crecimiento)

válido o aceptado. Tambien puede escribir a Choice In Dying para aclarar cualquier duda.

Dar a conocer sus deseos acerca de cómo quiere que se le trate en el momento en que su vida corre peligro de muerte es uno de los temas más importante en el manejo personal de las enfermedades crónicas. La mejor manera de hacerlo es preparar un poder duradero para atención médica y compartirlo con su familia, amigos cercanos y con su doctor. Asegúrese de revisar los formularios en su estado de residencia por medio de su doctor o un abogado.

Si estas dos sugerencias le parecen también difíciles, o, por alguna razón, son imposibles de llevarlas a cabo, puede escribir una carta o preparar un casette con su voz y enviarlo a los miembros de su familia. En la carta o casette, hable que desea que ellos conozcan y discutan lo que sienten con relación a este tema. Luego ex-prese sus deseos, proporcionando las razones que ha elegido. Al mismo tiempo, envíeles una copia de su poder duradero para la atención médica.

El tener preparado un poder duradero para la atención médica, le dará seguridad y control de su salud y de su vida. A la vez la paz mental que no le está dejando la carga pesada de la decisión a sus seres queridos. Recuerde eso es parte de ser proactivo en el manejo de su enfermedad.

Algunas Palabras Sobre Cómo Planear Su Cuidado Durante Sus Últimos Días

En la mayoría de las partes de los Estados Unidos, como en otras partes del mundo, ambos el cuidado paliativo y de hospicio están disponibles. En la vida de cada persona, llega el tiempo en que ya no podemos beneficiarnos del cuidado médico y necesitamos preparar para la muerte. Hoy día, frecuentemente tenemos varias semanas o meses, y a veces años para hacer estas preparaciones. Esto es cuando el cuidado de hospicio nos puede ayudar. El propósito del cuidado de hospicio es proporcionar apoyo y servicios a la paciente terminal (alguien que sólo tiene unos meses para vivir) y su familia para asegurar que la calidad de su vida sea la mejor posible. El cuidado paliativo también se pone conseguir para las personas que se esperen vivir más de seis meses. Al mismo tiempo, los profesionales de hospicio ayudan a ambos la persona y su familia a preparar para la muerte con dignidad, y además apoyan a los otros miembros de la familia. Hoy día muchos hospicios son programas en el hogar, pero también se pueden encontrar en centros de cuidados paliativos, en hospitales o en otros establecimientos capacitados para asistir enfermos. En los programas en el hogar, los pacientes se quedan en su propia casa y los servicios llegan a la casa.

Uno de los problemas con el cuidado de hospicio es que las personas a menudo esperan hasta los últimos pocos días antes de morir para pedir este cuidado. Quizás crean que si pidan el cuidado hospicio es una forma de darse por vencido. Al rechazar este cuidado de hospicio, estas personas frecuentemente ponen una carga no necesaria en sí mismos, en sus amigos y en su familia. También el opuesto frecuentemente es la verdad. Las familias dicen que pueden manejar la situación sin ayuda. Esto pueda ser verdad, pero la vida y el proceso de morir del paciente puede ser mucho mejor si el hospicio toma responsabilidad para todas las cosas médicas para que la familia y los amigos estén libres para dar amor y apoyo.

El cuidado de hospicio puede ser lo más útil durante los meses antes de la muerte. Muchos hospicios sólo aceptan personas que se esperan morir dentro de seis meses. Esto no significa que le echarán del programa si usted sobrevive su tiempo. Los seis meses es solo un directriz, no un tiempo fijado. El mensaje importante es si usted, un miembro de la familia o un amigo llega a la etapa final de su enfermedad, es recomendable encontrar y contratar los servicios del hospicio local. Les pueden ayudar mucho a usted y su familia, y es un regalo final maravilloso para todos.

298

Capítulo
17

Manejando la Diabetes

AUNQUE LA DIABETES ES UNA ENFERMEDAD SERIA, LA PERSONA CON DIABETES TODAVÍA PUEDE VIVIR UNA VIDA SALUDABLE DE LARGA DURACIÓN Y PREVENIR COMPLICACIONES. Vivir saludablemente con diabetes requiere ambos un buen cuidado médico y un efectivo manejo personal. Hay mucho que los proveedores del cuidado médico pueden hacer, pero es la responsabilidad del individuo conocer todo lo posible acerca de su enfermedad y hacer y llevar a cabo las decisiones y acciones necesarias para el manejo adecuado de su diabetes. Antes de mirar a todas estas opciones de manejo personal, explicaremos acerca de la diabetes y sus causas.

¿Qué Es la Diabetes?

Básicamente la diabetes hace difícil para que el cuerpo convierta los alimentos que consume en la energía que necesita para funcionar. Para entender la diabetes es necesario explicar en forma breve y simple el proceso alimenticio, la función del páncreas y de la insulina en nuestro organismo y como se relacionan con la diabetes.

El proceso alimenticio se inicia con la ingestión de alimentos. En esta primera etapa, los alimentos son masticados, triturados y preprocesados por las glándulas salivales. Luego pasan por el **esófago** (aparato digestivo) hasta el estómago y los intestinos, donde se desdoblan en nutrientes. Tanto el estómago como los intestinos actúan sobre estos nutrientes transformándolos en sustancias más sencillas que pasan al torrente sanguíneo para nutrir las células (este proceso se llama **metabolismo**). Es durante este proceso que los carbohidratos o almidones que ingerimos, así como otros alimentos se desdoblan convirtiéndose en azúcares simples llamados **glucosa.**

El **páncreas** es una glándula pequeña localizada debajo y detrás del estómago. Tiene la función de producir varias hormonas y sustancias que ayudan al proceso digestivo (metabolismo). Una de estas hormonas es la **insulina**. La insulina tiene la importante función de ayudar a que el azúcar simple (glucosa) sea absorbida por las células, para producir energía. (Vea la figura #1.)

Se puede comparar el azúcar simple o glucosa con la gasolina; los dos son fuentes de la energía. En el auto, la gasolina sola no es suficiente para mover el auto, se necesita la llave para encender el motor y permitir que esta se convierta en energía. **En el cuerpo, la glucosa sola no es suficiente, se necesita la llave que le permita a la glucosa entrar a las células para producir energía, esa llave es la INSULINA.**

En la diabetes, la **insulina** no es capaz de realizar su función. Tal vez porque el páncreas no está produciendo suficiente insulina, o porque la insulina que produce no puede ser utilizada en forma eficiente. Como resultado la glucosa (azúcar) se acumula en la sangre alcanzando niveles muy elevados. Cuando la sangre se filtra por los riñones el exceso de glucosa se derrama o pasa a la orina para ser eliminada. Esto causa uno de las síntomas de la diabetes que es la orina frecuente y copiosa. Por eso, la diabetes adquirió su nombre, *Diabetes Mellitus*, el nombre completo de la enfermedad, deriva del griego "diabetes" que significa "pasar a través" y el latín "mellitus" que significa "dulce o amielado".

Durante los años, los niveles elevados de la glucosa sanguínea pueden dañar las arterias y los nervios del cuerpo. Esto puede llevar a las enfermedades del corazón y ataques al corazón, lesiones a los nervios (neuropatía que causa un dolor quemante, una sensación de hormigueo, y adormecimiento de las manos y los pies), problemas con los riñones y la visión, infecciones graves y más frecuentes, y a veces la amputación (la pérdida de una extremidad). Las buenas noticias son que muchas de estas complicaciones pueden ser detenidas o prevenidas con un buen manejo personal y cuidado médico de la diabetes.

Existen diferentes tipos de diabetes. El cuadro #1 le dará una comparación de los dos tipos más comunes. Todas las clases de diabetes tienen una cosa en común, ya sea que el cuerpo no produce suficiente insulina o no puede usar la insulina que se produce.

Como en muchas enfermedades crónicas, la causa exacta de la diabetes todavía no se conoce. La diabetes tipo 1, denominada también insulinodependiente, es la clase que usualmente empieza en la niñez, es probablemente una enfermedad autoinmune. Esto significa que por razones que no entendemos completamente, el sistema inmune del cuerpo empieza a trabajar y destruye la habilidad del páncreas de producir insulina, resultando en una falta o ausencia de insulina.

La diabetes tipo 2, conocida como no insulinodependiente, se presenta usualmente en adultos (después de los 40 años). Aunque no hay causa única, sí se ha

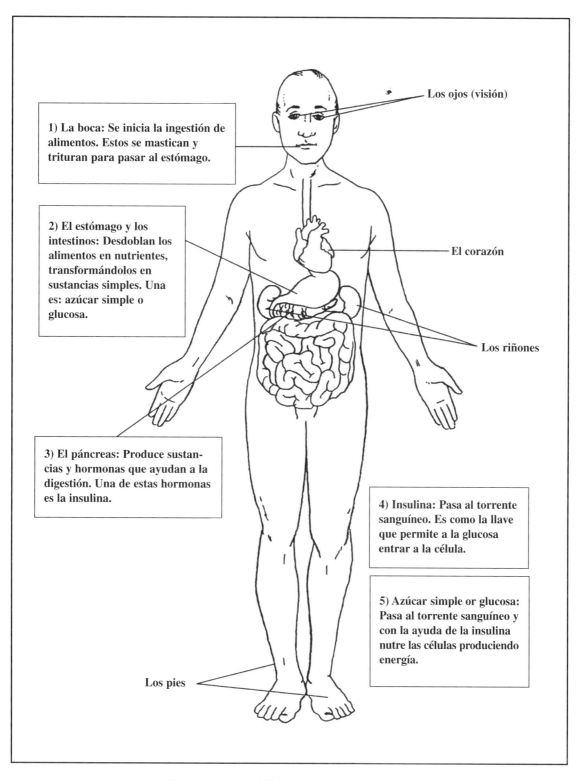

1) **La boca:** Se inicia la ingestión de alimentos. Estos se mastican y trituran para pasar al estómago.

2) **El estómago y los intestinos:** Desdoblan los alimentos en nutrientes, transformándolos en sustancias simples. Una es: azúcar simple o glucosa.

3) **El páncreas:** Produce sustancias y hormonas que ayudan a la digestión. Una de estas hormonas es la insulina.

4) **Insulina:** Pasa al torrente sanguíneo. Es como la llave que permite a la glucosa entrar a la célula.

5) **Azúcar simple or glucosa:** Pasa al torrente sanguíneo y con la ayuda de la insulina nutre las células produciendo energía.

Los ojos (visión)

El corazón

Los riñones

Los pies

Figura 17.1: **El Proceso Alimenticio**

establecido que es el resultado del trastorno de una serie de factores que al relacionarse entre si puedan dar inicio a la diabetes. Es más común entre personas con sobrepeso, porque el exceso de grasa no permite el cuerpo usar la insulina que produce. O sea que, la insulina es producida, pero el cuerpo se hace resistente a ésta. La resistencia a la insulina significa que el organismo no es muy efectivo en movilizar la glucosa de la sangre hacia las células del cuerpo. Al no poder usarse la glucosa (azúcar), se acumula en la sangre.

La diabetes tipo 2 no parece ser una enfermedad autoinmune. Por el contrario, está estrechamente ligada con el factor genético (hereditario). Esto significa que la tendencia a desarrollar diabetes se pasa a través de los genes, y puede iniciarse después de situaciones como el estrés, el sobrepeso, el tipo de dieta, estilo de vida o por alguna otra enfermedad.

La diferencia más importante entre los dos tipos de diabetes es: el tipo 1 es insulino dependiente, quiere decir que la persona necesita inyectarse insulina diariamente. En el tipo 2, puede ser que la mayoría de personas no necesiten la insulina para controlar la enfermedad. Sin embargo, si los niveles de glucosa en la sangre no pueden ser bien controlados con dieta, ejercicio y medicinas orales, se pueda necesitar insulina en el tratamiento de la diabetes tipo 2.

A pesar de esta diferencia hay similitud entre diabetes tipo 1 y 2; ambas pueden aparecer acompañadas de síntomas que se asemejan, por ejemplo: cansancio, aumento de apetito, visión borrosa, orina frecuente y sed excesiva, cambios en el estado de ánimo, infecciones y una pérdida de peso no intencional.

Cuadro #1: Revisión de la Diabetes Tipo 1 y Tipo 2

CARACTERÍSTICAS	**DIABETES TIPO 1** *(debe inyectare insulina)*	**DIABETES TIPO 2** *(puede o no necesitar insulina y puede necesitar medicina oral)*
Edad	Usualmente empieza antes de los 20 años, pero puede presentarse en adultos	Usualmente empieza después de los 40 años, pero puede presentarse antes
Insulina	Produce muy poca insulina o nada en absoluto	El páncreas produce poca insulina que no es suficiente, o la que produce no puede ser usada por el cuerpo
Inicio	Aparece de súbito, o en forma repentina y se desarrolla rápidamente	Aparece en forma gradual y se desarrolla lentamente
Sexo	Afecta a hombres y mujeres por igual	Afecta más a mujeres
Herencia	Alguna tendencia hereditaria	Fuerte tendencia hereditaria
Peso	La mayoría con pérdida de peso y son delgados	La mayoría con el exceso de peso
Cetonas	Cetonas se encuentran en la orina	Usualmente no hay cetonas en la orina
Tratamiento	Insulina, dieta, ejercicio, y el manejo personal	Dieta, ejercicio, manejo personal y cuando es necesario, medicina oral y/o insulina.

303

El Manejo Personal

No importa que clase de diabetes tenga, hay dos tipos de tareas que la persona con diabetes debe tener en cuenta. La primera es mantener un nivel seguro de glucosa en la sangre. Esto significa balancear todos los métodos de tratamiento; alimentación saludable, ejercicio, el manejo del estrés y las emociones negativas, y las medicinas. La segunda tarea es detectar tempranamente cualquier problema causado por la diabetes. Por supuesto, estos dos están íntimamente ligados, puesto que muchos de los problemas son causados por el incremento en los niveles de glucosa. Examinaremos estas tareas de manejo en más detalle.

Manteniendo un Nivel Seguro de Azúcar en la Sangre (Glucosa Sanguínea)

A través del proceso alimenticio sabemos que el organismo obtiene nutrientes y glucosa. La sangre transporta la glucosa hacia las células a lo largo del cuerpo donde se convierte en energía. Usted notará que es importante tener cierta cantidad de glucosa en su sangre todo el tiempo, para que su cuerpo pueda usar energía. El objetivo del manejo de la diabetes es mantener la glucosa a un nivel apropiado para su condición. La glucosa sanguínea normal cae entre 80–120 mg/dl. Sin embargo, no toda la gente con diabetes puede tener un nivel de glucosa sanguínea "normal". Pregunte a su médico cual es el nivel de glucosa sanguínea que usted debe mantener. Los problemas aparecen cuando usted tiene demasiada glucosa en la sangre, llamada **hiperglucemia**, o cuando tiene muy poco glucosa, llamada **hipoglucemia**. Es útil saber las causas y los síntomas de hiperglucemia y hipoglucemia así como qué debe hacer cuando su nivel de glucosa sanguínea está demasiado alto o bajo. Hablamos más detalladamente de estos puntos en las páginas 316 a 318).

En casos de diabetes que no reciben un tratamiento adecuado, el problema es la hiperglucemia. La insulina puede no estar presente o es inefectiva en ayudar a sus células a usar la glucosa. Por tanto, la glucosa se acumula en la sangre. Como resultado la persona con diabetes puede experimentar varios síntomas, los que se han descrito en la columna izquierda del cuadro #2 (páginas 305 a 306).

Otra cosa que ocurre es que el cuerpo trata de liberarse del exceso de glucosa, y lo hace eliminando glucosa a través de la orina. Cuando el nivel de glucosa en la orina sube, usted puede sentir la necesidad de orinar con mayor frecuencia. Por esto, uno de los síntomas de glucosa sanguínea elevada es el orinar frecuente y la sed insaciable. Otros síntomas se enumeran en el cuadro #2.

La mayoría de las personas con diabetes reciben tratamiento regular. Muchas personas se inyectan insulina o toman medicinas para la diabetes por vía oral. Estas medidas son muy efectivas para ayudar al cuerpo en el uso de la glucosa. El único problema es que a veces hay más insulina o medicación de la que se necesita. El resultado es que el nivel de glucosa baja (**hipoglucemia**). Los síntomas de hipoglucemia se enumeran en el cuadro #2.

Su trabajo como una persona proactiva es mantener su glucosa sanguínea en un balance apropiado, no demasiado alto ni demasiado bajo. Este balance es obtenido a través de la alimentación, ejercicio y cuando sea necesario el uso de medicinas. Además, las emociones fuertes y la enfermedad pueden afectar los niveles de glucosa sanguínea; por eso, aprender cómo manejarlas efectivamente puede ayudarle a controlar su diabetes.

305

Cuadro #2: **Causas y Síntomas de Hiperglucemia e Hipoglucemia**

HIPERGLUCEMIA (Demasiada glucosa en la sangre)	**HIPOGLUCEMIA** (Menor glucosa en la sangre)
Causas:	**Causas:**
Insuficiente medicina oral; horarios inadecuados.	Demasiada insulina; horarios inadecuados de la insulina o pastillas.
Comer demasiado, especialmente bebidas dulces o comidas ricas en carbohidratos.	Dejar de comer regularmente o comer menos de lo normal.
Comer en horarios irregulares, con mucha frecuencia.	Comer en horarios irregulares, dejar de comer o saltarse las comidas.
Menos ejercicio o actividad física que el usual.	Más ejercicio o actividad física que el usual, horarios inadecuados.
Estrés emocional.	Estrés emocional.
Medicación inadecuada (estaba congelada, demasiado caliente o esta pasada).	Tomar bebidas alcohólicas con el estomago vacío.
Enfermedades como fiebre, resfríos, gripe o cirugía.	
Síntomas:	**Síntomas:**
Aparece gradualmente (en días o meses)	Aparece de súbito (en horas o minutos)
Sed insaciable o no usual	Piel o sudor frío

306

Cuadro #2: ***Causas y Síntomas de Hiperglucemia e Hipoglucemia***
(a continuación)

HIPERGLUCEMIA (Demasiada glucosa en la sangre)	HIPOGLUCEMIA (Menor glucosa en la sangre)
Síntomas:	**Síntomas:**
Orina frecuente y copiosa	Palpitaciones cardíacas fuertes y rápidas
Fatiga, cansancio extremo	Hambre
Visión borrosa	Adormecimiento y hormigueo de los dedos y labios
Dolor de cabeza	
Infecciones frecuentes y persistentes	Temblor, mareo, debilidad, confusión, nerviosismo o irritabilidad
Pérdida de peso no intencional	Hablar con dificultad, incoherente
Náuseas y vómitos	Dolor de cabeza
Respiración profunda y rápida	Convulsiones
Aliento a frutas	Sudores nocturnos
Altos niveles de cetonas en la orina	Sueño inquieto
	Desmayarse, perder el conocimiento

Obtener una Alimentación Saludable

Los hábitos alimenticios pueden afectar mucho el manejo de su diabetes. Para muchas personas con diabetes las dietas o cambios en su alimentación pueden parecer demasiado agobiante al inicio. Pero no necesita ser así porque aun pequeños cambios en la alimentación pueden ayudar a controlar su nivel de azúcar en la sangre y hacerle sentir mejor. También, los alimentos saludables pueden aún ser deliciosos, satisfactorios y agradables.

Usted no tiene que pasar hambre o privarse de los alimentos que más le gustan, tampoco tiene que comprar comida especial. Sólo debe cuidar la cantidad y la calidad de alimentos que ingiere, tratando de obtener un balance nutritivo en cada comida regular. Para lograr esto, tal vez necesita hacer cambios en sus hábitos alimenticios, por ejemplo, comer más de algunos alimentos y menos de otros, tratar de comer una variedad amplia de alimentos, llevar un horario regular de alimentación, y comer la misma cantidad en cada comida regular, si es posible.

Todos los alimentos contienen nutrientes que dan energía al organismo y cada uno de los nutrientes influyen en el azúcar sanguíneo de diferente manera. Para la persona con diabetes es importante vigilar tres principales nutrientes y son: los carbohidratos, las proteínas y las grasas. Los carbohidratos (complejos y simples), conocidos también como almidones, elevan el nivel de azúcar en la sangre más rápidamente que las proteínas y las grasas. Por lo tanto es importante vigilar la cantidad total de carbohidratos que ingiere en cada comida regular; la meta es escoger vegetales, frutas, granos, y pasta. Estos tipos de carbohidratos proveen buenos nutrientes, energía y fibra pero menos calorías y menos grasa. Trate de limitar los carbohidratos con azucares simples, tales como dulces, pasteles, galletas, sodas y helado; estos no sólo hacen que suba rápidamente su nivel de glucosa sanguínea sino también agregan grasa y calorías. Esto no significa que nunca puede comer un pastel otra vez, sino es importante moderar la cantidad y qué tan frecuente consume estos tipos de alimentos para poder mantener efectivamente un nivel adecuado de glucosa sanguínea. Las proteínas sirven para reparar e integrar los tejidos, músculos, huesos y piel, también aportan energía al organismo en ausencia de los carbohidratos. Pero generalmente las proteínas se encuentran en productos animales como las carnes, pescado, leche, queso, etc. así como los vegetales y productos de granos enteros. Puesto que las proteínas de los productos animales pueden tener un alto contenido de grasa, trate de elegir las proteínas de los productos bajos en grasa. Las grasas también son utilizadas por el cuerpo como energía y ayudan a absorber ciertas vitaminas. Son necesarias para el organismo, pero si se consumen en exceso pueden afectar al corazón y otros órganos y causar sobrepeso, complicando aún más su diabetes. Por eso, es recomendable escoger frecuentemente los alimentos sin o bajos en grasa. Encontrará más información detallada acerca de la nutrición y algunos consejos para una alimentación saludable en el capítulo 6.

La alimentación para las personas con diabetes es muy similar a la recomendada para cualquier persona, o sea que puede comer una variedad de alimentos, sólo debe cuidar la cantidad y la frecuencia. Esto tiene muchas ventajas. Además de ayudarlo a mantener un adecuado nivel de glucosa sanguínea, le ayudará a mantener un peso adecuado, disminuir la presión arterial y los niveles de colesterol.

Además de saber qué comer, es importante que la persona con diabetes sea más cuidadoso que otras personas acerca de cuanto y cuando puede comer. El tipo, cantidad y horario de sus alimentos afectan su nivel de glucosa sanguínea. Por eso, es necesario vigilar el tamaño de las porciones que come. La mayoría de personas pueden beneficiar de comer porciones más pequeñas. Generalmente es mejor comer comidas más pequeñas cada 4–5 horas durante el día, y asegúrarse de no saltar el desayuno. Para mantener su glucosa a un nivel adecuado para usted, es sumamente importante llevar un balance entre el tiempo que come, hace ejercicio y/o toma su medicina.

Para aprender más sobre cómo manejar su plan de alimentación, le recomendamos en forma especial que pase un poco de tiempo con un educador certificado de la diabetes. Esta persona ha sido específicamente entrenado para enseñar el manejo de diabetes y es certificado por la Asociación Americana de Educadores en Diabetes. Un nutricionista o dietista también puede ayudarle a planear su alimentación para que sea más adecuada a su estilo de vida.

308

El Ejercicio

Realizar una actividad física regularmente es muy importante para manejar la diabetes y mejorar la salud en general. El ejercicio provee todos los beneficios para la persona con diabetes de la misma forma que lo hace con los demás. Mantiene sus articulaciones flexibles, fortalece el corazón, los pulmones y los vasos sanguíneos, ayuda a prevenir problemas cardíacos y a controlar y perder peso, reduce el estrés y la tensión, y ayuda a manejar la depresión. Toda persona de cualquier edad puede hacerse más activo, empezando con actividades o ejercicios suaves.

La persona con diabetes generalmente tiene problema de sobrepeso. Además, el ejercicio provee el beneficio de quemar calorías y disminuir el nivel de azúcar en la sangre. De hecho, esto le ayuda a reducir o mantener un peso adecuado. El ejercicio puede ayudarlo de tres formas. Primero, quema más calorías y energía cuando está ejercitando, los músculos del cuerpo usan su propia reserva de azúcar. Segundo, a medida que avanza el ejercicio ayuda a formar y mantener los músculos; el cuerpo se reabastece de azúcar sanguíneo y energía. El músculo quema calorías (usando energía) 24 horas al día, durante el ejercicio esto aumenta aún más, ayudando a controlar y mantener el peso. Tercero, el ejercicio aeróbico sostenido es el ejercicio un poco más intenso, que hace que aumente la frecuencia cardíaca, que respire fuertemente y que comience a transpirar. Esto aumenta el nivel en el cual el cuerpo quema calorías. Es decir, después de 30 a 40 minutos, el cuerpo empieza a quemar las calorías de grasa para obtener combustible que necesita para funcionar; por tanto está quemando calorías a través de un incremento en su metabolismo, además de las calorías quemadas a través del ejercicio. Cuando usted deja de hacer ejercicio, su metabolismo no regresa inmediatamente a la normalidad, por el contrario, permanece elevado hasta 6 horas después. El ejercicio cambia el metabolismo en los músculos y ayuda a normalizar los niveles de glucosa sanguínea. Así, usted continúa quemando calorías a un nivel más elevado mucho después que termina hacer ejercicio. El ejercicio extremo puede disminuir los niveles de glucosa hasta por 36 horas. La mejor noticia es que todo lo que requiere elevar su metabolismo es 20-30 minutos de ejercicio aeróbico re-gular. Así, todas las personas con diabetes, deben hacer alguna actividad aeróbica, caminar, montar bicicleta, nadar o bailar, por 30 minutos cuatro veces por semana, pero es preferible hacer el ejercicio cada día. Sin embargo, está bien incrementar la cantidad de su ejercicio gradualmente. Aún 5 minutos de una ligera actividad física puede hacer una gran diferencia y ayudarle a lograr su meta.

El ejercicio es una parte importante de un programa de manejo personal para la diabetes porque le ayuda a bajar su nivel de glucosa sanguínea. Sin embargo, a veces el ejercicio puede bajar el nivel de glucosa sanguínea demasiado, causando hipoglucemia y otros problemas. Por eso, es importante encontrar el mejor tiempo durante el día para hacer ejercicio y saber cómo tratar la hipoglucemia si ocurra. Generalmente, el mejor tiempo para hacer ejercicio es cuando su nivel de azúcar en la sangre tiende a estar más elevado, usualmente 1–2 horas después de una comida. Si usted no está seguro, hable con su médico o educadora de la diabetes. Ellos también le pueden decir los pasos que debe tomar para tratar la hipoglucemia. (Estos son mencionados en la página 317 de este capítulo.)

Encontrará más información en cómo desarrollar y mantener un programa de ejercicio en el capítulo 7. También asegúrese de leer los consejos para las personas con diabetes en las páginas 220-221 en el capítulo 10.

Estrés y Emociones

Después de aprender que tiene diabetes, pueda sentirse enojado, con miedo o deprimido; estos son reacciones normales, comprensibles y controlables. Para las personas con diabetes el estrés y las emociones tales como el enojo, la cólera, la frustración, o la depresión pueden afectar los niveles de glucosa sanguínea. Por tanto, es importante aprender a manejar estas emociones en forma efectiva. No trate de ocultar o suprimir sus emociones porque son comunes y parte de una vida normal. Posiblemente el trabajo más importante que usted puede hacer para manejar su diabetes es aprender técnicas que le ayudan a manejar sus emociones desagradables. Algunas de estas técnicas incluyen la relajación muscular o por imágenes guiadas, distracción, meditación, oración, y la habilidad de pensar positivamente. También, tal vez sea necesario buscar ayuda profesional en la forma de consejería y/o participar en un grupo de apoyo. Para entender más sobre el impacto de estas emociones en su enfermedad y aprender algunas maneras para manejarlas, lea los capítulos 4, 5, y 12.

309

Otras Enfermedades

Cuando la persona con diabetes se enferma, especialmente con una infección bacteriana o viral tales como el resfrío o la gripe, el nivel de azúcar en la sangre tiende a subir, y las medicinas y los alimentos le pueden afectar diferente durante estos días. Por esta razón es importante planear con anticipación para lo que debe hacer en estos días de enfermedad. También debe saber que hacer y cuando necesita ayuda de otra persona o cuando debe llamar a su doctor o enfermera. Por lo tanto, asegúrese de tener al alcance lo siguiente para ayudarle a cuidarse cuando está enfermo:

- Buscar un amigo o un familiar que esté preparado y sea capaz de ayudarlo cuando sea necesario. Esta persona debe saber que hacer y cuando llamar al doctor o llevarlo a la sala de emergencia.

- Tener al alcance bastante líquidos azucarados y no azucarados.

- Tener un termómetro en casa y aprender a usarlo.

- Tener a su alcance información de emergencia (por ejemplo, el número de teléfono de su médico, lista de medicinas, los dosis, etc.).

Asegúrese de preguntar a su médico o enfermera cuando o debajo cuales circunstancias ellos quieren que usted los llame para ayuda. A continuación ofrecemos algunos consejos generales de cómo cuidarse cuando está enfermo y para cuando debe llamar al médico si estos pasos no funcionan para usted.

La Inyección de Insulina

La inyección de insulina es usada para tratar a personas con diabetes tipo 1 y para algunas personas con diabetes tipo 2. La insulina se usa para reemplazar la insulina que no es producida y/o no utilizada adecuadamente por el cuerpo. Siempre se administra por inyecciones. Existen tres tipos de insulina, clasificadas según la duración de su efectividad. El cuadro #3 le da una visión breve de estos tipos de insulina. Es importante que usted sepa el tipo de insulina que está tomando, la compañía que la prepara, la dosis (número de unidades que está tomando) y que la insulina que está usando no haya pasado de fecha de caducidad (o expiración). Si usted cree que se beneficiaría con un mayor entrenamiento sobre el uso de la insulina, hable con su doctor o con un educador de la diabetes. Tal vez su médico pueda elaborar con usted un plan escrito de cómo puede regular su dosis de insulina (como una escala móvil) basado en los resultados de sus pruebas de sangre diarias.

Pasos Para Seguir Cuando Está Enfermo

Siga estos consejos durante los días de enfermedad para evitar que su diabetes se convierta en una emergencia:

- Siga tomando sus medicinas para diabetes. Cuando está enfermo su nivel de azúcar en la sangre puede subir. Tome su dosis usual de insulina o pastillas a menos que tenga un "plan especial para los días de enfermedad" o su proveedor de cuidado médico le haya dicho lo contrario.

- Hágase la prueba de azúcar en la sangre cada 4 horas y anote los resultados. Cuando su nivel de azúcar en la sangre es mayor de 240 mg/dL, también debe hacerse la prueba de la orina para ver si hay cetonas, y anote los resultados.

- Tome muchos líquidos. Trate de tomar 8 onzas de agua u otros líquidos cada hora para prevenir la deshidratación. Si su nivel de azúcar es mayor de 240 mg/dL, tome líquidos que no contengan azúcar como té, caldo, soda dietética y agua. Si su nivel de azúcar es bajo, trate de comer o tomar media a una taza de líquidos azucarados como jugo o soda regular.

- Trate de comer. Pequeñas comidas frecuentes o bocadillos pueden ayudar.

- Mantenga contacto con alguien. Dígale a un familiar o amigo como se siente y pídale que se ponga en contacto con usted frecuentemente para que esté alerta de su condición y pueda ayudarle. Además, mantenga contacto con su médico.

Llame a su médico si sucede cualquiera del siguiente:

- Todos estos pasos del manejo personal ya mencionados no le ayudan a mejorar dentro de 24 – 48 horas.

- Su nivel de azúcar en la sangre es mayor de 240 mg/dL después de tomar la dosis de insulina indicado en su plan para los días de enfermedad.

- Toma sus medicinas orales (pastillas) para diabetes y su nivel de azúcar en la sangre es mayor de 240 mg/dL antes de comer y sigue así por más de 24 horas.

- Tiene más de un nivel moderado de cetonas (más de 2) en su orina.

- Su nivel de azúcar en la sangre es menor de 60 mg/dL dos veces en un día.

- Su temperatura es mayor de 101°F (38.3°C) o si es mayor de 100°F (37.8°C) por más de dos días.

Pasos Para Seguir Cuando Está Enfermo
(a continuación)

- Presenta vómitos o diarrea por más de 24 horas.

- No puede tolerar líquidos, alimentos o sus medicamentos por más de 8 horas. (Lo devuelve a todo.)

- Presenta cualquiera de estos síntomas: respiración rápida, aliento a frutas, sequedad extrema de la boca, o orina muy oscura.

- No se siente bien y no se siente seguro de saber cómo cuidarse.

Cuando usted llama a su doctor o enfermera, es importante estar preparado para ofrecer la siguiente información: el tipo de diabetes que tiene, su nivel de azúcar en la sangre (si lo sabe), su temperatura, si tiene cetonas en su orina, sus síntomas, las diferentes medicinas que está tomando, y todo lo que ha hecho en casa para tratar sus síntomas.

*Cuadro #3: **Tipos de insulina***

Tipo	Inicio de acción	Efecto máximo	Duración
Acción corta (regular)	½–1 hora	2–5 horas	6–8 horas
Acción intermedia	1–2 horas	6–12 horas	18–24 horas
Acción larga	4–8 horas	12–18 horas	24–28 horas
Acción mixta rápida e intermedia	½ hora	4–12 horas	18–24 horas

Recuerde: No todas las marcas (aún del mismo tipo) actúan exactamente igual. Este cuadro muestra guías generales. Para encontrar información específica acerca de su insulina, pregúntele a su médico o farmacéutico.

Algunas personas con diabetes también puedan beneficiar del uso de las nuevas bombas de insulina. Además, hay una nueva forma de insulina inhalada o aspirada que apenas está en venta.

Para más información sobre estos productos, hable con sus proveedores de salud o con la Asociación Americana de la Diabetes en los Estados Unidos u otra organización similar en su país. También pueda buscar información en el Internet.

Medicinas (Pastillas) para la Diabetes

La mayoría de las personas con diabetes tipo 2 no necesitan insulina. Ellos pueden controlar su diabetes con una alimentación saludable, ejercicio, y a veces con medicamentos (pastillas) para la diabetes. Muchas personas con diabetes tipo 2 pueden evitar tomar insulina u otros medicamentos controlando su peso. A veces sólo se necesita perder 10 a 15 libras de peso (4 o 6 kg) para normalizar la glucosa sanguínea. El cuadro #4 muestra los medicamentos comunes que son utilizados para el tratamiento de diabetes tipo 2 (no insulinodependiente).

Algunas personas toman pastillas que les ayudan a disminuir el nivel de glucosa sanguínea. Es importante saber que tipo de medicamentos toma y con qué frecuencia debe tomarlos. Es recomendable llevar siempre en la cartera o billetera una tarjeta con la lista de todas las medicinas que toma y la dosis que debe tomar de cada una de ellas. Los medicamentos para la diabetes pueden trabajar aumentando la secreción de insulina, disminuyendo la absorción de carbohidratos en el estomago, disminuyendo la producción de azúcar en el hígado, y/o haciendo que las células del organismo sean más sensibles a la insulina. Por eso es importante que sepa cuando debe tomar sus medicamentos y no dejar de tomar la dosis que le recetó el médico. Muchas de estas medicinas se toman una o dos veces al día, generalmente antes de tomar sus alimentos. Las medicinas para la diabetes *no* reemplazan una alimentación saludable o las actividades físicas regulares. Consulte con su médico antes de dejar de tomar o de cambiar sus medicinas, aun si no se siente bien de salud. Cuando viaja es importante que siempre lleve sus medicinas con usted y no en la maleta.

Otras medicinas pueden a veces interactuar con las pastillas para la diabetes. Por tanto, es importante que su doctor y el farmacéutico tengan conocimiento de todos los medicamentos que usted está tomando, tanto prescritos como los no prescritos.

En general, es una buena idea evitar el alcohol. Para la persona con diabetes el alcohol puede causar una súbita o drástica disminución de la glucosa sanguínea. Además, el alcohol aumenta las calorías que a su vez incrementan el peso. Cuando se toma alcohol y se está tomando pastillas para la diabetes, o siguiendo un tratamiento para reducir la glucosa, especialmente con Diabenese, puede causar pro-

Cuadro #4: *Medicamentos Orales para el Tratamiento de Diabetes Tipo 2 (no insulinodependiente)*	
Nombre del Medicamento	**Como Trabaja**
Biguanidas: Metformina (Glucophage)	Disminuye la cantidad de azúcar que produce el hígado. También rebaja la cantidad de insulina en el organismo.
Sulfonilureas (contienen sulfas): tolazamida (Tolinase), tolbutamida (Orinase), glipizida (Glucotrol), gliburida (DiaBeta, Micronase), acetohexamida (Dymelor), clorpropamida (Diabenese)	Estimulan la producción de insulina (ayudan al páncreas a producir más insulina, y al organismo a utilizar la insulina).
Inhibidores de la Alfaglucosidasa: Acarbosa (Precose)	Reduce la digestión y absorción de carbohidratos, resultando en un aumento más lento de azúcar en la sangre (bloquean las enzimas que digieren los carbohidratos).
Tiazolidinedionas: Pioglitazona (Actos)	Hace que las células sean más sensibles a la insulina, aumentando el uso de insulina en los músculos. Disminuye la resistencia a la insulina.
Meglitinidas: Repaglinida (Prandin)	Estimula la función del páncreas para que secrete más insulina inmediatamente después de comer.

blemas o reacciones secundarios como calor súbito, rubor, hormigueo y mareos. Por tanto, sea cuidadoso y limite el consumo del alcohol. Si bebe alcohol asegúrese de haber comido algo, así evitará una disminución drástica de azúcar en la sangre que generalmente sucede cuando se ingiere alcohol con el estomago vació.

Tiempo y Balance

Hemos hablado acerca de la alimentación, los ejercicios, las emociones, las enfermedades y las medicinas; y como todos estos factores se relacionan entre si para ayudarle a mantener el nivel de azúcar (glucosa). Por eso, es importante alcanzar un equilibrio entre todos estos factores; quiere decir disminuirlos o aumentarlos, cambiar o adaptar el horario, etc. Por ejemplo, incrementar el ejercicio puede disminuir los niveles de glucosa sanguínea, esto le permite aumentar la cantidad de alimentos que ingiere o reducir la dosis de medicina que toma para su diabetes bajo la dirección de su doctor. Para entender y vigilar los efectos de los alimentos, el ejercicio, las enfermedades y las medicinas, es útil aprender cómo hacerse la prueba de sangre en casa (revise las páginas 316 a 318).

Como mencionamos antes, el manejo personal de la diabetes depende del equilibrio o balance que pueda alcanzar entre estas diferentes factores. Esto es algo que se debe aprender y se puede lograr haciendo cambios e incorporándolos a su vida diaria. Para conseguir más información, hable con su doctor o educador en diabetes.

315

Vigilando la Glucosa en Casa

Hasta ahora hemos discutido las cosas básicas que usted puede hacer para manejar su diabetes. Otra área importante es el aprender a vigilar su nivel de azúcar en la sangre. Como hemos dicho al principio, mantener los niveles de glucosa bajo control requiere llevar un equilibrio o balance. Por supuesto que existen exámenes que su médico le hace para vigilar su condición, incluyendo las pruebas de glucosa (en ayuno y no ayuno) y la hemoglobina A_{1C}. Sin embargo, las pruebas más importantes son las que usted hace en casa diariamente.

Vigilar su glucosa le ayudará a saber si las estrategias que está usando en el manejo de su enfermedad trabajan. Solo a través de una vigilancia estricta y anotando los resultados puede usted juzgar y comparar el éxito de su programa y hacer ajustes adecuados. Es importante vigilar y verificar su nivel de azúcar en forma metódica. La frecuencia con que vigila su nivel de azúcar en la sangre depende de la estabilidad de estos niveles, las medicinas que está tomando, y cómo se siente. Usted puede hablar con su doctor o educador en diabetes para determinar con qué frecuencia usted debe vigilar su glucosa. Seguido, hablaremos de los diferentes métodos que personas con diabetes utilizan para vigilar su nivel de azúcar sanguíneo; también discutiremos las ventajas y desventajas de cada método.

Observar los Síntomas

Mientras es importante reconocer y entender cómo se siente cuando su nivel de azúcar es muy bajo o muy alto, esta no es la mejor manera de controlar su diabetes por dos razones. Primero, muchas personas no experimentan síntomas hasta que su nivel de azúcar está ya demasiado alto o bajo. Es muy difícil mantenerse dentro de un nivel de azúcar apropiado para cada persona. Esto depende del tipo de diabetes que tiene y de las medicinas que está tomando. Segundo, muchos de los síntomas que algunas personas experimentan pueden ser similares para ambos, el nivel alto o el nivel bajo de azúcar. Sin saber cual es su nivel de glucosa, será difícil determinar qué pasos debe seguir para su tratamiento.

Prueba de Sangre

316

El principal método para vigilar la diabetes es la prueba de sangre. Esta es una prueba simple, que se puede hacer en la casa o cualquier lugar. Se necesita usar un aparato pequeño, llamado **medidor o monitor de glucosa**, y las tiras para prueba de sangre. Hay varios tipos de medidores pero todos requieren que usted se pique la yema de un dedo con una aguja pequeña estéril para obtener una gota de sangre. Luego se coloca la gota de sangre en una tira y la pone en el medidor de glucosa. Este le indica en pocos segundos (inmediatamente) su nivel de azúcar en la sangre. La prueba de sangre le ayuda a darse cuenta de cómo está llevando el balance de su comida, ejercicio y medicina durante el día o la semana. Por eso es el método más eficiente para controlar el azúcar en su sangre y hacer correcciones en su programa de manejo personal cuando sea necesario.

Su médico, enfermera o educadora de la diabetes pueden aconsejarle de qué tan frecuente debe hacerse la prueba de sangre y cuales acciones debe tomar basado en los resultados. Recuerde, vigilar la glucosa en casa no sólo proporciona información para su médico, sino también le proporciona información útil para poder tomar las decisiones necesarias diariamente en el manejo de su diabetes. Además, le proporciona información en qué tan bien está controlando sus niveles de glucosa sanguínea, y los efectos de los cambios en la alimentación, ejercicio, medicinas y enfermedad. Vigilar la glucosa en casa le puede ayudar a sentirse con más control y saber cuales acciones tomar para prevenir los síntomas y complicaciones de diabetes.

Prueba de Orina

En el pasado el método que muchas personas usaron para determinar si había azúcar en la sangre era la prueba de orina. Cuando la glucosa o azúcar en la sangre alcanza niveles muy elevados, esta se elimina a través de la orina. Por lo tanto, puede vigilar el nivel de azúcar realizando la prueba de la orina. Usualmente esta se hace por la mañana antes del desayuno sumergiendo una tira de prueba en la orina. Si la tira cambia de color significa que el nivel de azúcar está demasiado alto. Desafortunadamente, la prueba de orina sólo le indica cuando el nivel de azúcar está alto pero no le indica si el nivel de azúcar está muy bajo. Tampoco le indica si actividades específicas como la alimentación, el ejercicio, el estrés etc., influyen en alterar su nivel de azúcar en la sangre durante el día o la semana. También hay que considerar que ciertos medicamentos pueden afectar la precisión de la prueba de glucosa en la orina.

¿Qué Debo Hacer Si . . .?

Mencionamos al principio que existen dos situaciones problemáticas para la persona con diabetes, al vigilar su nivel de azúcar puede encontrar que está demasiado bajo (hipoglucemia), o que está demasiado alto (hiperglucemia). En algunos casos el nivel de glucosa sanguínea puede subir o bajar constantemente, fluctuando de un extremo a otro. El nivel de glucosa comúnmente sube o baja cuando no hay un balance adecuado entre la alimentación, el ejercicio, el estrés y las medicinas. Para la persona con diabetes es importante conseguir un equilibrio entre todos estos factores.

La Hipoglucemia

Se produce cuando el nivel de glucosa sanguínea baja a niveles peligrosos (a menos de 60 mg/dl). La persona presentará síntomas como mareos, sudor frío, temblor cansancio, etc.; revise la lista de los síntomas en el cuadro #2, (páginas 305 a 306). Si no se atiende inmediatamente puede originar una situación de emergencia. Por eso, si observa que su nivel de glucosa baja a menos de un nivel normal para usted, es importante elevarla rápidamente. (Revise el cuadro "Pasos para Tratar un Bajo Nivel de Azúcar en la Sangre.)

Para la persona con diabetes, se recomienda que siempre lleve consigo alguna de estas fuentes de "glucosa" o remedios de efecto rápido. También es importante saber cuando es necesario buscar ayuda médica. Llame al médico o la enfermera cuando:

1. Experimente síntomas de disminución rápida de azúcar en la sangre por más de 3 veces en una semana.

2. Su nivel de azúcar baja más de lo normal para usted y con mucha frecuencia sin saber cual es la causa, o

3. Necesite ayuda de otra persona cuando su nivel de azúcar en la sangre es muy bajo.

La Hiperglucemia

Cuando la glucosa sanguínea sube a niveles muy elevados (más de 240 mg/dL) se considera hiperglucemia. Generalmente se presenta en forma lenta y a veces sin sín-

318

Pasos para Tratar un Bajo Nivel de Azúcar en la Sangre (Hipoglucemia)

1. Hacerse una prueba de sangre de inmediato si es posible para saber qué tan bajo es el nivel de azúcar

2. Ingiera alimentos ricos en azúcar "remedios de efecto rápido" (por ejemplo, 5-7 salvavidas, 3-4 tabletas de glucosa, 3 cucharaditas o paquetes de azúcar, un puñado de pasas, 1 tubo pequeño de betún para pastel, 1 cucharada de jarabe o miel)

3. Descanse durante 15-20 minutos, esté atento a los síntomas, si es posible hágase otra prueba de sangre

4. Si después de 15-20 minutos no mejoran los síntomas, o no hay cambios en su nivel de azúcar, repita los pasos 2 y 3 (ingiera alimentos o "remedios de efecto rápido" y descanse 15 minutos)

5. Si después de repetir algunas veces estos pasos todavía no mejora o no hay cambios, llame a su médico o enfermera. No espere, es importante buscar ayuda médica

6. Si los síntomas mejoran después de ingerir alimentos ricos en azúcar y todavía falta una hora para su comida regular, coma un bocadillo (por ejemplo, una tortilla con queso, 1/2 sandwich, queso bajo en grasa, galletas, taza de leche, etc.)

---

tomas. Si hay síntomas, estos pueden incluir sed insaciable, orina frecuente, cansancio, visión borrosa, etc. (revise el cuadro #2, páginas 305 a 306). Como hipoglucemia, la hiperglucemia puede suceder cuando no hay un balance adecuado entre la alimentación, ejercicio, y/o medicinas. Se puede producir por el exceso de alimentos, especialmente alimentos ricos en grasa y azúcar, falta de ejercicio, y/o falta de medicina. Afortunadamente, la hiperglucemia se puede vigilar con pruebas de sangre diariamente. Si nota un patrón donde su nivel de glucosa sanguínea se está elevando, es recomendable vigilar cuidadosamente la cantidad y lo que come, incrementar su ejercicio, y hablar con su médico o enfermera acerca de posibles cambios en su medicina.

Si usted tiene diabetes y contrae alguna otra enfermedad común (como la gripa o diarrea), también debe vigilar su nivel de glucosa sanguínea cuidadosamente y seguir las recomendaciones para cuidarse durante los días que está enfermo. Revise los consejos en la página 311.

Previniendo las Complicaciones de la Diabetes

Desafortunadamente el no llevar un manejo adecuado de su diabetes puede afectar gradualmente otras partes del organismo causando complicaciones. Estas incluyen daño al sistema cardiovascular y los vasos sanguíneos (enfermedad cardíaca), lesiones nerviosas o "neuropatía" (presenta síntomas como hormigueo, quemazón, adormecimiento de las manos y pies), lesión hepática (hígado), lesiones renales (riñones), problemas de la visión, y enfermedades de las encías. Por que la diabetes puede progresar silenciosamente y debilitar todo su organismo, es importante poner en práctica las siguientes medidas para prevenir o detener complicaciones más serias.

319

- Mantenga su nivel de azúcar en la sangre dentro de un limite adecuado o normal para usted (80-120 mg/dL o lo que le recomiende su médico).

- Hágase la prueba de sangre en casa con regularidad, para saber su nivel de glucosa, y lleve un diario de los resultados.

- No fume o si fuma, tome los pasos necesarios para dejar de fumar (lea capítulo 11.)

- Toma todas las medicinas recomendadas, incluyendo los medicamentos que pueden prevenir las enfermedades del corazón, de los riñones y del derrame cerebral (por ejemplo, la aspirina, las estatinas, los inhibidores de la enzima convertidora de angiotensina).

- Asegúrese de que su nivel de presión arterial (sanguínea) esté bien controlada. Los niveles adecuados para las personas con diabetes son menores de 130/80 (o como le recomienda su médico). Para prevenir complicaciones de diabetes, controlar la presión sanguínea es tan importante que manejar los niveles de glucosa en la sangre.

- Asegúrese de que su nivel de colesterol esté bien controlado. Para las personas con diabetes se recomienda tener un nivel del colesterol LDL (lipoproteínas de baja densidad, también llamado el colesterol malo) menor de 100. (Algunos estudios recomiendan un nivel más bajo, 70; por eso, debe hablar con su médico.)

- Tenga controles regulares con su médico que incluye:
  — Un examen de sus pies durante cada visita. (Refiera a la página 322 para consejos para el cuidado de los pies.)
  — La prueba de glucosa en la sangre (hemoglobina A_{1C}) varias veces durante el año o como le recomiende su médico. La prueba de hemoglobina A_{1C} es una prueba de sangre que mide el control medio de la glucosa sanguínea durante los últimos 2–3 meses. Por lo tanto, lleva ventaja a una sola medida de la glucosa sanguínea que pueda variar mucho por el día y que pueda subir y bajar dependiendo de la alimentación, ejercicio, estrés, medicamentos y enfermedad. Un nivel adecuado para la hemoglobina A_{1C} es menor de 7.0.
  — Un examen ocular y de la retina cada uno o dos años o cano le recomiende su médico. Reporte al médi cualquier cambios en su visión.
  — Una revisión de su presión arterial, colesterol y lípidos cada año o como le recomiende su médico.
  — Un examen de la función de sus riñones cada año o como le recomiende su médico (con una prueba de orina para microalbumina).
  — Una vacuna para la influenza cada año.
  — Una vacuna para la neumonía neumococo una vez en la vida. (que pueda ser repetido una otra vez después de 65 años de edad).

- Recuerde a su médico o enfermera durante cada visita que usted padece de diabetes.

- Practique un cuidado apropiado de sus pies (vea las sugerencias en la página 322).

- Proteja su piel. Evite las quemaduras producidas por el sol y mantenga la piel limpia.

- Cepille sus dientes y use hilo dental diariamente.

- Tenga controles regulares con su dentista.

- Haga propósitos para el manejo de su diabetes y revíselos regularmente.

- Manténgase informado y aprenda lo más posible acerca de su enfermedad. Si es posible, asista a un programa educativo sobre la diabetes para aprender más sobre su condicíon.

Enfermedad Cardíaca

Las personas con diabetes tienen un mayor riesgo de desarrollar la enfermedad cardíaca. De hecho la enfermedad caríaca es el número uno de las causas de muerte para las personas con diabetes. Debido al nivel alto de azúcar en la sangre durante los años, las paredes de los vasos sanguíneos se endurecen y se bloquean gradualmente. Esto provoca mala circulación y obstrucción de las arterias, que son la causa principal de las enfermedades cardíacas y los ataques al corazón. Las buenas noticias son que el riesgo de la enfermedad cardíaca se puede reducir por no fumar, controlar la presión sanguínea, seguir una alimentación baja en grasa, hacer ejercicio regularmente, y tomar ciertas medicinas que protegen el corazón, como las estatinas, los inhibidores de la enzima convertidora de angiotensina. Los estudios de investigación recientes sugieren que las personas con diabetes tienen menor riesgo de experimentar un ataque al corazón si toman una medicina estatina, aún si sus niveles de colesterol ya están bajos. Asegúrese de hablar con su médico si el tomar aspirina (tableta de 81 mg), los estatinas y/o los inhibidores de la enzima convertidora de angiotensina es recomendable para usted.

Infección

Las infecciones de la piel, vejiga, riñones, órganos genitales y encías ocurren porque las células del sistema inmunológico no son eficaces para destruir las bacterias o viruses que entran en el organismo, cuando los niveles de glucosa sanguínea son elevados. Si su sangre es rica en azúcar también habrá un mayor contenido de azúcar en su orina, lo que estimula el crecimiento de los microorganismos invasores causando infecciones. Si lleva un control deficiente de su diabetes, o sea que mantiene niveles altos de glucosa sanguínea, usted disminuirá la capacidad de su organismo de defenderse de las infecciones. Por esta razón es importante llevar un buen control de su nivel de azúcar. Debe atender inmediatamente cualquier herida o infección que note en su cuerpo. También es importante tener un cuidado muy especial con su piel, manteniéndola limpia y seca, usando crema hidratante para evitar que la piel se reseque. Esto es sumamente importante y necesario en el cuidado de los pies.

Problemas Con Los Pies

Las personas con diabetes tienen varias razones para preocuparse respecto a sus pies. Primero, hay problemas de infección debido a la disminución de la circulación sanguínea en las piernas y pies. Por eso los pequeños cortes o heridas no cicatrizan adecuadamente y puede producirse una infección. Luego, los pies están lejos del corazón y por tanto, a veces no reciben la suficiente irrigación sanguínea que necesitan. Esto es especialmente verdad si hay estrechamiento y endureci-

PARA EL CUIDADO APROPIADO
DE LOS PIES RECUERDE...

- **Examine diariamente sus pies.** Asegúrese que no tiene lesiones o heridas, como cortes, llagas y ampollas en los pies, especialmente entre los dedos. Además debe observar la presencia de uñas encarnadas, callos, sequedad de la piel, enrojecimiento, inflamación, o pus. Pida la ayuda de otra persona o utilice un espejo irrompible para examinarse completamente los pies.

- **Lave sus pies todos los días.** Use jabón suave y agua tibia; pruebe la temperatura del agua con sus codos. No remoje sus pies en agua tibia ya que esto le resecará la piel.

- **Seque cuidadosamente sus pies especialmente entre los dedos** para evitar la formación de hongos o ampollas.

- **Recorte las uñas de los pies en forma recta regularmente.** Siga la forma de sus dedos. Si usted no puede realizarlo, pida ayuda a un familiar o profesional. Además, no limpie debajo de las uñas o remueva la piel con objetos cortantes o punzantes.

- **Aplique una loción o crema suave en sus pies antes de ir a dormir, si la piel está seca, excepto entre los dedos de los pies.**

- **Utilice zapatos y medías confortables. Proteja siempre sus pies excepto cuando se esté bañando o en cama.** Debe usar zapatos con soporte y cómodos. Evite las medias con tiras o elásticos. Si sus pies sudan cambie las medias frecuentemente. Examine sus zapatos antes de ponérselos. Use gradualmente los zapatos nuevos para que no lastimen sus pies.

- **Recuerde al médico u otro proveedor de salud que examine sus pies durante cada visita.**

- **Siempre consiga tratamiento pronto para los problemas de los pies.** Una irritación menor puede convertirse en un problema mayor si no se trata adecuadamente temprano.

miento de los vasos sanguíneos. Cuando los pies no reciben suficiente sangre, el tejido no sólo tiene demasiada azúcar, tampoco tiene suficiente oxígeno. El oxígeno es necesario para prevenir el daño al tejido y ayudar a la curación del mismo cuando ocurre.

Cuando la persona también tiene lesiones nerviosas (neuropatía) por la diabetes, frecuentemente tienen adormecimiento de los pies. Esto puede provocar que los pies sean menos sensibles al calor, frío y dolor y por tanto usted puede tolerar traumatismos en sus pies sin percibirlo o sin darse cuenta de ello. Por esta razón, es importante cuidar los pies apropiadamente y con regularidad, siguiendo los consejos en el cuadro #8. También, si tiene problemas con los pies, puede consultar con un podiatra, que es un especialista en el cuidado de los pies.

323

Visión

La visión borrosa es muy común con la hiperglucemia y puede ocurrir con la hipoglucemia también. Esto desaparece cuando la glucosa sanguínea está bajo control. De mayor preocupación es una condición llamada *retinopatía diabética*. Esta es una condición donde los pequeños vasos sanguíneos del ojo se hacen rígidos y se rompen, causando así daño de la retina, la membrana sensible a la luz ubicada en la parte posterior del ojo. Este daño puede provocar problemas de visión, y a veces ceguera. Esta condición puede ser controlada con frecuencia si es detectada a tiempo.

Con un buen control de su nivel de glucosa, usted podrá reducir el riesgo a desarrollar problemas oculares serios. Por tanto, es muy importante que toda persona con diabetes, tenga un examen ocular y retinal con un oftalmólogo (especialista en problemas de la retina) cada uno o dos años o como le recomiende su médico. Cuando usted vaya por este examen, asegúrese de decirle a su doctor que usted tiene diabetes y que usted quiere especialmente que él o ella le haga el examen para *retinopatía diabética*. Este examen es diferente de los exámenes que hace el optometrista cuando se necesita lentes.

Lesiones Nerviosas

La lesión nerviosa o neuropatía, es también muy común para las personas con diabetes. Los síntomas varían desde un dolor quemante y adormecimiento de los pies, piernas o manos hasta vahídos al ponerse de pie. Una persona con diabetes también puede tener problemas sexuales como impotencia o sequedad vaginal. Todo lo que es controlado por los nervios se puede afectar de una u otra forma por la diabetes. La neuropatía puede ser prevenida o controlada manteniendo los niveles de glucosa sanguínea dentro de los limites normales; por eso, es importante hablar con su médico sobre cualquier síntoma que tenga.

Su Papel Es Importante

Por favor, note que la mayoría de los problemas descritos anteriormente pueden ser tratados y prevenidos, pero usted tiene un papel muy importante. Primero, mantenga su glucosa sanguínea a un nivel adecuado para usted. Esto le ayudará a prevenir o reducir complicaciones; si los problemas ocurren, el buen control de la glucosa sanguínea puede ayudar a prevenir que estos empeoren. Segundo, esté alerta de su cuerpo y síntomas. Si usted detecta algo tempranamente, tales como una infección o problemas oculares, será más fácil de tratar.

De la misma forma que con todas las condiciones crónicas, la diabetes es una enfermedad que puede ser controlada a través de un buen manejo personal. El camino no siempre es fácil, pero puede ser muy beneficioso y gratificante para su salud.

Para convertirse en una persona proactiva en el manejo de su diabetes, hay mucho más que aprender de lo que está disponible en este capítulo. Lleve sus preguntas, problemas y preocupaciones a un educador de la diabetes. ¡Trate de encontrar otra información y recursos en su comunidad para ayudarle a convertirse en la mejor persona proactiva en el manejo de su condición!

¿Hecho o Mito?

¿Hecho o mito? Comer demasiado azúcar causa la diabetes.
Respuesta: Mito. La diabetes afecta cómo su cuerpo produce y utiliza la insulina, una hormona producida por el páncreas. Sin los niveles adecuados de insulina, el nivel de azúcar o glucosa en la sangre sube; esto se llama hiperglucemia. Comer demasiado no causa la diabetes, sino puede hacerlo más difícil manejar su diabetes.

¿Hecho o mito? Si no tengo que tomar insulina, significa que mi diabetes no es tan grave.
Respuesta: Mito. Tomar insulina es sola una forma de ayudar a manejar diabetes, así como hacer ejercicio, mantener una alimentación saludable, y tomar medicinas por la boca. Algunas personas piensan que si no toman insulina, su diabetes no es tan mala. Pesar de si toma insulina o no, todavía hay un riesgo para desarrollar complicaciones. Este riesgo se relaciona con el control o manejo de su nivel de glucosa en la sangre. Si lo maneja bien, el riesgo es menos.

¿Hecho o mito? Las personas con diabetes tienen casi el mismo riesgo de cualquier otra persona para desarrollar la enfermedad cardíaca.
Repuesta: Mito. La enfermedad cardíaca y el derrame cerebral (apoplejía) son las dos causas de muerte más grandes para las personas con diabetes. Las buenas noticias son que hay muchas cosas que puede hacer para manejar la diabetes y reducir estos riesgos.

¿Hecho o mito? Es importante vigilar mi nivel de glucosa en la sangre para que sepa mi médico cómo estoy haciendo.
Respuesta: Mito. De hecho, vigilar el nivel de glucosa diariamente es una herramienta del manejo personal para USTED. Sus medidas diarias le ayudan a entender mejor los efectos de la alimentación, ejercicio, estrés, medicamentos, y enfermedades. También le ayuda a saber qué tan bien está manejando su diabetes. Su médico aprende más sobre su manejo de la diabetes durante el tiempo por los resultados de la prueba de hemoglobina A_{1C}. Sin embargo, debe compartir con su médico cualquier información o resultados de su vigilancia diaria que no entienda o que le preocupe.

Capítulo
18

Manejando la Enfermedad Cardíaca y la Hipertensión

HOY EN DÍA EL MANEJO DE LA ENFERMEDAD CARDÍACA (ENFERMEDAD DEL CORAZÓN) Y LA HIPERTENSIÓN (LA PRESIÓN ARTERIAL ALTA) PUEDE SALVAR VIDAS, EVITAR LAS ESTANCIAS EN EL HOSPITAL, Y REDUCIR DRAMÁTICAMENTE LOS RIESGOS DE LOS ATAQUES CARDÍACOS Y LOS DERRAMES CEREBRALES (APOPLEJÍA). El éxito del tratamiento proviene de una combinación de factores, tales como los cambios en el estilo de vida, medicamentos, y si es necesario, procedimientos para mejorar la función del corazón. El resultado es que muchos de los ataques cardíacos y derrames cerebrales son prevenidos, y muchas personas con enfermedades cardíacas pueden esperar vivir más tiempo y tener una vida más saludable y agradable.

Hay varios tipos de enfermedades cardíacas. Por ejemplo, las arterias que riegan el músculo cardíaco (las arterias coronarias) pueden ser bloqueadas, como en la arteriosclerosis (endurecimiento de las arterias). Las válvulas dentro del corazón que controlan el flujo de sangre pueden ser dañadas, como en la enfermedad cardíaca valvular. El sistema de conducción o el circuito eléctrico del corazón que controla el ritmo cardíaco (los latidos) puede ser alterado, resultando en latidos cardíacos irregulares o arritmias. O el músculo cardíaco puede ser dañado o debilitado e incapaz de expulsar y hacer circular la sangre por los pulmones y el cuerpo, como ocurre con la falla cardíaca o insuficiencia cardíaca.

La enfermedad cardíaca más común es la enfermedad arterial coronaria, y ésta es la enfermedad que más puede ocasionar los ataques cardíacos y la falla cardíaca. Las arterias coronarias son los vasos sanguíneos que envuelven y riegan el corazón; también proveen el oxígeno y nutrientes que necesita el corazón para funcionar. Las arterias sanas son elásticas, flexibles y fuertes. La capa que reviste el

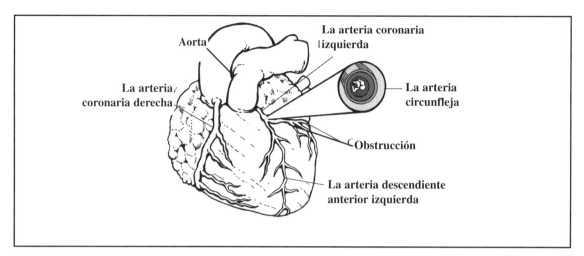

Figura #1: **Las Arterias Coronarias**

interior de una arteria sana es lisa o suave para que la sangre fluya fácilmente. Sin embargo, las arterias se pueden estrechar cuando el colesterol y otras sustancias (llamada placa), empiezan a acumularse y cubrir las paredes interiores de las arterias, bloqueando el flujo sanguíneo. Esta condición se llama arteriosclerosis, también conocida como la enfermedad arterial coronaria (EAC), y la parte bloqueada en la arteria se llama estenosis.

La arteriosclerosis se desarrolla gradualmente en un periodo de muchos años y probablemente es iniciado por el daño continuo causado a las paredes de las arterias. Este daño se debe a varios factores, tales como el colesterol y/o los triglicéridos altos, la diabetes, el fumar, y la presión arterial alta. El daño inicial permite que el colesterol "mala" o las lipoproteínas de baja intensidad (LDL) entren en las paredes de la arteria. Después, hay una respuesta inflamatoria cuando los glóbulos blancos engullen las partículas del colesterol de LDL. Esto resulta en la formación de grandes células grasosas, llamadas células de espuma. Estas células forman rayas de grasa, los cuales son los primeros signos de arteriosclerosis. El comienzo de estos depósitos grasosos en las arterias puede aparecer tan temprano como la adolescencia.

Con tiempo, más colesterol se deposita, y la sección grasosa se crece más grande y más grande. Esta área grasosa, conocida como la placa, puede bloquear o interrumpir completamente el flujo sanguíneo en la arteria, o talvez pueda romperse, causando la formación de un coágulo de sangre en el sitio lesionado. En ambos casos, el flujo sanguíneo al corazón disminuye o se interrumpe, y uno puede ocasionar angina de pecho (un dolor temporal en el pecho) o un ataque cardíaco, también conocido como un infarto de miocardio (IM). Si no se obtiene tratamien-

328

to inmediatamente, puede causar daño permanente al músculo cardíaco. Cuando se daña una sección del músculo cardíaco, esta sección muere y ya no puede ayudar a expulsar la sangre. El dolor de angina o un ataque cardíaco se manifiesta con un dolor repentino e intenso en el pecho; se describe como una sensación de presión, como si algo le aplastara o estrujara el pecho, o como si tuviera un gran peso sobre el pecho. Esta sensación también pueda irradiarse desde el pecho a los hombros, brazos, cuello y mandíbula (quijada). Algunas personas con angina o un ataque cardíaco también puedan experimentar náusea, sudoración, falta de aire o dificultad para respirar y fatiga.

329

Finalmente, las personas con enfermedad cardíaca pueden notar latidos cardíacos irregulares. Son causados por irregularidades en el sistema de conducción o el circuito eléctrico del corazón. El daño a este sistema puede resultar en latidos cardíacos irregulares, palpitaciones, latidos que se pierden o latidos acelerados. Los médicos se refieren a estos como **arritmias** o **disritmias**.

La mayoría de latidos cardíacos irregulares son menores y no son peligrosos. Sin embargo, algunas formas de arritmias pueden causar problemas. Las arritmias peligrosas frecuentemente se acompañan por episodios de desmayos o latidos cardíacos irregulares y prolongados. Tales arritmias podrían ser más peligrosas para las personas con corazones debilitados severamente y aquellos con insuficiencia cardíaca (fallo cardíaco). Si usted nota latidos cardíacos irregulares ocasionalmente, tome nota de cuán frecuente ocurren, cúanto duran, qué tan rápidos son (mida su pulso) y cómo se siente durante el episodio. Esta información ayudará a su doctor a decidir si estas arritmias son o no peligrosas. Recuerde que los episodios cortos de latidos irregulares son comunes entre muchas personas, aunque infrecuentes, con o sin enfermedad cardíaca. Estos son generalmente seguros y no requieren restricción en la actividad o tratamiento con medicamentos.

La mayoría de las personas con enfermedad arterial coronaria tienen por lo menos uno de los síntomas descritos anteriormente. Sin embargo la presencia de uno de estos síntomas no significa automáticamente que usted tiene enfermedad cardíaca.

Además, las personas con enfermedad cardíaca pueden desarrollar síntomas bajo variadas circunstancias. Por ejemplo, una persona puede desarrollar angina y dificultad para respirar al final de una caminata de 5 millas. Otra persona puede notar estos mismos síntomas en reposo. Aunque ambas personas pueden presentar los mismos síntomas de dolor de pecho y dificultad para respirar, el significado de sus síntomas probablemente no es el mismo. Por ejemplo, la primera persona podría ser capaz de hacer ejercicio con seguridad en una intensidad debajo del nivel que cause su angina. La segunda persona, por otro lado, está severamente limitada por los síntomas y está en gran riesgo para un ataque cardíaco.

Los mismos síntomas pueden representar diferentes niveles de preocupación para diferentes personas. La siguiente sección lo ayudará a identificar los síntomas peligrosos y a entender sus implicaciones para su futuro pronóstico. Recuerde, si usted está en duda acerca de la severidad de un síntoma que está experimentando, comuníquese con su médico. Él o ella es su mejor fuente de informacíon para discutir estos puntos.

BUSCA ATENCIÓN MÉDICA INMEDIATAMENTE

Si usted está experimentando síntomas que pueden ser señales de un ataque cardíaco o derrame cerebral, busque o pida atención médica de inmediato. Hay nuevos tratamientos disponibles que pueden disolver los coágulos de sangre en los vasos sanguíneos del corazón y cerebro, y devolver el flujo sanguíneo. Sin embargo, estos tratamientos deben ser recibidos dentro de horas del ataque cardíaco o derrame cerebral – cuanto antes mejor. En los Estados Unidos, llame a 9-1-1 o los servicios de emergencia si tiene:

Señales de Alerta para un Ataque Cardíaco

- Presión o dolor severo, aplastante o apretado en el pecho (como si alguien estuviera sentando en su pecho)

- Dolor que se extiende a la mandíbula (quijada), los brazos, el cuello y/o la espalda

- Dolor que no se alivia con el descanso o medicamentos para el corazón (nitroglicerina)

- Dolor en el pecho acompañado con cualquier de lo siguiente: latidos cardíacos rápidos y/o irregulares, sudor, náusea o vómito, falta de aire para respirar, o mareos

- Dolor en el pecho que dura más de 15 minutos cuando no hay una causa evidente

Señales de Alerta para un Derrame Cerebral

- Debilidad, entumecimiento o parálisis de la cara, el brazo o la pierna, especialmente en solo un lado del cuerpo, que no desaparece en unos minutos

- Visión disminuida o borrosa en uno u ambos ojos que no despeja al parpadear

- Dificultad repentina o nueva para hablar o entender declaraciones sencillas

¿Qué Hace la Enfermedad Cardíaca?

Cuando ocurre isquemia, el flujo sanguíneo es menor de lo que el músculo cardíaco requiere. Las células del músculo cardíaco usualmente se debilitan y pueden morir. Su cuerpo puede hacerle saber que el corazón no recibe suficiente oxígeno, dándole la sensación de un dolor opresivo o presión en el pecho, comúnmente conocido como **angina** o **angina de pecho**. En algunas personas con enfermedad coronaria, esta sensación puede irradiarse desde el pecho a otras partes del cuerpo, incluyendo los hombros, brazos, cuello y mandíbula. La razón por la que la angina se irradia a otras partes del cuerpo es incierta. Es probable que sea debido al dolor referido a través de las fibras nerviosas que corren cerca del corazón y van a otras partes del cuerpo.

Algunas personas con enfermedades cardíacas experimentan sudor y náusea. Estos usualmente se asocian con angina, y son probablemente causados por ciertas sustancias químicas liberadas por el cuerpo en respuesta a situaciones estresantes (tales como la angina). Estas substancias químicas pueden estimular las terminaciones nerviosas que controlan el sudor y la sensación de náusea.

Otros síntomas de enfermedad coronaria incluyen dificultad para respirar y fatiga. La dificultad para respirar y la fatiga son causadas probablemente por el debilitamiento temporal del corazón durante un episodio de angina, y resulta de la falta de abastecimiento sanguíneo apropiado al mismo músculo cardíaco. Como resultado de esta disminución sanguínea, el corazón es incapaz de expulsar toda la sangre que recibe. Esto crea dos problemas:

- La sangre puede refluir (o regresar) hacia los pulmones, causando la dificultad para respirar.

- El resto del cuerpo no recibirá el flujo de sangre que necesita, conduciendo a fatiga y mayor dificultad para respirar.

Cuando este debilitamiento del corazón es severo y persistente se llama **insuficiencia cardíaca** o **falla cardíaca**. Afortunadamente, no todas las personas con enfermedades cardíacas experimentan fallas cardíacas. Para aquellos que tienen episodios de falla cardíaca, los tratamientos están disponibles para mejorar los síntomas y el futuro pronóstico. (Vea la sección sobre el tratamiento que comienza en la página 343).

¿Cuál es el Pronóstico para las Personas con Enfermedad Cardíaca?

Con los cambios en el estilo de vida, el uso de medicamentos, y, si son necesarios, los procedimientos cardíacos, la mayoría de personas con enfermedad cardíaca hace muy bien, hasta ellos que ya han tenido un ataque cardíaco. Algunas personas con enfermedad arterial coronaria no tienen ningunos síntomas. Para otros, los síntomas van y vienen, y a veces el esfuerzo físico y/o un malestar emocional pueden traer el dolor predecible.

Los episodios predecibles de angina son relativamente seguros. Ellos le enseñan a evitar los niveles de ejercicio o el malestar emocional que causan la angina. Si la angina ocurre, usted puede usar medicinas para aliviar la angina y prevenir que el corazón trabaje en exceso.

Los episodios impredecibles, por otro lado, puede ocurrir sin aparente razón en cualquier momento. Debido a su naturaleza impredecible, se considera que estos episodios son más peligrosos. La causa subyacente para todas las anginas es la misma: las células cardíacas no reciben suficiente oxígeno.

La angina y otros síntomas de enfermedad arterial coronaria son preocupantes porque pueden asociarse con uno de las más serias consecuencias de la enfermedad arterial coronaria - el infarto de miocardio o ataque cardíaco. Un ataque cardíaco resulta cuando el flujo sanguíneo a una área del corazón se bloquea de repente y completamente, conduciendo al daño del músculo cardíaco o incluso la muerte.

Para aquellos que sobreviven un ataque cardíaco, la severidad del daño al músculo cardíaco varia de persona a persona. Hablando en general, cuanto más severo es el ataque cardíaco, mayor es el daño al músculo cardíaco. Las personas con daño leve al corazón usualmente les va bien. Mucha gente puede no tener evidencia de la ocurrencia de isquemia (la falta de flujo sanguíneo y oxígeno al corazón). Su pronóstico es muy bueno. Menos del 1% de tales personas tienen otro ataque al año siguiente.

Las personas con daño leve al corazón que tienen episodios de isquemia después de su primer ataque tienen un riesgo discretamente elevado de tener un futuro ataque cardíaco. Aun, sólo un número pequeño de tales personas desarrollará un ataque al corazón durante el año siguiente al ataque inicial.

Las personas con daño severo al corazón, por otro lado, tienen un riesgo más alto para ataques cardíacos subsecuentes. Aproximadamente 10 - 15% de tales personas tienen un ataque cardíaco durante el año siguiente al ataque. Además, pueden desarrollar episodios de falla cardíaca y pueden estar físicamente limitados en lo que hacen. Los tratamientos, incluyendo las terapias médicas y quirúrgicas, han mostrado que mejoran los síntomas de la enfermedad cardíaca. En muchos casos, también mejoran el pronóstico a largo plazo. (Vea la sección sobre el tratamiento en la página 343).

También el nivel de empeoramiento o progreso es algo variable, aun entre las personas con la misma severidad de enfermedad. Algunas personas con corazones relativamente normales después de un ataque cardíaco vivirán vidas relativamente normales. Otros pueden estar limitados por las tensiones psicológicas y emocionales que sienten al vivir con un corazón imperfecto. Pueden experimentar ansiedad o depresión. Pueden desarrollar temor de la intimidad sexual. Si bien es cierto que cada persona responderá diferente, es importante recordar que es común para la gente tener preocupaciones, ansiedad y aun depresión. Es importante recordar que estos sentimientos pueden ser ayudados con un mejor entendimiento y control de su enfermedad.

333

Con el tiempo, la persona con enfermedad arterial coronaria puede experimentar un empeoramiento de sus síntomas, tales como la angina (malestar en el pecho) dificultad para respirar o fatiga. A veces los síntomas empeoraran temporalmente debido a una simple causa fundamental o básica, tales como el fumar cigarrillos nuevamente, un cambio en la medicación, o el sufrir una mala experiencia emocional. Otras veces, el incremento de los síntomas representa el empeoramiento de la enfermedad arterial coronaria, potencialmente necesita terapia médica o quirúrgica más vigorosa.

¿Cómo puede uno notar la diferencia? Llame a su médico cuando usted esté preocupado acerca de un síntoma nuevo. Los síntomas peligrosos incluyen:

- Algún nuevo malestar en el pecho

- Dificultad para respirar inusual

- Mareos o desmayos

- Latidos cardíacos irregulares prolongados

- Aumento repentino de peso*,

- Inflamación o hinchazón (edema) en los tobillos*

---

*Un aumento repetino de peso o edema en los tobillos pueda ser indicio de un empeoramiento de falla cardíaca.

¿Cómo Diagnosticar la Enfermedad Cardíaca?

A veces los síntomas de la enfermedad cardíaca son evidentes y "clásicos," como el dolor de pecho con la actividad o esfuerzo físico. Afortunadamente, hoy día hay muchas pruebas disponibles para determinar si se presenta la enfermedad cardíaca y qué tan severa es. Las siguientes son algunas de las pruebas y tratamientos más comunes que uno pueda tener para determinar la salud de su corazón.

Pruebas de Sangre

Las pruebas de sangre para medir la cantidad de las sustancias grasosas en la sangre, como el colesterol y los triglicéridos, se puedan hacer para calcular su riesgo de desarrollar la enfermedad cardíaca o determinar los efectos de los medicamentos que reducen el nivel de colesterol. Si usted tiene dolores en el pecho, su médico pueda pedir pruebas especiales de la sangre que miden las enzimas cardíacas para confirmar el diagnóstico de un ataque cardíaco.

Electrocardiograma (ECG)

Un electrocardiograma mide la actividad eléctrica de su corazón. Puede indicar la presencia de un menor suministro de oxígeno y sangre al corazón, un ataque cardíaco, una inflamación o aumento en el tamaño del corazón (miocarditis) y los latidos cardíacos irregulares (arritmias). Es una "foto" de la actividad de su corazón. A veces los electrocardiogramas necesitan ser repetidos para averiguar si un ataque cardíaco está sucediendo, pero no pueden predecir su riesgo a tener un ataque cardíaco en el futuro.

Ecocardiograma

Se coloca un aparato sobre el pecho del cual se emitan las ondas sonoras indoloras. Estas ondas tocan al corazón y su eco rebota y retorna al aparato. Este proceso produce una imagen detallada del corazón. La computadora transforma los ecos en imágenes y las visualiza en una pantalla de televisión. Las imágenes son grabadas en un video o papel. Un ecocardiograma puede indicar el tamaño del corazón, su movimiento, la función de las válvulas y ciertos tipos del daño al corazón. Esta prueba también se pueda hacer con ejercicio (la prueba de esfuerzo) para evaluar la respuesta del corazón al esfuerzo físico.

Prueba de Esfuerzo (o Ejercicio)

Algunas veces los problemas sólo aparecen cuando el corazón está experimentando algún tipo de estrés. Se hace esta prueba mientras la persona está haciendo ejercicio en una rueda de andar (treadmill) o en una bicicleta estacionaria. Un electrocardiograma está conectado al pecho para obtener información continua sobre el corazón durante el ejercicio o estrés. El electrocardiograma, la presión arterial, y los síntomas se vigilan durante la prueba y unos minutos después de la prueba. Se hace la prueba para:

335

- Evaluar los síntomas relacionados con estrés.

- Confirmar la sospecha de un diagnóstico de enfermedad cardíaca.

- Evaluar tratamiento.

- Evaluar el progreso después de un ataque cardíaco.

- Determinar irregularidades en el ritmo cardíaco.

Un resultado "positivo" de la prueba sugiere la presencia de la enfermedad arterial coronaria.

Las Pruebas de Medicina Nuclear

Se inyecta una sustancia radioactiva poco cargada y segura, como talio, en la vena. Luego, se usa un aparato, llamado gammacámara o cámara de centelleo, para obtener imágenes del corazón, con o sin estrés (producido por ejercicio o medicamentos). Después, estos dos grupos de imágenes son comparados. Esta prueba indica la distribución de sangre al músculo cardíaco y qué tan bien funciona (bombea) el corazón.

Cateterización Cardíaca y Angiografía Coronaria

Este procedimiento consiste en introducir un tubo plástico y largo, llamado un catéter, por un vaso sanguíneo mayor (una arteria o vena, usualmente en el área de la ingle), guiándolo suavemente hasta que llegue al corazón. Luego, un tinte especial es inyectado al catéter. Este permite que se tome una imagen clara de rayos-X de las arterias coronarias. Esta prueba le ayuda a su médico a decidir el mejor tratamiento seguir si las arterias están bloqueadas. También le puede dar información sobre la función del músculo cardíaco y las válvulas.

La Presión Arterial Alta (Hipertensión)

La presión arterial alta, también conocido como hipertensión, aumenta el riesgo de la enfermedad cardíaca (un ataque cardíaco), un derrame cerebral (o accidente cerebrovascular), y el daño renal y ocular. La presión sanguínea es la medida de la cantidad de fuerza dentro de la arteria cuando la sangre mueve y empuja contra las paredes de la arteria. La presión sistólica es la fuerza del flujo sanguíneo en la arteria cuando el corazón late; es decir cuando el músculo contrae y empuja una onda de sangre por las arterias. La presión diastólica es la fuerza del flujo sanguíneo dentro de la arteria cuando el corazón descansa o relaja entre un latido y otro.

Una lectura de presión arterial mide ambas fuerzas, la sistólica y la diastólica. Las cifras indican la presión en unidades de milímetros de mercurio (mm Hg). Cuando se anota la medida de presión arterial, la fuerza sistólica siempre se escribe primero, seguido por una barra (/) y después el fuerza diastólica. Por ejemplo, una lectura de 120/80 ("120 sobre 80") significa que la presión sistólica es 120 mm Hg y la presión diastólica es 80 mm Hg. Los dos números son importantes porque ambas, una presión sistólica alta y una presión diastólica alta, pueden causar daño.

La hipertensión, o presión arterial alta, a menudo se conoce como una enfermedad "silenciosa" porque la mayoría de personas que padecen de hipertensión no tienen síntomas ni saben si su presión arterial es alta sin medirla. Si tiene presión arterial alta y se siente perfectamente bien, pueda ser difícil creer que tiene algo o necesita tratamiento. La presión arterial alta (a menos que sea extremamente alta) usualmente no causa dolores de cabeza, mareo, nerviosismo, o palpitaciones, o latidos violentos del corazón. Sin embargo, la hipertensión pueda no permanecer silente. Durante un periodo de años, la presión arterial alta no tratada puede dañar los vasos sanguíneos por el cuerpo. En algunas personas, este daño a los vasos sanguíneos finalmente puede producir derrames cerebrales, ataques cardíacos, falla cardíaca, o daño a los ojos, o riñones. Por esta razón es importante tratar la hipertensión, para prevenir estas complicaciones serias. También, es sumamente importante controlar su presión arterial aún cuando usted no tiene ningunos síntomas y se siente perfectamente bien.

¿Por qué tiene hipertensión? Más de 90 por ciento de los casos de hipertensión se consideran la hipertensión "primaria" o "esencial". Esto significa que no se conoce la verdadera causa, pero si existen varios factores relacionados con la enfermedad. El riesgo de desarrollar la hipertensión es mayor si la persona:

* Tiene historia familiar de hipertensión.

- Es afro-americano. Hay una mayor incidencia de hipertensión en los afro-americanos que en los blancos, y la enfermedad suele aparecer a menor edad y ser más grave.

- Es de sexo masculino. Para las mujeres el riesgo es mayor después de los 55 años.

- Tiene más de 60 años. Con los años los vasos sanguíneos se debilitan y pierden su elasticidad.

- Tiene diabetes.

337

- Padece de sobrepeso u obesidad.

- Fuma o usa productos de tabaco.

- Bebe más de una cantidad moderada de alcohol (más de una o dos bebidas de la porción recomendada por día. Vea la guía de alimentos en la página 111 del capítulo 6).

- Usa anticonceptivos orales. Las mujeres que fuman y usan anticonceptivos orales aumentan aún más su riesgo.

- Lleva una alimentación alta en grasas saturadas y sodio (sal).

- Es físicamente inactivo.

- Se enfrenta a altos niveles de estrés.

El 10 por ciento de las personas con hipertensión tienen lo que se llama "hipertensión secundaria". Esto significa que la presión arterial alta es causada por otra enfermedad, por ejemplo, en muchos casos se relaciona con trastornos renales. Los siguientes son factores que pueden causar hipertensión secundaria:

- Alteraciones de las glándulas paratiroides.

- Tumores en las glándulas suprarrenales o pituitarias.

- Reacciones a medicamentos recetados para otros problemas de salud.

- Embarazo.

¿Cuál es la presión arterial normal? Los estándares están cambiando. Una medida saludable u óptima para la presión arterial es menor de 120 sistólica y 80 diastólica. Una medida menor de 140 sistólica y 90 diastólica se considera como "prehipertensión". La presión arterial alta o hipertensión se considera 140 o mayor

sistólica y 90 o mayor diastólica. Para muchas personas, una presión arterial más baja significa menos riesgo de complicaciones. Ambas presiones de sistólica y diastólica son medidas importantes de la salud del sistema cardiovascular.

Su presión arterial, sin embargo, varía de un minuto a otro. Por eso, se diagnostica la hipertensión cuando las medidas de presión arterial están altas en 2 o más ocasiones diferentes y separadas. Con la excepción de los casos severos, el diagnóstico nunca se base en sólo una medida o lectura. Por esta razón, es importante tener diferentes medidas repetidas de su presión arterial.

La presión arterial de algunas personas tiende a subir sólo cuando están en el consultorio del médico. Esta reacción de estrés se llama "hipertensión de consultorio". Por esto, para diagnosticar la hipertensión y evaluar los efectos del tratamiento, es muy útil tener otras medidas de la presión arterial tomados afuera del clínica u hospital. Poder medir su presión arterial en casa o a una farmacia le permita obtener mejor información sobre los niveles de su presión arterial durante el día, no sólo en el consultorio del médico. Esto también pueda ayudarle a evaluar cómo su presión arterial responde a los cambios en el estilo de vida (alimentación, ejercicio, relajación) y a asegurarse de que esté tomando las dosis seguras y efectivas de los medicamentos antihipertensivos.

Insuficiencia Cardiaca (Falla Cardiaca)

La "falla cardíaca," o insuficiencia cardíaca, no significa que su corazón ha dejado de funcionar o que va a parar. Simplemente significa que su corazón se está debilitando y ya no está bombeando la sangre tan bien como debiera. Su corazón todavía late, pero con menos esfuerzo.

La falla o insuficiencia cardíaca es un grupo de síntomas. La condición puede ser tratada y los síntomas manejados, aún cuando el corazón no se puede volver a ser normal. *¿Cuáles son los signos y síntomas de la falla cardíaca?* Usted pueda tener uno o más de los siguientes:

Cansancio excesivo, fatiga o debilidad

Cuando su corazón no bombea con suficiente fuerza, sus músculos no reciben bastante oxígeno para cumplir sus necesidades. Usted pueda cansarse más que de costumbre y no tener suficiente energía para realizar sus actividades normales.

Falta de aire para respirar

A veces le hace más difícil respirar. Usted pueda experimentar dificultad para contener la respiración, una tos seca y crónica, dificultad para respirar cuando se acuesta estirado sobre la cama, o pueda despertarse durante la noche al tener dificultad para respirar.

Aumento de peso

Un signo común de la falla cardíaca es el aumento de peso debido a la retención de fluido. Cuando su cuerpo retiene fluido de sobra, su peso aumenta. A veces este aumento de peso sucede rápidamente. En otros casos, puede ser un aumento gradual y progresivo. Usted pueda sentir una sensación de hinchazón (inflamación o edema) en los pies y tobillos; los zapatos, calcetines y anillos en los dedos sienten apretados. También puede tener hinchazón en el estomago, la cintura apretada o falta de aire para respirar.

Cambios en la frecuencia de orinar

Los riñones ayudan a eliminar el exceso de líquido cuando usted orina. Pueda ser que más sangre se bombee a los riñones durante la noche porque el cerebro y los músculos están descansando y requieren menos sangre. Por eso, pueda orinar más frecuente durante la noche, o menos frecuente durante otros tiempos.

Aunque la falla cardíaca es una condición grave, los pasos para manejar los síntomas y tener una vida llena y productiva incluyen lo siguiente: vigilar su peso cada día y reducir la cantidad de sodio (sal) que consume.

Es importante pesarse diariamente y anotar los resultados. ¿Por qué? Un aumento de peso repentino o constante puede ser un aviso de que su cuerpo está reteniendo fluido. Este líquido puede ocasionar tales síntomas como falta de aire para respirar y hinchazón de los pies, tobillos y abdomen.

Cómo Pesarse

- Pésese al mismo tiempo cada día. Se recomienda pesarse cada mañana, un poco después de despertarse (después de orinar y antes de comer).

- Pésese sin ropa o vistiéndose con la misma cantidad de ropa.

- Use la misma báscula.

- Asegúrese que la báscula está puesta a cero antes de pesarse y que esté sobre una superficie firme.

- Anote su peso en un diario o calendario.

- Pésese de nuevo si tiene dudas sobre la báscula o su peso.

339

- Lleve su diario de peso con usted a todas sus citas médicas.

Llame a su médico o proveedor de salud si tiene:

- Un aumento de peso de 2 a 3 libras (o más) en un día

- Un aumento de peso de 5 libras (o más) en 5 días

- Falta de aire para respirar

340

Come Alimentos Saludables y Bajos en Sodio

El sodio es un mineral importante que ayuda a regular los niveles de líquido en su cuerpo. Demasiado sodio hace que su cuerpo retiene demasiado fluido. Las personas con falla cardíaca necesitan comer menos sodio para evitar la retención de fluido de exceso. Solamente necesitamos 500 miligramos de sodio por día. Sin embargo, la mayoría de personas consumen de 4,000 a 6,000 miligramos de sodio por día. El sodio es un mineral que ocurre naturalmente y se presenta en muchos alimentos en diferentes cantidades. La mayoría del sodio que comemos proviene de los alimentos procesados, tales como las carnes procesadas, condimentos, alimentos enlatados, embotellado, empacados o congelados. La sal de mesa consiste en sodio y cloruro. Una cucharadita de la sal de mesa contiene casi 2,000 miligramos de sodio. Limitar el consumo de alimentos procesados y el uso de la sal de mesa es una buena manera de reducir el sodio que obtenemos de los alimentos. Reducir el sodio en su alimentación lleva tiempo para acostumbrarse, pero con el tiempo usted disfrutará de los sabores naturales de los alimentos. Reducir el sodio en su alimentación también pueda ayuda a algunas personas con hipertensión a reducir su presión arterial.

Algunas maneras para mantener sus niveles de sodio bajo 2,000 miligramos por día:

- Come principalmente alimentos frescos.

- Lea las etiquetas de nutrición para saber el contenido de sodio.

- Escoja alimentos que contiene 140 miligramos de sodio o menos por una porción o menos (refiérase a la etiqueta de nutrición en el paquete para la porción).

- Escoja alimentos bajos en sodio cuando come en los restaurantes.

- Escoja restaurantes que ofrecen alimentos bajos en sodio y opciones para los métodos de preparación de la comida.

Entendiendo Los Riesgos

A continuación enlistamos los factores de riesgos más importantes que contribuyen al desarrollo de la enfermedad cardíaca y que también puedan aumentar el riesgo de un derrame cerebral. Las buenas noticias son que casi todos de estos factores de riesgo pueden ser cambiados y su riesgo de enfermedad cardíaca dramáticamente reducido (reférase al capítulo 11).

El Fumar

El fumar hace daño a las paredes interiores de los vasos sanguíneos y causa que sube la presión arterial. Dejar de fumar es la mejor cosa que puede hacer para su salud. La mayoría de los que dejan de fumar exitosamente lo hacen por su cuenta. Dejan de comprar cigarrillos y evitan estar cerca de aquellos que fuman. Ellos desarrollan nuevos hábitos saludables para ayudar a aliviar la necesidad de fumar. Para los fumadores que encuentran difícil dejar de fumar por sí solos, muchos son capaces de hacerlos con la ayuda de amigos, grupos de apoyo, o profesionales de la salud. Afortunadamente, hoy día hay muchos programas disponibles y medicamentos (incluso goma de masticar de nicotina, los parches de nicotina y medicamentos que ayudan a calmar a la persona) que pueden mejorar considerablemente las posibilidades de dejar de fumar.

El Colesterol Alto

El colesterol es una sustancia parecida a la grasa en la sangre. Forma depósitos grasosos llamados "placa" en las paredes de los vasos sanguíneos. Estos se acumulan y causan que los vasos sanguíneos se estrechen y se endurecen. El más alto su nivel de colesterol, mayor es el riesgo de enfermedad cardíaca. Reducir la cantidad de grasa saturada y comer una alimentación saludable puedan ayudar a disminuir los niveles de colesterol (refiérase al capítulo 6). Disminuir agresivamente el colesterol LDL (las lipoproteínas de baja intensidad) con una buena alimentación y medicamentos puede reducir considerablemente el riesgo de ataques cardíacos y derrames cerebrales.

La Diabetes

Si usted tiene diabetes, su riesgo para desarrollar la enfermedad cardíaca se dobla porque los altos niveles de azúcar en la sangre hacen daño a los vasos sanguíneos. Al controlar la diabetes y tomar ciertos medicamentos que protegen el corazón, usted puede reducir mucho el riesgo de un ataque cardíaco y derrame cerebral.

La Presión Arterial Alta (Hipertensión)

La presión arterial alta ocurre cuando la sangre empuja demasiado contra las paredes de los vasos sanguíneos. Esto puede dañar los interiores de los vasos sanguíneos. Al controlar su presión arterial reduce el riesgo de enfermedad cardíaca y derrame cerebral.

La Falta de Ejercicio

El ejercicio fortalece el corazón. También puede reducir su colesterol y presión arterial, y le ayuda a controlar su peso. Las personas inactivas doblan su riesgo para desarrollar la enfermedad cardíaca. Hasta cantidades pequeñas de actividad física diaria puede reducir su riesgo de enfermedad cardíaca y ayudarle a sentirse mejor y con más energía (refiérase a los capítulos 7, 9 y 10).

El Estrés

El estrés aumenta su presión arterial y ritmo cardíaco, los cuales pueden dañar las paredes interiores de los vasos sanguíneos y resultar en la enfermedad cardíaca (refiérase al capítulo 5 para aprender más sobre las técnicas del manejo de estrés).

El Sobrepeso

Estar sobrepeso hace que su corazón trabaja más duro y puede aumentar el colesterol "malo" o LDL y la presión arterial. También puede aumentar la posibilidad de desarrollar la diabetes. El exceso de peso alrededor del estómago (o la sección media del cuerpo) aumenta más su riesgo. El ejercicio regular y una alimentación saludable son los pasos más importantes para ayudarle a no ganar, mantener o perder peso.

El Uso de Alcohol

Mientras los bajos niveles del consumo de alcohol (una bebida por día) puedan reducir el riesgo de enfermedad cardíaca, los altos niveles del uso de alcohol puede aumentar el riesgo de la enfermedad cardíaca e hipertensión. Por eso, si usted toma alcohol, limite el uso.

La Edad y El Sexo

Los vasos sanguíneos se estrechan y se endurecen con la edad. Cuantos años tiene, mayor es su riesgo de la enfermedad cardíaca. Los hombres mayores de los 45 años y las mujeres mayores de los 55 años tienen un mayor riesgo. Es importante saber que la enfermedad cardíaca es la mayor causa de la muerte para ambos hombres y mujeres. No sólo es "una enfermedad de los hombres".

La Historia Familiar

Su riesgo para desarrollar la enfermedad cardíaca pueda ser más si usted:

- Tiene un padre o hermano que ha tenido la enfermedad cardíaca antes de la edad de 55 años.

- Tiene una madre o hermana que ha tenido la enfermedad cardíaca antes de la edad de 65 años.

343

Prevencion y Tratamiento de La Enfermedad Cardíaca y Hipertensión

Hay tres modos generales para ayudar a prevenir y tratar la enfermedad cardíaca:

1. Cambios de estilo de vida

2. Medicamentos

3. Procedimientos y cirugía

La mayoría de personas beneficiarán de uno o más de estos.

¿Cuál Es el Papel de los Cambios de Estilo de Vida y Tratamientos No Fármacos?

La acumulación de los depósitos grasosos que bloquean las arterias coronarias puede ser prevenida. Los cambios principales en el estilo de vida incluyen:

- No fumar

- Hacer ejercicio

- Comer una alimentación saludable que es baja en grasa

- Mantener un peso saludable

- Manejar el estrés

- Limitar el consumo de alcohol

Medicamentos

Hay una variedad de medicamentos disponibles para tratar la enfermedad cardíaca y la hipertensión. Además, algunos de estos medicamentos son útiles para prevenir complicaciones en el futuro, tales como los ataques cardíacos, derrame cerebral y daño renal.* En el pasado se pensaba que sólo se usaban medicamentos para hacer los mejoramientos necesarios cuando los cambios de estilo de vida fracasaron. Sin embargo, las investigaciones recientes sugieren que ciertas medicinas en conjunto con los cambios de estilo de vida puedan ser útiles para casi todas las personas con enfermedad cardíaca porque ayudan a reducir el riesgo de los ataques cardíacos, los derrames cerebrales y la muerte.

A continuación se mencionan algunos de los medicamentos más comunes y efectivos. Si usted tiene enfermedad cardíaca, diabetes, derrame cerebral, enfermedad de las arterias periféricas, enfermedad crónica de los riñones, o un aneurisma aórtico abdominal, asegúrese de consultar con su médico para averiguar si algunos o todos de estos medicamentos que protegen el corazón son buenos para usted.

Aspirina

Ejemplo: aspirina de tabletas de 81 mg con una capa entérica (una baja dosis)

¿Cómo actúa? La aspirina impide la función de las plaquetas, las células sanguíneas que se adhieran y formen coágulos. La aspirina previene la coagulación de la sangre y el bloqueo de las arterias. Por eso, la aspirina se refiere a veces como una diluyente de sangre.

Posibles Efectos Secundarios: La aspirina puede causar la irritación estomacal (gastritis) y también pueda asociarse con la formación de úlceras pequeñas y las hemorragias. Usualmente, tomar una baja dosis (81 mg) de aspirina con una cubierta especial (capa entérica) y tomar la aspirina con comida puede proteger el estómago. Mientras que la aspirina pueda reducir el riesgo general de los accidentes cerebrovasculares debidos a los coágulos de sangre, puede aumentar un poco el riesgo de tener un cierto tipo de derrame asociado con las hemorragias.

*Debido a que la información de las investigaciones sobre los medicamentos cambia rápidamente, es recomendable consultar con su médico, farmacéutico, y/o un libro corriente de consulta sobre los medicamentos para obtener la información más reciente.

Comentarios: Muchas personas piensan que se usa la aspirina solo para tratar los malestares y dolores, pero también es una medicina muy útil para el corazón y los vasos sanguíneos. Si usted tiene un riesgo para desarrollar enfermedad cardíaca, o si ya ha tenido un ataque cardíaco, tomar aspirina cada día puede ayudar a prevenir ataques cardíacos o la muerte debida a un ataque cardíaco o derrame cerebral. A veces, una medicina más nueva que se llama clopidogrel (Plavix), se usa para ayudar a prevenir los coágulos de sangre.

Estatinas Reductores del Colesterol (Inhibidores de la HMG-CoA)

345

Ejemplos: lovastatina (Mevacor), simvistatina (Zocor), atorvastatina (Lipitor), pravastatina (Pravachol)

¿Cómo actúan? Las estatinas disminuyen los niveles de LDL, el colesterol malo, lo cual bloquea las arterias. Se retarda la producción de colesterol en el hígado. Las estatinas también aumentan los niveles de HDL, el colesterol bueno, reduce los triglicéridos, y puedan ayudar a prevenir coágulos de sangre e inflamación dentro de las arterias. La evidencia más reciente sugiere que tomar un medicamento de estatina puede reducir más su riesgo aunque haya tenido un ataque cardíaco, tenga diabetes o si sus niveles de colesterol estén dentro de un rango deseable.

Posibles Efectos Secundarios: La mayoría de las personas que toman estos medicamentos experimentan pocos o ningunos efectos secundarios. Algunas personas experimentan dolores musculares moderados, malestares estomacales, gases, estreñimiento, dolor abdominal, o calambres. El daño hepático y dolor severo de los músculos (rabdomiolisis) es un efecto secundario muy raro que ocurre en muy pocas personas que usan los estatinas. Si usted experimenta dolor muscular severo, debilidad severa, o orina del color café, llame inmediatamente a su médico.

Comentarios: Las personas que toman estatinas diariamente probable tengan menos riesgo de sufrir un ataque cardíaco o morirse de un ataque cardíaco o derrame cerebral. Si usted tiene enfermedad cardíaca o diabetes, tomar un medicamento estatina pueda reducir su riego aunque sus niveles de colesterol no estén altos. Otros medicamentos también puedan ser utilizados para disminuir el colesterol y reducir los triglicéridos.

Los Betabloqueantes

Ejemplos: atenolol (Tenormin), metoprolol (Lopressor, Toprol XL), propranolol (Inderal), acetabutol (Sectral), nadolol (Corgard)

¿Cómo actúan? Los betabloqueantes reducen el trabajo del corazón por relajar el músculo cardíaco y reducir el ritmo cardíaco. Esto permite que el corazón bombee la sangre más fácilmente. Los betabloqueantes se utilizan para tratar la presión arterial alta, la falla cardíaca, los latidos cardíacos irregulares (arritmias), las arterias bloqueadas, y la angina (dolor de pecho). Este medicamento reduce la muerte súbita (sin síntomas o previo aviso) debido a un ataque cardíaco en las personas con enfermedad arterial coronaria.

346

Posibles Efectos Secundarios: La mayoría de las personas que toman estos medicamentos experimentan pocos o ningunos efectos secundarios. Algunas personas reportan una sensación de cansancio. Algunas personas desarrollan un ritmo cardíaco muy despacio o la presión arterial baja, lo que puede causarle a sentir mareado. Las personas con asma bien controlado usualmente pueden tomar un betabloqueante sin problemas. En casos raros, el asma se pueda empeorar. Si usted tiene asma que no está bien controlado, no debe tomar los betabloqueantes porque pueden hacer su asma peor. Las personas con diabetes usualmente pueden tomar los betabloqueantes sin problemas, aunque puedan reducir la habilidad de sentir los síntomas de un nivel de azúcar en la sangre muy bajo (hipoglucemia).

Comentarios: Los betabloqueantes se utilizan para tratar la presión arterial alta, la falla cardíaca, los latidos cardíacos irregulares (arritmias), las arterias bloqueadas, y la angina (dolor de pecho). Puede llevar dos o tres meses para acostumbrarse a los efectos de un betabloqueante. Es útil recordar que:

- Los efectos secundarios que aparecen temprano usualmente desaparecen con tiempo.

- Usted pueda necesitar tomar un betabloqueante dos o tres meses antes que le haga sentirse mejor.

- Incluso cuando un betabloqueante no le hace sentirse mejor, todavía puede ayudar a proteger su corazón para que no se debilite más. Este medicamento reduce considerablemente la muerte súbita (sin síntomas o previo aviso) debido a un ataque cardíaco en personas con enfermedad arterial coronaria o una historia previa de un ataque cardíaco.

- Puesto que los betabloqueantes reducen su frecuencia cardíaca, es importante saber que puedan alterar "el rango de su nivel de pulso sugerido" y "el pulso máximo" si usted usa estas medidas para vigilar la intensidad de su ejercicio.

Inhibidores de la Enzima Convertidora de la Angiotensina (ECA)

Ejemplos: lisinipril (Prinivil, Zestril), captopril (Capoten), enalopril (Vasotec)

¿Cómo actúan? Estos medicamentos bloquean la formación y acción de angiotensina II, una enzima del organismo que causa la constricción de los vasos sanguíneos. Estos inhibidores causan que los vasos sanguíneos se relajan y se ensanchan, aumentan el flujo de sangre rica en oxígeno al corazón y reduce la presión arterial.

Posibles Efectos Secundarios: La mayoría de personas que toman estos medicamentos experimentan muy pocos o ningunos efectos secundarios. Algunas personas tienen una tos moderada o un picor irritante en la parte de atrás de la garganta. La tos normalmente no es mucha molestia, y no es siempre necesario dejar de tomar el medicamento de inhibidor ECA. Raramente, algunas personas que toman los inhibidores ECA experimentan hinchazón de la cara, los ojos, los labios, la lengua o la garganta, o dificultad para respirar. Cuando ocurren estos síntomas es importante buscar atención médica de inmediata. Algunas personas también pueden tener dolores de cabeza y mareos.

Comentarios: Muchas personas piensan que los inhibidores ECA solamente reducen la presión arterial, pero también son útiles para el corazón y los vasos sanguíneos. Ayudan a disminuir los síntomas y mejorar la supervivencia en la falla cardíaca. Además, se utilizan los inhibidores ECA para tratar y prevenir los problemas renales, especialmente en las personas con diabetes.

Diuréticos

Ejemplos: hidroclorotiazida (HCTZ, Esidrix), furosemida (Lasix), clortalidona (Hygroton), triamtirene/hidroclorotiazida (Dyazide, Maxzide)

¿Cómo actúan? Los diuréticos, a veces llamados "pastillas para reducir el agua" ayudan a reducir el líquido en el cuerpo. Su cuerpo elimina este líquido de exceso cuando usted orina. Eliminar a este fluido disminuye la cantidad de trabaja que necesita hacer su corazón. Esto puede reducir la presión arterial, hinchazón o edema, y fluidos de exceso. Algunos diuréticos también ayudan a los vasos sanguíneos a relajarse y ensancharse para disminuir la presión arterial.

Posibles Efectos Secundarios: Los diuréticos pueden causar la orina frecuente, debilidad y fatiga, y a veces calambres en las piernas. Algunos diuréticos pueden conducir a los bajos niveles de potasio en la sangre. También, pueden afectar en

347

forma negativa el control de la glucosa sanguínea en diabetes o el control de los niveles de ácido úrico en la gota. Se pueden hacer las pruebas de sangre para vigilar el uso seguro de los diuréticos.

Comentarios: Ciertos diuréticos no sólo disminuyen la presión arterial, sino también han demostrado que pueden reducir el riesgo de ataques cardíacos y derrames cerebrales. Además, son utilizados para reducir la acumulación de fluido en los pulmones que pueda suceder con la falla cardíaca. Es recomendable no tomar su última dosis del medicamento diurético después de las 6 por la tarde para que no necesite levantarse mucho por la noche para orinar.

348

Hay muchos otros medicamentos utilizados para tratar la enfermedad cardíaca, la falla cardíaca, la hipertensión, y las arritmias. Si una medicina no le funciona o le causa efectos secundarios, hable con su médico. Usualmente se puede encontrar un medicamento alternativo que le funcionará bien para usted.

Procedimientos y Cirugía

Angioplastia Coronaria o Angioplastia con Balón

La angioplastia coronaria alivia los síntomas de la enfermedad arterial coronaria mejorando el flujo sanguíneo al corazón y abriendo los bloqueos. Se introduce un catéter que lleva un pequeño balón o globo a la punta a través de la arteria. Luego se infla el balón ampliando la apertura del vaso sanguíneo. Su médico pueda decidir implantar una malla metálica de forma tubular, llamada un "stent", para mantener abierto el vaso estrechado. Muchos de los "stents" contienen medicamentos que pueden ayudar a prevenir un bloqueo nuevo en la arteria.

Cirugía de Bypass Coronario (o de Puente Coronario)

La cirugía de bypass crea una ruta alternativa para que fluya la sangre al corazón. Se toma un vaso sanguíneo, sea de la pierna o del área de la pared torácica (del pecho) para hacer un desvío o puente alrededor de la arteria bloqueada. Una o más de las arterias bloqueadas se pueden ser desviadas. La cirugía usualmente requiere varios días en el hospital, y el tiempo para recuperarse puede ser varios meses.

La Perspectiva General

La perspectiva general para prevenir la enfermedad cardíaca y ayudar a la gente con enfermedad cardíaca a vivir más tiempo y tener una vida completa, nunca ha sido mejor. La combinación de prácticas o hábitos saludables de estilo de vida y el uso selectivo de medicamentos, junto con los procedimientos cardíacos cuando sean necesarios, ha reducido dramáticamente el riesgo de los ataques cardíacos, los derrames cerebrales, y las muertes prematuras. Hay mucho que las personas con enfermedad cardíaca pueden hacer para manejar su enfermedad (incluso comer saludablemente, hacer ejercicio, manejar el estrés y tomar regularmente los medicamentos como prescritos) y trabajar en conjunto con su equipo de cuidado de salud para ayudar a mejorar ambas la calidad y cantidad de vida.

349

Capítulo
19

Manejando las Enfermedades
Pulmonares Crónicas

SI USTED TIENE ENFERMEDAD PULMONAR CRÓNICA, ESTOS SÍNTOMAS PUEDEN SER MUY FAMILIARES: la dificultad respiratoria, la sensación de opresión en el pecho, el silbido en el pecho, la tos persistente y la mucosidad pegajosa. Existen muchos tipos de enfermedades pulmonares, pero las más comunes son asma, bronquitis crónica y enfisema. En cada una de estas enfermedades hay una obstrucción del flujo de aire hacia dentro y fuera de los pulmones. La bronquitis crónica y el enfisema frecuentemente son referidos con enfermedad pulmonar obstructiva crónica (EPOC o COPD en inglés), o enfermedad obstructiva crónica del pulmón (COLD en inglés). Aunque el asma, la bronquitis crónica y el enfisema se pueden describir separadamente, la verdad es que en muchas personas se presentan dos o más de estas enfermedades al mismo tiempo. Por eso, el tratamiento y el enfoque del manejo personal de todas estas enfermedades frecuentemente coinciden.

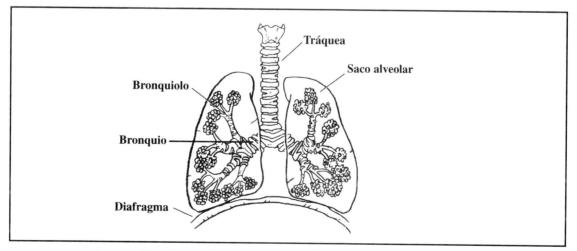

*Figura #1: **Los pulmones normales y las vías respiratorias***

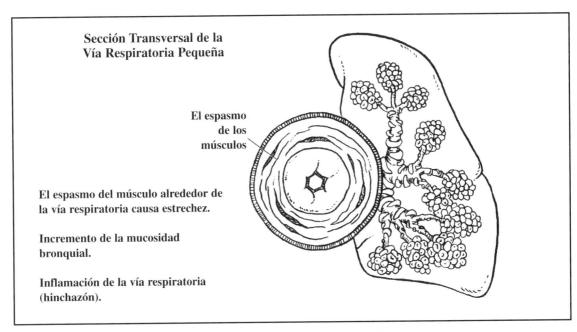

Sección Transversal de la Vía Respiratoria Pequeña

El espasmo de los músculos

El espasmo del músculo alrededor de la vía respiratoria causa estrechez.

Incremento de la mucosidad bronquial.

Inflamación de la vía respiratoria (hinchazón).

Figura #2: ***El asma bronquial***

Entendiendo el Asma

En años recientes se han dado considerables progresos en la comprensión y entendimiento del asma. Hasta hace poco, el foco de atención era el **broncoespasmo**, constricción de los músculos de la vía respiratoria (bronquios). En el asma, las vías respiratorias son muy sensibles y cuando se exponen a elementos irritantes, tales como el humo, el polen, polvo o aire frío, las vías respiratorias tienden a constreñirse y hacerse más angostas. Conforme esto ocurre, el flujo de aire se obstruye o se produce bloqueo causando "el ataque asmático" con dificultad respiratoria, sibilantes o silbido en el pecho y opresión en el pecho. El tratamiento se dirige a relajar los músculos de la vías respiratorias que están constreñidos temporalmente.

Las investigaciones han demostrado que no sólo los espasmos en las vías respiratorias causan el asma. También los elementos irritantes causan inflamación e hinchazón en las vías respiratorias, e incremento en la producción de mucosidad. La capa superficial de las vías respiratorias, al estar en contacto con elementos irritantes, reacciona produciendo químicos, los que inflaman aún más las vías respiratorias, haciéndolo más sensibles a los agentes irritantes. Esto se convierte en un círculo vicioso, creando más broncoespasmos y a su vez más inflamación.

En consecuencia, a veces no es suficiente tratar el ataque agudo de broncoespasmo con medicamentos broncodilatadores. El tratamiento efectivo implica evitar o eliminar los factores irritantes en el ambiente que pueden desencadenar el asma. Usar medicamentos antiinflamatorios tales como los corticoesteroides o el cromolin para reducir el edema (acumulación de líquido), la inflamación y la hiperreacción de las vías respiratorias. Las estrategias de control del ambiente y los medicamentos antiinflamatorios deben ser usados aún cuando la persona no siente ningún síntoma para ayudar a prevenir ataques agudos. Evitar fumar o exponerse al humo de segunda mano es especialmente importante para la gente con asma.

El asma varia considerablemente de persona a persona. Los síntomas pueden consistir en silbidos de pecho leves o dificultad respiratoria en las noches (los síntomas de asma tienden a ser peores durante el sueño). Los ataques pueden ser leves e infrecuentes. Los episodios agudos pueden ser severos y pueden amenazar la vida. Para la mayoría de las personas, el asma puede ser manejado efectivamente. Pero su intervención como una persona proactiva en su cuidado es esencial. Usted puede aprender a evitar los irritantes que hacen que los síntomas empeoren, vigilar la función pulmonar y tomar acción para prevenir síntomas y ataques agudos. Puede desarrollar un plan con su doctor para reconocer y tratar efectivamente los síntomas. Usted también puede aprender como respirar más efectivamente y hacer ejercicio apropiado a su condición. Aunque estas medidas no pueden curar completamente o revertir la enfermedad, pueden ayudarle a reducir sus síntomas y vivir una vida plena y activa. Convirtiéndose en una persona proactiva en el cuidado de su enfermedad, usted debe ser capaz de participar plenamente en su trabajo y en sus actividades recreativas, dormir durante la noche sin toser o sin tener silbidos y evitar visitas de emergencia al doctor y hospitalizaciones debido al asma.

Entendiendo la Bronquitis Crónica

La bronquitis crónica es una inflamación crónica y engrosamiento de la capa superficial de las vías o tubos bronquiales. La inflamación estrecha y cierra la apertura de la vía respiratoria e interfiere con el flujo de aire. La inflamación también causa que las glándulas que van a lo largo de la vía produzcan excesivas cantidades de mucosidad espesa, obstruyendo aún más la respiración. El resultado es una tos crónica que produce moco (esputo) espeso y dificultad respiratoria. Para considerarse bronquitis crónica la tos debe estar presente por lo menos 3 meses cada año durante 2 años consecutivos. Al principio, el esputo y la tos tienden a ocurrir sólo en los meses de invierno, pero pronto se produce en todo el año. Conforme la enfermedad progresa, la dificultad respiratoria puede hacerse aún más severa.

La bronquitis crónica es primariamente causada por el fumar y por otros factores como el aire contaminado, polvo y los humos tóxicos. Estos irritantes mantienen las vías continuamente inflamadas e hinchadas. La clave del manejo es dejar de fumar y evitar otros irritantes. Si esto se hace, especialmente al principio de la enfermedad, se puede prevenir que la condición se empeore. Si usted tiene bronquitis crónica, usted debe vacunarse contra la influenza anualmente (flu) y una vez con la vacuna contra la neumonía por pneumococo. Si tiene una condición respiratoria o tiene más de 65 años, pueda necesitar una segunda vacuna contra la neumonía. También evite estar en contacto con personas con resfríos y gripes. Estas infecciones pueden agravar grandemente los síntomas de bronquitis. Su doctor puede recomendarle usar medicamentos para adelgazar y hacer que fluya la mucosidad, al igual que tratamientos ocasionales con antibióticos si los síntomas empeoran (por ejemplo, tos incrementada con esputo amarillento-marron, dificultad respiratoria incrementada y/o fiebre). Algunos de los medicamentos que se pueden prescribir se discuten con más detalle luego en este capítulo.

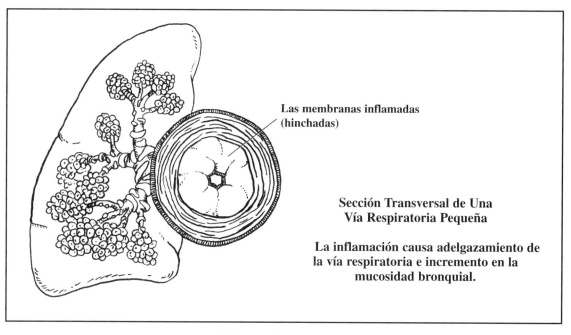

Las membranas inflamadas (hinchadas)

Sección Transversal de Una Vía Respiratoria Pequeña

La inflamación causa adelgazamiento de la vía respiratoria e incremento en la mucosidad bronquial.

*Figura #3: **La bronquitis crónica***

Entendiendo El Enfisema

En el enfisema, los pequeños sacos aéreos (alvéolos) en las terminaciones de las vías respiratorias se dañan. Los sacos aéreos pierden su elasticidad natural, se sobreestiran y frecuentemente se rompen. Los sacos aéreos dañados están menos aptos para traer oxígeno fresco hacia el torrente sanguíneo y liberarse del anhídrido carbónico de desecho. Las vías más pequeñas (bronquiolos) también se estrechan, pierden su elasticidad y tienden a colapsarse durante la exhalación. El aire improductivo se queda atrapado en los sacos de aire y el aire fresco no puede ser traído.

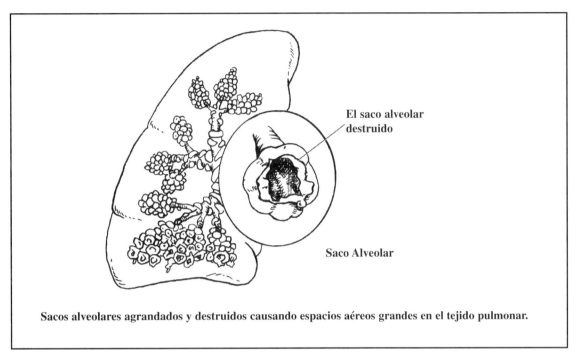

El saco alveolar destruido

Saco Alveolar

Sacos alveolares agrandados y destruidos causando espacios aéreos grandes en el tejido pulmonar.

*Figura #4: **Enfisema***

Una cantidad significativa de tejido pulmonar se puede destruir antes que los síntomas aparezcan. Esto es porque la mayoría de las personas tienen una gran reserva de capacidad pulmonar. Sin embargo, en cierto punto, la capacidad pulmonar disminuye al punto donde la persona con enfisema comienza a notar dificultad respiratoria con el ejercicio y la actividad física. Conforme la enfermedad progresa, la dificultad respiratoria empeora con menos ejercicio, aun sin estar activo, y eventualmente puede estar presente cuando está en reposo. También se presenta una tos productora de mucosidad.

El fumar es la causa principal de enfisema. Aun cuando el consumo de cigarrillo es la causa más común y peligrosa, el consumo de puro y el fumar con pipa también son destructivos. Incluso si usted no fume, la exposición diaria al fumar pasivo o respirar el humo del cigarrillo de otra persona es casí tan malo. Es importante que su casa, automóvil y lugar de trabajo estén libres del humo. También existe un tipo raro de enfisema, causado por una deficiencia heredada de una enzima que normalmente protege el tejido elástico en los pulmones. El enfisema tiende a empeorar progresivamente, especialmente si el fumar continúa. La clave de todo tratamiento y prevención es evitar todo consumo de cigarrillo. Es mejor dejar de fumar pronto y no demasiado tarde, aunque dejar de fumar en cualquier etapa de la enfermedad puede ayudar a preservar la función pulmonar que todavía no está dañada. Las personas con enfisema pueden aprender una variedad de estrategias de manejo personal, desde la respiración apropiada a un ejercicio eficiente para maximizar la habilidad de conducir una vida activa. Las medicinas y el oxígeno pueden a veces ser útiles en el enfisema como se describe más adelante.

Frecuentemente el asma, la bronquitis crónica y el enfisema coinciden, de tal forma que usted puede tener uno o más de estas enfermedades. Aunque el tratamiento varía de alguna manera dependiendo de los síntomas específicos y la enfermedad, algunos de los principios y estrategias de manejo son similares. (Revise el cuadro #1, Tipos de Enfermedades Pulmonares Crónicas, en las páginas 357 y 358). Además de las estrategias del manejo personal descritas a lo largo de este libro, hay algunos consejos específicos para el manejo de la enfermedad pulmonar crónica.

Evitando los Irritantes

La mejor manera de manejar la enfermedad pulmonar crónica es evitar las cosas que la empeoran. Muchos tipos de irritantes pueden activar los síntomas de asma y empeorar los síntomas de otras enfermedades pulmonares crónicas. Afortunadamente usted puede aprender a eliminar o evitar muchos de los irritantes y cuando eso no es posible, al menos controlarlos.

El Fumar

Sea que usted fume o esté cerca de gente que fuma, el cigarrillo irrita y daña los pulmones. El humo caliente seca, inflama y estrecha las vías respiratorias. Los gases venenosos paralizan **los cilios**, que son las pequeñas pestañas semejantes a pelos en la vía respiratoria que ayudan a limpiar la suciedad y la mucosidad. El monóxido de carbono en el cigarrillo roba el oxígeno de la sangre y hace que usted se sienta cansado y con dificultad para respirar. La irritación causada por el fumar hace que sea más susceptibles a las infecciones y puede destruir irreversiblemente los sacos de aire en los pulmones. *El fumar es la principal causa de bronquitis crónica y enfisema y un desencadenante principal del asma.* La buena noticia es que la mayoría de estos efectos dañinos se eliminan al dejar de fumar y evitando "el fumar pasivo" o respirar el humo del cigarrillo de otra persona.

356

Cuadro #1: ***Tipos de Enfermedades Pulmonares Crónicas***

	Asma	Bronquitis Crónica	Enfisema
CARACTERÍSTICAS			
Sensibilidad a los irritantes	Común	A veces	No
Espasmo de las vías	Común	A veces	A veces
Inflamación (edema de las vías)	Común	Común	Raro
Exceso de mucosidad	A veces	Común	A veces
Sacos aéreos dañados	No	No	Común
SÍNTOMAS			
Tos	Común	Común	A veces
Dificultad para respirar	A veces	A veces	Común
Silbido o ruidos al respirar	Común	A veces	A veces
Mucosidad	A veces	A veces	Común
PRONÓSTICO (PERSPECTIVA)			
	Síntomas casi siempre controlables con tratamiento	El tratamiento y la eliminación de los desencadenantes puedan retrasar la enfermedad en su etapa inicial	El daño es permanente, pero la progresión puede hacerse lenta
PREVENCIÓN			
Evitar irritantes	Importante, especialmente el fumar	Importante, especialmente el fumar	Importante, especialmente el fumar
Vacuna	Influenza (anual)	Influenza (anual)	Influenza (anual)
	Neumonía	Neumonía	Neumonía

357

*Cuadro #1: **Tipos de Enfermedades Pulmonares Crónicas** (continuación)*			
	Asma	**Bronquitis Crónica**	**Enfisema**
TRATAMIENTO			
Broncodilatadores:			
Similares a la adrenalina	Común	A veces	A veces
Teofilina	A veces	A veces	A veces
Ipratropium	A veces	Común	Común
Antiinflamatorios			
Esteroides	Común	A veces	A veces
Cromolin Sódico	Común	Nunca	Nunca
Expectorantes/Mucolíticos	Raro	A veces	A veces
Antibióticos	Raro	Común	A veces
Oxígeno	Raro	A veces	Común
Ejercicios para respirar	A veces	Común	Común

Contaminación Ambiental

La suciedad y el polvo que se agregan al aire, sea de los automóviles viejos, de los desechos industriales, de los productos caseros o del humo de las chimeneas, pueden irritar vías respiratorias sensibles. Escuche la radio o televisión para informarse de los días particularmente cargados de contaminación y trate de estar dentro de casa tanto como sea posible durante estos días.

Tiempo Frío/Vapor

Para algunas personas, el aire muy frío puede irritarle las vías respiratorias. Si usted no puede evitar el tiempo frío, trate de respirar a través de una máscara para el clima frío (disponible en la mayoría de farmacias) o protéjase con una bufanda, antes de salir al aire frío. Para algunas personas, el vapor, tal como de una ducha, también puede ser un desencadenante.

Alérgenos

Un alérgeno es cualquier factor que desencadena una reacción alérgica. Si usted tiene asma, se puede desencadenar un ataque por alergenos que se encuentran dentro o fuera de casa. Evitar los alérgenos completamente puede ser un trabajo de tiempo completo. Sin embargo, unas pocas medidas sensatas reducen significativamente el estar expuestos a estos factores. Cuando el polen y la cuenta de los mohos de hongos son altas, es mejor permanecer dentro de casa en un ambiente con aire acondicionado.

359

Para algunas personas, sin embargo, la mayoría de alérgenos desencadenantes se encuentran dentro de los ambientes en la forma de polvos de casa. El polvo casero puede estar formado de alérgenos animales (pelo, pelusa), moho (baños, cocina y áreas húmedas) y cucarachas. Frecuentemente los perros, gatos y pájaros mascotas tienen que desaparecer de la casa o por los menos de los dormitorios si una persona reacciona a los alérgenos de estos. Asegúrese de bañar los perros y gatos cada semana para reducir los alérgenos. Los ácaros del polvo casero tienden a habitar en los colchones, almohadas, alfombras, muebles tapizados y ropa. Por lo menos, una persona alérgica debe cubrir los colchones y las almohadas con cubiertas ajustadas, lavar las sábanas y colchas semanalmente, evitar dormir o recostarse en muebles tapizados, remover alfombras de los dormitorios, y si es posible, evitar el polvo y la aspiradora. Se recomienda el trapeado húmedo en vez de sacudir el polvo o pasar la aspiradora, que puede expandir los alérgenos en el aire. También es importante cambiar los filtros de la calefacción y aire acondicionado cada mes. Evitar usar ambientadores o limpiadoras que producen ozono. Estos pueden empeorar el asma. Puede tomar algún tiempo y la limpieza repetida para dejar el ambiente con niveles no dañinos de alérgenos de mascotas, criaturas y polvo.

Los productos de casa como los perfumes, desodorantes de ambiente, pintura fresca y ciertos productos de limpieza también pueden desencadenar síntomas de asma en personas susceptibles. Para algunas personas, los limpiadores de aire de las casas pueden ser beneficiosos para reducir los alergenos en el aire.

Para algunas personas con asma, las pruebas de alergia pueden ayudar a identificar desencadenantes alérgicos específicos. Un tratamiento de "inyecciones para la alergia" (inmunoterapia) puede ayudar a hacer menos sensible a la persona en tanto que reaccione en forma exagerada a ciertos alérgenos. Ciertos alimentos (por ejemplo, cacahuates, frijoles, nueces, huevos, mariscos y productos lácteos) y aditivos de alimentos, como sulfitos en vino o frutos secas) también pueden desencadenar síntomas de asma en algunas personas.

A veces las personas con asma u otras condiciones respiratorias también tienen el reflujo gastroesofágico, una condición donde los contenidos ácidos del estómago regresan hacia el esófago e irritan el esófago y las vías respiratorias. Esto puede o no provocar síntomas de agruras (ardor). La irritación de las vías respiratorias pueda causar problemas o dificultad para respirar. El tratamiento del reflujo gastroesofágico consiste en mantener la cabeza y el pecho elevados al dormir; evitar el fumar, cafeína y alimentos que irritan el estómago; y cuando sea necesario, tomar antiácidos y medicamentos que controlan o eliminan el ácido.

Medicamentos

Ciertos medicamentos pueden causar en algunas personas respiración sibilante, dificultad para respirar y tos. Estos incluyen medicamentos antiinflamatorios como la aspirina, el ibuprofen y el naproxen, al igual que los betabloqueantes (tales como el propanolol) usado para tratar la hipertensión arterial, la enfermedad cardíaca y las migrañas.

Infecciones

Los resfríos, la influenza, las infecciones de los senos paranasales y las infecciones de las vías y pulmonares pueden hacer que la respiración se haga mas difícil para la persona con enfermedad pulmonar crónica. Usted tal vez no pueda prevenir todas las infecciones, pero sí usted puede reducir sus riesgos. Asegúrese de obtener una vacuna para la influenza (inyección para el flu) cada año al principio del otoño y una vacuna por los menos una vez en su vida para la neumonía neumocócica. Trate de evitar a la gente con resfríos, para disminuir la diseminación de los virus, lave sus manos con frecuencia y no sobe su nariz y ojos. También pregúntele a su médico, cómo ajustar la dosis de sus medicamentos si adquiere una infección. El tratamiento temprano puede con frecuencia evitar enfermedades serias y hospitalizaciones.

Ejercicio

El ejercicio puede ser un problema y un beneficio para las personas con enfermedad pulmonar crónica. Por un lado, la actividad física puede mejorar la fuerza y aumentar la capacidad del corazón y los pulmones. Por otro lado, en personas con enfermedad pulmonar crónica, el ejercicio vigoroso extremo puede provocar síntomas de asma y causar la desagradable sensación de falta de aire para respirar. Existen formas de elegir rutinas de ejercicio y ajustar su medicación antes del ejercicio, para prevenir el asma inducida por el ejercicio. (Vea los capítulos 7 a 10). Si es un problema para usted el poder realizar ejercicio confortablemente, infórmele a su médico.

Estrés Emocional

El estrés o tensión emocional no causa enfermedad crónica pulmonar. Sin embargo puede hacer que los síntomas empeoren al hacer que las vías respiratorias se constriñan y haciendo que la respiración se haga rápida y superficial. Muchos de los ejercicios de respiración y relajación de este libro pueden ayudar a prevenir el empeoramiento de los síntomas. También, el aprender como manejar su enfermedad lo ayuda a sentirse más en control y menos estresado en general.

La combinación de los factores alérgicos desencadenantes se pueden acumular. Por ejemplo, su gato sólo no hará que se desencadene una reacción alérgica o un ataque agudo, pero si usted agrega el frío o las sustancias químicas usadas en la limpieza, entonces puede ocurrir un ataque.

Vigilando Las Enfermedades Pulmonares

La enfermedad pulmonar no se mantiene constante todo el tiempo. A veces usted va a tener un mejor control sobre la enfermedad que en otros tiempos. Por eso, es importante vigilar sus síntomas para poder predecir cuando se va a intensificar la enfermedad y cuando comenzar su tratamiento enseguida antes de que se empeore.

Hay dos formas de vigilar la enfermedad pulmonar. Es recomendable utilizar a lo menos una de ellas. Para los mejores resultados, utilice ambas: Vigilar los síntomas (para el asma, la enfermedad pulmonar obstructiva crónica, la bronquitis crónica, y el enfisema) y vigilar el flujo espiratorio máximo (para el asma).

1. **Vigilando los síntomas (para el asma, la enfermedad pulmonar obstructiva crónica, la bronquitis crónica, y el enfisema)**

   Este método requiere que preste atención a los síntomas y reconozca cómo se siente. Usted puede saber cuando se va a empeorar su enfermedad cuando:

   - Los síntomas (tales como tos, resuello o respiración sibilante, falta de respiración, aumento en la cantidad de esputo o esputo más espeso, nueva fiebre, fatiga incrementada) ocurren más frecuente de lo normal o hay más síntomas de lo usual.

   - Se requieren más respiraciones del inhalador de medicina aliviadora de lo usual, o se requiere la medicina más frecuente que dos veces por semana (aparte del uso para la actividad física).

   - Los síntomas le causan que se despierte más frecuente durante la noche.

Si usted está experimentando tales síntomas, hable con su médico u otro profesional de salud. Desafortunadamente, los síntomas no siempre son buenos indicadores de la severidad de la enfermedad, ni de la respuesta al tratamiento, ni de los futuros problemas.

2. Vigilando el flujo espiratorio máximo (para el asma)

Este método requiere que utilice un pequeño aparato llamado "un medidor de flujo máximo" para medir su función pulmonar y saber si las vías respiratorias están bastante abiertas para respirar normalmente. Las medidas (o lecturas) del flujo máximo le permiten saber cuando el asma se está empezando a empeorar (antes de que incrementen los síntomas); estas lecturas también pueden ayudarle a averiguar qué tan severo este empeoramiento es.

Si usted tiene asma moderado o severo, el medidor de flujo máximo puede convertirse en su mejor amigo. Puede ser una herramienta muy útil que lo alerta de problemas antes de que se pongan severos. Puede ayudarles a usted y su médico a saber cuando los medicamentos se necesitan incrementar y cuando se pueden ir disminuyendo seguramente. También, le puede ayudar a distinguir entre un empeoramiento de su asma y la falta de respiración causado por la ansiedad o hiperventilación. Más que nada, puede ayudarle a manejar mejor su asma.

- Cuando la lectura (o medida) del flujo máximo está más cerca de su "mejor marca" o número ideal (vea abajo), las vías respiratorias están más abiertas. El asma está mejor controlado.

- Cuando la lectura (o medida) del flujo máximo está más lejos de su "marca mejor" o número ideal, las vías respiratorias están más cerradas que deben estar. Aunque se sienta bien, una lectura (medida) más baja del flujo máximo puede señalar que el asma se está empeorando y que necesita tomar acción y regular sus medicamentos (vea la información sobre un plan de acción en las páginas 364-368).

Nota: Diferentes medidores de flujo máximo pueden dar diferentes lecturas o medidas, por eso siempre utilice el mismo medidor de flujo máximo.

Pasos para Usar un Medidor de Flujo Máximo

1. Coloque el indicador al principio de la escala numerada (para que marque cero; debe estar a su nivel base).

2. Póngase de pie.

3. Respire profundamente hacia dentro (inhale tanto aire que los pulmones pueden contener).

4. Coloque la boquilla del medidor en la boca, cierre sus labios alrededor de la boquilla.

   • Asegúrese que la boquilla esté encima de la lengua.

   • Asegúrese que ningunos de los agujeros estén tapados con sus manos o dedos.

5. Sople hacia fuera, lo más rápido y fuerte que pueda sin inclinarse hacia delante.

6. Anote el número indicada en la escala numerada.

7. Repita estos pasos dos veces más. El mayor de los tres números es su medida o lectura de flujo máximo. No calcule el promedio de las medidas.

Estas son instrucciones generales para el uso del medidor. Por favor, es importante que siga las instrucciones específicas que vienen con su medidor o las que le da su médico, enfermera o terapeuta respiratorio. También pide que su médico, enfermera o terapeuta respiratorio observe su técnica para poder obtener los resultados exactos.

Averiguando su "Marca Mejor" de Flujo Máximo

A un tiempo cuando se siente bien, mide y anote el flujo máximo dos veces al día durante una o dos semanas. La "marca mejor" o su número ideal de flujo máximo es la medida mayor que obtiene por lo menos tres veces diferentes y separadas. Después de averiguar su marca mejor, debe de anotarlo.

Cuando Medir el Flujo Máximo

• Después de averiguar su marca mejor (o número ideal) de flujo máximo, lo mejor sería usar y anotar el flujo máximo cada mañana antes de tomar su medicina para el asma, o por lo menos dos veces a la semana.

• Si usted está experimentando síntomas de asma (o si tiene un catarro o resfriado o la influenza), es importante medir el flujo máximo por lo menos dos veces al día.

Usando un Diario de Asma

Usted puede llevar control de sus síntomas y medidas de flujo máximo anotándolos en un diario de asma. Su proveedor de cuidado médico puede darle uno, o puede hacer su propio diario. Tener un diario puede ayudarle a averiguar:

- Qué desencadena su asma

- Si los medicamentos funcionan o no

- Cuando se empieza a empeorar el asma

Su Plan de Acción del Manejo Personal del Asma

Trabaje con su médico para planear cuales acciones específicas usted debe tomar para manejar el asma basada en la información que tiene sobre sus medidas de flujo máximo (vea el ejemplo de un plan de acción a continuación). Por ejemplo, si la lectura de su flujo máximo baja a lo cual equivale 50 – 70% de su mejor marca personal o las medidas predichas, su médico pueda ordenarle que usted aumente sus medicamentos broncodilatadores inhalados o talvez que empiece un medicamento esteroide. Usted necesitará diseñar un plan de acción personal con su médico. Si espera hasta que se empeoren sus síntomas, será más difícil tratarlos. La acción temprana y los cambios adecuados de sus medicamentos pueden hacer una diferencia importante.

Medicamentos

El manejo efectivo de la enfermedad pulmonar crónica frecuentemente implica una combinación de medicamentos.* Las medicinas broncodilatadoras están designadas a relajar los músculos que rodean las vías respiratorias y que abren estas aún más. La mayoría de los broncodilatadores inhalados se pueden usar frecuentemente y trabajan en minutos para aliviar el silbido del pecho y la dificultad para respirar. La excepción es Serevent (Salmerterol), que no se debe usar más frecuente de cada 12 horas. Los fármacos antiinflamatorios también se pueden prescribir para reducir

---

*Debido a que la información sobre los medicamentos cambia rápidamente, es recomendable consultar con su médico, farmacéutico, y/o un libro corriente de consulta sobre los medicamentos para obtener la información más reciente.

Controlando Su Asma: Un Plan de Manejo Personal de Asma*

MEDICINAS PARA ASMA

Medicamentos "Controladores" o "Preventivos"

Tome estos diariamente como recetado para el control del asma a largo plazo (vea la **Zona Verde**)

Ejemplos: QVAR™ , Advair®, cromolina (Intal®), Pulmicort®, Tilade®, Flovent®, Singulair®, Accolate®, Aerobid®, y Azmacort®. Serevent® o Foradil® se puedan usar como una dosis de refuerzo (o adicional), pero no solos.

Medicamentos "Aliviadores Rápidos"

Tome estos para un alivio rápido (vea las **Zonas Amarrilla y Roja**)
Tómelos 5 a 10 minutos antes de hacer ejercicio, si se necesita.

No los use demasiado. Es importante saber la "Regla de Dos". Si usted toma una medicina aliviadora más de 2 veces a la semana (excepto cuando hace ejercicio), o si el asma lo despierta más de 2 veces al mes, dígale a su médico que su asma no está bien controlado.
Ejemplos: albuterol (Proventil® and Ventolin®), Alupent®, Maxair®, Xopenex®, y Atrovent®.

Medicamentos Corticoesteroides Sistémicos

Estos medicamentos se pueden ser recetados para el uso durante un ataque severo de asma (vea la Zona Roja). Pregunte a su médico si un medicamento corticoesteroide sistémico es bueno para usted.

Ejemplos: prednisona, Medrol®, Prelone®, Pediapred®, y Ora Pred®.

LA ZONA VERDE . . . SIGA ADELANTE

Su asma está bien controlado.

NO TIENE SINTOMAS

• Puede dormir sin despertarse

• No tiene respiración sibilante

(Sigue en la próxima página)

365

Controlando Su Asma (a continuación)

LA ZONA VERDE . . . SIGA ADELANTE

- Raramente se necesitan los medicamentos "aliviadores rápidos" (excepto con el ejercicio)

- No se falta el trabajo ni la escuela

- Rara vez, si nunca, necesita cuidado de emergencia

SIGA ADELANTE . . .
Tome los medicamentos "controladores"/"preventivos" diariamente como recetados para mantener un **buen control** del asma.

LA ZONA AMARRILLA . . . SEA CONSCIENTE DE QUE

Usted está experimentando un ataque leve de asma

SUS SINTOMAS PUEDAN INCLUIR:

- Poca tos

- Un leve resuello o respiración sibilante

- Poca congestión en el pecho y/o una sensación de opresión del pecho

- La respiración al descansar está un poco más rápida de lo normal

- Su flujo máximo está dentro de 50-80% de su "mejor marca personal"

SEA CONSCIENTE Y . . .

1. Tome su medicamento de "alivio rápido" cada 4 horas como se necesita para aliviar los síntomas.

2. Doble la dosis del medicamento "controlador inhalado" hasta que no necesite más del medicamento de "alivio rápido" y regrese a la Zona Verde. No doble las medicinas Advair®, Serevent®, o Foradil®.

3. Si los síntomas siguen por más de 2 días, o si se necesitan los medicamentos de "alivio rápido" más de cada 4 horas, vea la **Zona Roja**. Llame a su proveedor de salud para consejos, si es necesario.

(Sigue en la próxima página)

366

Controlando Su Asma (a continuación)

LA ZONA ROJA . . . PARE Y TOME ACCION

Usted está experimentando un ataque severo de asma

SUS SINTOMAS PUEDAN INCLUIR:

- Una tos y/o respiración sibilante (resuello) constante

- Dificultad para respirar al descansar

- Despertarse del sueño debido a la tos, resuello o respiración sibilante o falta de aire para respirar

- Su nivel de flujo máximo es 50% o menos de su "mejor marca personal"

TOME ACCION . . .

Si necesita los medicamentos de "alivio rápido" cada 2 a 4 horas y todavía tiene síntomas de la Zona Roja:

1. Empiece el medicamento corticoesteroide sistémico, si le ha sido recetado por su médico. Recuerde que esta medicina pueda tomar hasta 4 o 6 horas para surtir su efecto.

2. Pueda tomar su medicamento de "alivio rápido" cada 20 minutos hasta 2 horas. Sin embargo, si la dificultad para respirar le hace difícil caminar o hablar, ¡vaya a la sala de emergencia más cerca o llame 911 ahora mismo!

3. **Si usted ha tomando estos pasos y no hay alivio,** usted está experimentando un ataque muy severo de asma. **¡Vaya a la sala de emergencia más cerca o llame 911 ahora mismo, y siga tomando su medicina de "alivio rápido" como se necesita!**

Ejemplo*
Plan de Asma

Siempre avise a su médico cuando usted ha tenido un ataque severo de asma. Si está pensando de cambiar o dejar de tomar sus medicamentos para asma, asegúrese de hablar con su médico primero.

MEDICINAS PARA ASMA

Medicamentos "Controladores"/ "Preventivos"
Tome estos diariamente para el control del asma a largo plazo

_____

_____

Medicamentos "Aliviadores Rápidos"

_____

_____

Medicamentos Corticoesteroides Sistémicos

_____

_____

Niveles de Flujo Máximo

Nivel de 50% _____

Nivel de 50 a 80% _____

"Su Mejor Marca Personal" _____

Nombre de sus proveedores de cuidado médico para el asma:

_____

_____

Teléfono de la Persona de Contacto: _____

la inflamación, el edema y la hiperreactividad de las vías respiratorias. Para aquellos con bronquitis crónica y enfisema, también pueden usarse los medicamentos que fluidifican (que dejan pasar fácilmente) la mucosidad (mucolíticos y expectorantes) al igual que los antibióticos.

Algunos medicamentos pueden usarse para tratar síntomas como la respiración sibilante, mientras que otros pueden ser usados para prevenir los síntomas. Algunas medicinas se usan para tratar o para prevenir síntomas. Cuando las medicinas se usan para prevenir síntomas, deben tomarse regularmente, aun cuando no hayan síntomas presentes. Con frecuencia las personas dejan la medicina porque se sienten mejor. Es importante preguntar a su doctor qué medicinas continuar y cuales puede dejar cuando los síntomas mejoran.

Algunos personas se preocupan de que pueden hacerse adictos a las medicinas o que pueden hacerse "inmunes" y no responder más a las medicinas. Ninguna de las medicinas usadas para tratar la enfermedad pulmonar crónica son adictivas. Tampoco las personas se vuelven inmunes a ellas. Si sus medicinas no trabajan bien para controlar sus síntomas, infórmele a su doctor para poder hacer algunos ajustes.

Broncodilatadores

Medicamentos Similares a la Adrenalina (Agonistas Beta-Adrenergicos)

Ejemplos: albuterol (Proventil, Ventolin), pirbuterol (Maxair), metaproterenol (Alupent, Metaprel), terbutaline (Brethine, Brycanyl). También, Serevent (salmeterol) y Foradil (formoterol) que no se deben usar más frecuente de cada 12 horas y siempre se deben tomar con una medicación corticoesteróidea inhalada. Advair (fluticasona/salmeterol) es una combinación de salmeterol (Serevent) y una corticoesteróidea inhalada, fluticasona (Flovent).

¿Cómo actúan? Estos medicamentos son similares a la adrenalina (epinefrina) una substancia producida en el cuerpo. Ellos estimulan los receptores nerviosos pequeños en el músculo liso que rodea las vías respiratorias y hacen que el músculo se relaje, abriendo la vía respiratoria, revirtiendo el broncoespasmo y haciendo la respiración más fácil. Estos medicamentos usualmente son inhalados, pero algunos se pueden tomar por vía oral (pastillas o líquidos). En la sala de emergencia o en el hospital, pueden suministrarse por vía endovenosa o por inyección.

Posibles efectos secundarios: Temblor, nerviosismo, incapacidad para descansar, irregularidad o incremento en la frecuencia cardíaca, insomnio, náusea, dolor de

369

cabeza. Los efectos secundarios tienden a disminuir con los medicamentos inhalados que con los administrados por vía oral.

Comentarios: La forma inhalada toma solamente uno o dos minutos para empezar a trabajar mientras que la forma oral puede requerir más de 30 minutos para empezar a aliviar los síntomas (vea las indicaciones en "inhaladores con dosis medida", páginas 375 a 378). Estos medicamentos pueden ser usados regularmente para ayudar a prevenir los síntomas de asma o "según se necesite" para tratar el súbito empeoramiento de los síntomas. Usualmente es más fácil y requiere menos medicina prevenir los síntomas o detener un episodio en su fase temprana que tardía. Siempre lleve con usted un broncodilatador inhalador de tal forma que lo tenga disponible al primer signo de incremento de los síntomas. Los inhaladores pueden ser usados 5 a 15 minutos antes del ejercicio por las personas que tienden a desarrollar una respiración sibilante o ruidos asociados durante o después del ejercicio. Los medicamentos broncodilatadores pueden ayudar a aliviar rápidamente el broncoespasmo y el estrechamiento asociado de las vías respiratorias, pero no tratan o detienen el proceso inflamatorio. Por tanto, si usted tiene que usar los inhaladores broncodilatadores con frecuencia (dos veces por semana o más), discuta esto con su doctor. Puede necesitar una medicina antiinflamatoria adicional.

Teofilina

Ejemplos: aminofilina (Slophylin, Somophylin, Slobid, Theo-Dur, Resbid, Theolair-SR, etc.).

¿Cómo actúan? Este medicamento relaja los músculos alrededor de las vías respiratorias para reducir la respiración sibilante y la dificultad para respirar. Puede ser usado para tratar un ataque de asma o en tratamiento regular para prevenir la constricción o cierre de la vía respiratoria. La medicina puede ser dada por vía endovenosa (IV) en el hospital o tomada oralmente como pastilla o líquido. Las formas orales de esta medicación toman 45 minutos o más para empezar a trabajar.

Posibles efectos secundarios: Malestar estomacal (ardor, acidez estomacal o náuseas), diarrea, irritabilidad, dolor de cabeza, mareo, temblor, insomnio, nerviosismo, micción frecuente, dificultad para orinar (especialmente en hombres que tienen agrandamiento de la próstata), latidos cardíacos irregulares y rápidos, y raramente convulsiones. Tomar la medicina con alimentos puede ayudar a reducir la irritación estomacal.

Comentarios: Vigilar los efectos de teofilina es importante. Su doctor pueda ordenar pruebas de sangre para medir los niveles de teofilina en su sangre. Si es demasiado bajo, puede no ser efectiva. Si es muy alto, puede ser tóxico. El rango terapéutico usual es 5-20 mcg/ml. La teofilina se prescribe ahora con menos frecuencia por el mayor uso de los broncodilatadores beta-adrenergicos y la medicación corticoesteróidea. La teofilina puede ser usada en combinación con estas otras medicaciones. Las formas de teofilina de larga acción son convenientes (tomadas solamente 2 veces al día) y pueden ser útiles en controlar la respiración ruidosa de algunas personas durante la noche.

371

Bromuro de Ipratropium

Ejemplos: Atrovent.

¿Cómo actúa? Esta medicación es más nueva, bloquea la constricción de las vías respiratorias e impide la secreción de mucosa. Es usada más comúnmente para tratar el enfisema y la bronquitis crónica que el asma. Está disponible en formas inhalatorias.

Efectos secundarios posibles: Sequedad de boca y garganta, tos, dolor de cabeza, náusea y visión borrosa.

Comentarios: Este fármaco, a diferencia de los broncodilatadores similares a la adrenalina que trabajan en minutos, tarda más en abrir las vías respiratorias. Por lo tanto necesita ser usado regularmente para poder obtener un máximo beneficio.

Medicamentos Antiinflamatorios ("Controladores/Preventivos" de Síntomas)

Cromolin Sódico (Cromoglicato de Sodio)

Ejemplos: Intal

¿Cómo actúa? Ayuda a prevenir o detener la inflamación de los pulmones. Esta medicina inhalatoria previene los ataques de asma al inhibir la salida de sustancias químicas en las vías respiratorias que causan inflamación, reacciones alérgicas y estrechamiento de las vías. Por su efecto antiinflamatorio, es usado para prevenir los ataques de asma, debe ser usado regularmente y no sólo cuando los síntomas empeoran. También se usa para prevenir síntomas que ocurren por el ejercicio o por alérgenos (tales como las mascotas o el polen); se debe usar de 5 a 60 minutos antes del contacto.

Posibles efectos secundarios: Tos.

Comentarios: Es difícil predecir qué pacientes se beneficiarán con el cromolin. Usted puede necesitar usar la medicina por 4 a 6 semanas completas antes de poder determinar si trabaja para usted. Si está tomando un broncodilatador inhalado al igual que el cromolin inhalado, use el broncodilatador primero y espere 5 minutos antes de usar el cromolin. Esto incrementa la cantidad de cromolin que llega a las vías respiratorias más pequeñas.

Corticoesteroides Inhalados

Ejemplos: beclametasona (QVAR, Vanceril), triamcinolona (Azmacort), flunisolida (Aerobid), y fluticasona propionate (Flovent).

¿Cómo actúan? Estos medicamentos disminuyen gradualmente la inflamación, la hinchazón (edema) y el espasmo de las vías respiratorias y previenen la hiperreactividad de las vías a los elementos desencadenantes del asma, como los alérgenos. Usted puede tomar los esteroides inhalados por 1 a 4 semanas para ver su beneficio total. Los esteroides inhalados ahora se recomiendan para uso más frecuente en personas con síntomas recurrentes o moderadamente severos. Debido a que los esteroides inha-lados no son de acción rápida, no son efectivos en el tratamiento inmediato de un ataque severo de asma.

Posibles efectos secundarios: Tos, ronquera e infecciones por hongos (cándida) en la boca. El riesgo de irritación e infección puede reducirse grandemente usando un espaciador o cámara mantenedora (vea la página 375) y enjuagando el exceso de medicación fuera de su boca después de inhalarla. Sólo pequeñas cantidades de esteroides inhalados alcanzan el torrente sanguíneo, por eso se presentan menos efectos secundarios serios que con el uso de esteroides orales por períodos más largos (vea más detalles abajo).

Nota: Las medicaciones cortocosteroideas usadas para tratar el asma son completamente diferentes de los anabólicos esteroides que a veces son tomados ilegalmente por los atletas.

Comentarios: Si usted está tomando un broncodilatador inhalado al igual que un inhalador esteroideo, use el broncodilatador primero y espere 5 minutos antes de usar la medicación esteróidea inhalada. Esto incrementa la cantidad de medicación esteróidea que llega a las vías respiratorias más pequeñas.

Corticoesteroides Sistémicos

Ejemplos: prednisona, dexametasona (Decadron), metilprednisolona (Medrol), triamcinolona (Aristocort).

373

¿Cómo actúan? Los corticoesteroides o medicamentos esteroideos trabajan gradualmente tanto para prevenir y reducir la inflamación, la hinchazón (edema) y el espasmo de las vías respiratorias y la hiperreactividad de las vías a los desencadenantes del asma como los alérgenos. Se pueden dar oralmente o intravenosamente (IV). La medicina esteróidea generalmente toma varias horas para empezar a reducir la inflamación de la vía respiratoria. Con frecuencia se receta esta medicina durante un ataque severo de asma.

Posibles efectos secundarios: Con tratamientos cortos (menos de 2 semanas) no parece existir efectos serios a largo plazo. Pero usted puede experimentar un ligero aumento de peso, incremento del apetito, cambios en el estado de ánimo, retención de flúidos y molestias gástricas. Sin embargo, el tratamiento esteróideo de larga duración con dosis mayores de 10 mg por día pueden resultar en efectos secundarios más serios, incluyendo úlceras gástricas, irregularidades menstruales, calambres musculares, acné, adelgazamiento de los huesos (osteoporosis), cataratas, contusiones fáciles de la piel y vasos sanguíneos y alteración en la función de las glándulas adrenales. Las molestias gástricas se pueden aliviar tomando la medicina esteróidea oral junto con los alimentos. Las medicinas esteróideas inhalatorias presentan menos efectos secundarios.

Nota: Los tipos de medicamentos corticoesteroides usados para tratar el asma son diferentes a los esteroides anabólicos tomados ilegalmente por algunos atletas, los que pueden tener efectos devastadores en el hígado, corazón y músculos.

Comentarios: Si usted está tomando medicina esteróidea por vía oral, no deje de tomarla en forma repentina. Estas medicinas necesitan disminuirse gradualmente en días a semanas en un horario establecido con su doctor.

Inhibidores de Leucotriene

Ejemplos: montelukast (Singulair), zarfirlukast (Accolate)

¿Cómo actúa? Este medicamento bloquea las sustancias en el cuerpo, llamados leucotrienes, que causan inflamación, retención de líquidos o fluidos, secreción de mucosa y constricción en los pulmones. Puede ayudar a controlar el asma. Se usa esta medicación diariamente para prevenir asma, pero no se debe usar para aliviar un ataque agudo de asma.

Posibles efectos secundarios: Debilidad fuera de lo normal, malestar estomacal, diarrea, mareos, tos, dolor de cabeza, problemas o dificultad para dormir, o dolor de boca.

Expectorantes y Mucolíticos

Ejemplos: agua, guaifenesin, yoduro de potasio, acetylcisteina, glicerol, yodinado (Organidin).

¿Cómo actúan? Estos agentes puedan ayudar a disolver la mucosidad (hacen que sea más líquido) y más fácil de eliminar. Asegúrese de beber adecuadas cantidades de agua para ayudar a la licuefacción de la mucosidad y suavizar el área irritada (se recomienda tomar 6-8 vasos al día).

Posibles efectos secundarios: Varía con el producto.

Antibióticos

Ejemplos: ampicilina, amoxicilina, azitromicina, penicilina, eritromicina, tetraciclina, antibióticos tipo sulfa (Septra, Bactrim), cefalosporinas, quinolonas.

¿Cómo actúan? Los antibióticos ayudan al cuerpo a combatir las infecciones. Las personas con enfermedad crónica pulmonar están propensos a desarrollar infecciones bacterianas de las vías respiratorias superiores (bronquitis) o de los pulmones (neumonía).

Posibles efectos secundarios: Estos varían según el antibiótico específico, pero a veces incluyen náuseas, vómitos y diarrea. Las erupciones o ronchas en la piel, dificultad para respirar incrementada o fiebre, puede indicar una reacción alérgica más seria y el antibiótico debe retirarse hasta que se consulte al doctor.

374

Comentarios: Siempre tome su antibiótico hasta que los termine, o sea que por el tiempo completo que fue prescrito (usualmente 5–10 días o más) aun cuando se sienta mejor. Si usted deja de tomar la medicina antes de completar el tratamiento, la infección puede recurrir. Siga las instrucciones con cada antibiótico. Por ejemplo, la tetraciclina no debe ser tomada con ningún producto lácteo o antiácido, puesto que interfieren con la absorción del fármaco y reduce su efectividad.

Tratamientos Inhalatorios

375

Inhaladores con Dosis Medidas

Ciertos medicamentos pulmonares, como los broncodilatadores, los corticoesteroides, y el cromolin pueden ser administrados en forma inhalada. Vienen en un recipiente especial llamado inhalador de dosis medida (MDI en inglés). Es una simple cajita metálica apresión con una boquita. Cuando se usa apropiadamente, los inhaladores son seguros y pueden ser una manera efectiva de administrar medicamentos rápidamente a los pulmones. Al respirar la medicina directamente hacia los pulmones en vez de ingerirlos en forma de una pastilla, menos medicina es absorbida en el torrente sanguíneo. Esto causa menos efectos secundarios, mientras se alcanza una mayor concentración de medicina en los pulmones.

Sin embargo, aprender a usar un inhalador apropiadamente es más difícil que ingerir una pastilla. Requiere instrucciones adecuadas y algo de práctica. Las instrucciones que se dan a continuación son buenas como información de referencia, pero es **esencial tener un terapeuta respiratorio o un otro profesional de la salud conocedor del uso de los inhaladores que lo observe periódicamente para que revise su técnica. El uso inapropiado de los inhaladores es una de las razones más importantes de no poder controlar los síntomas. Por tanto, si se le prescribe un inhalador, asegúrese de conseguir ayuda para usarlo apropiadamente.**

Usando Los Medicamentos

Cuando usted usa diferentes medicamentos para tratar su enfermedad pulmonar, utilice primero los medicamentos inhalados de alivio rápido (broncodilatadores). Espere varios minutos para que abran las vías respiratorias y los medicamentos inhalados antiinflamatorios puedan llegar mejor a los pulmones.

Espaciadores o Cámaras Retenedoras

Para hacer el uso de un inhalador más fácil, más seguro y más efectivo, es recomendable usar un aparato espaciador o una cámara retenedora. Esta es una cámara (usualmente un tubo o bolsa especialmente diseñada) al cual rocía la medicina del inhalador. Luego usted inhala la medicina del espaciador. El espaciador hace más probable que usted inhale las gotas más pequeñas y livianas de la medicina para que lleguen a las vías respiratorías más profundas. El aparato espaciador también colecciona en sus paredes algunas de las gotas más pesadas y más grandes de la medicina que de otra manera se hubieran quedado en su boca o garganta. Esto puede reducir los efectos secundarios tales como las infecciones por hongos en el caso de los esteroides inhalados. Algunos aparatos espaciadores tienen un pito que suena si usted está inhalando demasiado rápido. Esto también le recuerdará no respirar en forma rápida. Una respiración rápida depositará más medicina en la boca y menos en sus pulmones.

Los inhaladores de dosis medidas son más fáciles de usar con los aparatos espaciadores que solos. Usted no tiene que preocuparse si el spray va en la dirección correcta; tampoco tiene que ser tan cuidadoso para coordinar su inhalación con el spray. Puesto que, con el espaciador, la mayor parte de la medicina alcanza sus pulmones y no se queda en su boca; la medicina tiende a ser más segura y efectiva. Esto es especialmente importante si usted está usando un inhalador esteróideo.

Cómo Usar un Inhalador:

Usando un aparato espaciador con un inhalador de dosis medidas es la forma más eficiente para asegurar que la mayoría de su medicamento alcance los pulmones. Abajo describimos los pasos para usar correctamente **el inhalador con un espaciador:**

1. Sacuda el inhalador, remueva la tapa protectora del inhalador, y coloque la boquilla (pieza bucal) del inhalado en el espaciador.

2. Remueva la tapa del espaciador.

3. Sostenga el inhalador recto con la boquilla abajo.

4. Mueva ligeramente su cabeza hacia atrás y exhale el aire lenta y completamente.

5. Coloque la boquilla del espaciador en su boca.

6. Oprima el inhalador una vez para liberar el medicamento en el espaciador y entonces comience a inhalar lentamente (oprima e inhale). Sostenga la respiración durante 10 segundos para permitir que el medicamento penetre en los pulmones.

7. Si necesita tomar una segunda dosis, espere 30 segundos para que rellene la válvula del inhalador.

Aunque se recomienda usar un inhalador de dosis medidas con un espaciador, lo siguiente describe cómo usar **un inhalador sin un espaciador:**

1. Sacuda el inhalador como se indica y remueva la tapa protectora.

2. Sostenga el inhalador recto con la boquilla abajo.

3. Mueva ligeramente la cabeza hacia atrás y exhale el aire lenta y completamente.

4. Coloque el inhalador en uno de dos maneras:

   • Coloque el inhalador 1 a 2 pulgadas (2.5 a 5.1 centímetros) delante de su boca abierta, sin cerrar los labios alrededor de la boquilla. (Algunas investigaciones demuestran que este método es un poco mejor para asegurar que el medicamento alcance los pulmones, pero algunas personas lo encuentren difícil hacer.)

   • Coloque el inhalador en su boca. (Este método es más fácil para muchas personas y reduce el riesgo de que el medicamento entre sus ojos.)

5. Comience a inhalar lentamente, con regularidad, y profundamente, y oprima el inhalador una vez (inhale y entonces oprima).

6. Sostenga su respiración durante 10 segundos para que el medicamento penetre en los pulmones.

7. Si necesita tomar una segunda dosis, espere 30 segundos para que rellene la válvula del inhalador.

Si usted está utilizando un inhalado corticoesteroide, enjuague su boca con agua y elimine este residuo después de usarlo. No trague el agua. Tragar el agua aumentará la posibilidad de que el medicamento entre su corriente sanguíneo. Esto pueda incrementar los efectos secundarios del medicamento. Un poco polvo puede acumularse en el inhalado, pero no es necesario limpiarlo cada día. De vez en cuando, enjuague el espaciador o la boquilla, tapa, y caja.

¿Cuántos Disparos de Medicamento Quedan en el Inhalador de Dosis Medidas?

Un inhalador puede aparecer que libere disparos de medicamento, aun cuando ya no hay medicina. La mejor forma de verificar cuantos disparos de medicamento quedan, es llevar un registro de cuantos disparos ya ha usado. Hay dos maneras que usted puede hacer esto:

Evíte Estos Errores Cuando Usa un Inhalador

- Olvidar a sacudir el inhalador

- Sostener el inhalador al revés

- Respirar por la nariz

- No sostener la respiración

- Inhalar demasiado rápido

---

1. Lea la etiqueta de un nuevo inhalador para saber cuantos disparos contiene. Anote el número para cada disparo en una hoja de papel. Por ejemplo, si contiene 100 disparos o dosis, escribiría cada número de 1 a 100 en una hoja de papel. Cada vez que toma un disparo de medicamento, tache un número. Cuando todos los números son tachados, el inhalador no contiene más medicina.

2. Divida el número de disparos de medicamento en el inhalador por el número de disparos usa cada día. Esto le da el número de días que el medicamento va a durar y le deje saber cuando usted necesita empezar a usar un nuevo inhalador. Por ejemplo, si el inhalador contiene 100 disparos y usted toma 2 disparos por día, el inhalador va a durar 50 días (100 disparos dividida por 2 disparos al día = 50 días). Cuente hacia delante ese número de días en un calendario y marque el día cuando el inhalador va a acabar. También escoja y marque uno o dos días antes de esa fecha para rellenar su receta o pedirle a su médico que le escriba una nueva prescripción antes de que se acabe su medicina.

Nota: Si no puede encontrar el número de disparos (o dosis) en la etiqueta del inhalador, pida ayuda de su médico, enfermera, farmacéutico u otro profesional de salud.

Cautela: En el pasado, algunas personas han tratado de flotar sus botes de inhalador en agua para averiguar cuantos disparos quedaron. Ya sabemos que **este método no funciona.** Es recomendable usar uno de los dos métodos ya descritos en esta sección.

Inhaladores de Polvo Seco

Los inhaladores de polvo seco liberan la medicina en la forma de polvo, y se usan sin espaciador. Para usar un inhalador de polvo seco, usted necesita ser capaz de respirar rápida y profundamente.

Nebulizadores

Un nebulizador es un aparato diseñado para liberar partículas muy finas (vaporizadas) de medicina de alivio rápido que usted pueda respirar profundamente hacia sus pulmones. Con frecuencia se usan los nebulizadores en la clínica o sala de emergencia para dar un "tratamiento de respiración" de 5 a 10 minutos, o en casa para personas que no pueden usar un inhalador con espaciador correctamente. Con algunos aparatos, usted agrega la medicina y exprime la bombilla para hacer el roceador más fuerte. Los nebulizadores conducidos por compresores tienen un compresor de aire activado eléctricamente el cual impulsa una corriente de aire para que pase una solución con el medicamento disuelto. El vapor de medicina es inhalada a través de una pieza bucal o máscara. La técnica para inhalar la medicina es similar a la de los inhaladores de dosis medidas. Los nebulizadores son abultados y menos convenientes para usar que los inhaladores. Cuatro a seis respiraciones de un medicamento aliviador de un inhalador con un espaciador trabaja tan bien que un tratamiento con un nebulizador, cuando se hace correctamente.

Terapia de Oxígeno

Para algunas personas con enfermedad pulmonar crónica, sus pulmones no pueden abastecer al cuerpo con el suficiente oxígeno del aire común. Si usted está cansado y con dificultad respiratoria porque hay muy poco oxígeno en su sangre, su doctor puede ordenar un equipo de oxígeno para que usted lo use en casa. El oxígeno es una medicina. No es adictivo. Sin embargo mucha gente trata de no usarlo por el miedo de hacerse dependiente de él. El oxígeno suplementario puede proveerle ese empuje o apoyo que su cuerpo necesita para permanecer cómodo y llevar a cabo las actividades diarias sin dificultad respiratoria extrema. Lo más importante es que pueda retrasar su enfermedad y ayudar a su cerebro a funcionar mejor. Algunas personas pueden requerir el uso continuo de oxígeno, mientras otras pueden sólo necesitar oxígeno para ayudarlos con ciertas actividades tales como el ejercicio.

El oxígeno viene en tanques grandes de gas comprimido o tanques pequeños portátiles de oxígeno líquido o gaseoso. Si usted usa oxígeno, asegúrese de saber la dosis apropiada (la porción correcta de oxígeno, cuando usarlo y por cuanto tiempo), como usar el equipo y saber cuando ordenar más. El tanque de oxígeno no explotará ni se quemará, sin embargo, el oxígeno ayuda a que otras cosas se quemen más rápidamente. Por tanto, mantenga su tanque por lo menos 10 pies lejos de cualquier llama, incluyendo los cigarrillos.

Cómo Respirar Más Efectivamente

Ejercicios para Respirar

No es sorprendente saber que la respiración es la preocupación principal de las personas con enfermedad pulmonar. Sin embargo, muchas personas encuentran aún más sorprendente saber que la respiración efectiva y adecuada es una habilidad que necesita ser aprendida. No es necesariamente algo que la persona hace en forma natural o normal. Esto es especialmente importante para las personas con enfermedad pulmonar. Usted puede aprender varias maneras de respirar lo cual aumentará el funcionamiento de su sistema respiratorio.

Existe un ejercicio de respiración muy importante: la respiración *diafragmática o abdominal*. Esta forma de respirar ayuda a fortalecer los músculos respiratorios (especialmente el diafragma) y ayuda a los pulmones a eliminar las impuresas o el aire atrapado. Uno de los principales problemas de las personas con enfermedades pulmonares es la dificultad de eliminar el aire contaminado. Por lo tanto el aire fresco no puede entrar a los pulmones. El aprender a respirar usando la técnica diafragmática puede ayudarlo a vaciar más sus pulmones y sacar provecho de su capacidad pulmonar total. (Vea las páginas 55-56 en capítulo 4 para instrucciones en cómo hacer los ejercicios para respirar.)

Postura

Si usted tiene una postura encorvada y restringida, puede ser muy difícil inhalar y exhalar. Ciertas posturas corporales hacen más fácil exhalar e inhalar completamente. Por ejemplo, si usted está sentado, trate de inclinarse hacia adelante desde las caderas con la espalda recta. Luego usted puede reposar sus brazos en sus muslos o reposar su cabeza, hombros y brazos en una almohada colocada en una mesa. O use varias almohadas al acostarse para hacer más fácil su respiración. (Vea la página 58)

Clarificando Sus Pulmones

A veces el exceso de mucosidad bloquea las vías respiratorias, haciendo difícil el respirar. Su doctor o su terapeuta respiratorio pueden recomendar ciertas posiciones específicas para el "drenaje postural". Estas posiciones pueden mejorar el drenaje de la mucosidad de los pulmones. Por ejemplo, al acostarse en su lado izquierdo en una inclinación con los pies más altos que la cabeza, usted puede ayudar que la mucosidad de ciertas áreas del pulmón drene más efectivamente. Pregunte a su doctor, enfermera o terapeuta respiratoria cuál de las posturas sería de utilidad para usted. También, recuerde que beber por lo menos 6 vasos de agua por día (a menos que tenga edema o hinchazón de los tobillos). Esto puede ayudar a fluidificar y adelgazar la mucosidad.

Tos Controlada

Una tos bien ejecutada, que produce una gran salida de aire, es una manera efectiva de clarificar las vías de la mucosidad. Por otro lado, una tos seca, débil e irritativa de la garganta puede ser extenuante, irritante y frustrante. Usted puede aprender a toser de lo profundo de sus pulmones y poner fuerza de aire en la tos para clarificar la mucosidad. Empiece sentándose en una silla o en el borde de la cama con los pies firmes en el piso. Coloque una almohada presionando firmemente hacia su abdomen con los antebrazos. Tome varias respiraciones lentas a través de su nariz y conforme exhale totalmente con los labios apretados inclínese hacia adelante y presione la almohada hacia su estómago. En la cuarta o quinta respiración, lentamente dóblese hacia adelante mientras produce dos o tres episodios de tos fuerte sin tomar respiraciones rápidas entre la tos. Repita la secuencia varias veces para clarificar la mucosidad. Vea la página 57.

Entrenamiento Físico

El ejercicio es una de las maneras más simples y más efectivas de incrementar su habilidad para vivir una vida plena con la enfermedad pulmonar crónica. La actividad física refuerza los músculos, mejora el humor, incrementa los niveles de energía y aumenta la eficiencia de los pulmones y el corazón. Aún cuando el ejercicio, no revierte el daño a los pulmones, puede mejorar su habilidad para funcionar dentro de ciertos limites que usted tiene debido a su enfermedad pulmonar. (Vea el capítulo 10 para más información sobre la actividad física y ejercicio para personas con enfermedad pulmonar crónica.)

El ejercicio es bueno para el corazón y los pulmones. Sin embargo, algunas personas con asma puedan toser o resollar (respirar con silbido) cuando hacen ejercicio. Si usted tiene este problema, talvez quisiera discutir con su médico el uso de 2 disparos de albuterol (Ventolin, Proventil) o cromolin (Intal) 15 a 30 minutos antes de empezar el ejercicio. También, ponerse una bufanda o mascarilla para cubrir la cara cuando hace frío pueda ayudar a prevenir que el aire frío desencadena un ataque de asma. Usualmente el nadar no afecta el asma.

El asma, la bronquitis crónica y el enfisema son por definición enfermedades incurables. Pero usted puede, en conjunto con su doctor, trabajar para reducir los síntomas y mejorar su habilidad para vivir una vida activa y saludable.

Un agradecimiento especial para Cheryl Owen, RN, y Karen Freimark por sus contribuciones a este capítulo.

Capítulo
20
_____

Manejando la Artritis

¿QUÉ ES LA ARTRITIS? LA PALABRA ARTRITIS SIGNIFICA INFLAMACIÓN DE LA ARTICULACIÓN. Sin embargo, de la forma cómo la palabra se usa, artritis comúnmente se refiere a cualquier problema crónico que se presente en la articulación. La forma más común de artritis es la *osteoartritis.* Es la artritis que generalmente nos afecta conforme avanzamos en edad o sea con la vejez, y causa deformaciones en los nudillos de los dedos, rodillas inflamadas, dolor en la espalda o en otras articulaciones.

La osteoartritis no es causada por la inflamación, aunque a veces puede resultar en la inflamación de la articulación. No se conoce la causa específica de la osteoartritis pero involucra la degeneración o desgaste de las terminaciones cartilaginosas del hueso. Por la degeneración, las superficies óseas se hacen ásperas y no se deslizan suavemente. Al desgastarse el cartílago que protege el terminal óseo, el hueso crece en forma de espuelas (llamadas osteofitos) lo que genera un abultamiento en los dedos de las manos, o los espolones en el pie. Al rozar estas espuelas óseas o superficies ásperas, la superficie celular de la articulación se irrita produciendo una mayor cantidad de flúido sinovial. Este flúido extra resulta en edema o hinchazón.

Hay muchas clases de artritis debido a la inflamación. Las formas más comunes son aquellas causadas por enfermedades reumáticas, tales como la *artritis reumatoide,* y enfermedades metabólicas como la *gota* y *psoriasis.* Con estas enfermedades, la superficie que cubre o protege la articulación se inflama e hincha, y también secreta flúido extra. Como resultado, la articulación se hincha, se siente caliente, se enrojece y se pone más sensible. Si la inflamación de la artritis no se controla y dura un período largo, puede resultar en la destrucción del cartílago y el hueso. Tal destrucción puede finalmente conducir a deformidad. La causa de la inflamación asociada a estas enfermedades no se conoce precisamente, pero con respecto a la gota se relaciona claramente a la formación de cristales de ácido úrico en el flúido articular. Se piensa que las enfermedades reumáticas se deben a una forma de autoinmunidad (una reacción alérgica o inmune del cuerpo en contra de si mismo).

La mayoría de enfermedades artríticas no sólo afectan la articulación sino también todos los tejidos que la rodean. Las articulaciones están cruzadas por tendones de los músculos adyacentes los cuales mueven las articulaciones, y por ligamentos que estabilizan las articulaciones. Cuando la superficie articular se inflama o la articulación se hincha o deforma, estos tendones, ligamentos y músculos se afectan. Pueden inflamarse, hincharse, estirarse, desplazarse, adelgazarse o aún romperse. También, en muchos lugares donde los tendones o músculos se deslizan entre si o entre huesos, existen superficies lubricadas para hacer el movimiento mas fácil. Estas superficies se llaman bursas; con la artritis también se inflaman o se hinchan causando *bursitis.* Cualquiera que sea el tipo de artritis no sólo afecta la articulación, sino también puede afectar todos los elementos o tejidos que rodean a la articulación.

¿Cómo Me Afecta la Artritis?

De la discusión anterior, usted puede determinar los efectos de la artritis en su organismo. Como resultado de la irritación, inflamación, hinchazón y deformidad de la articulación, se produce *dolor.* El dolor puede estar presente todo el tiempo o a veces en forma esporádica o sólo cuando mueve la articulación. De todos los síntomas de la artritis, el dolor es el más común.

La artritis también puede *limitar el movimiento.* La limitación también puede ser debida a dolor, a la hinchazón que impide el movimiento normal y provoca la deformidad de la articulación, de los tendones o debilidad en los músculos adyacentes.

Además, la artritis también puede causar problemas en áreas distintas y alejadas de la zona de artritis. Por ejemplo, si las articulaciones en una pierna tienen artritis, evitaremos usar esa pierna cuando caminamos o hacemos algún otro movimiento. Cuando esto ocurre, la postura general se ve afectada, porque se coloca el peso extra en otros músculos y articulaciones. *Estas posturas anormales o las cargas extras* pueden crear dolor en otras articulaciones y puede afectar otras áreas.

La *rigidez* es otro resultado dramático de la artritis haciendo difícil el movimiento. La rigidez de las articulaciones y músculos es particularmente aparente después de períodos de descanso tales como el dormir o el estar sentado. La inactividad causa rigidez, sin embargo usted puede salir de la rigidez, si calienta el área muscular y la articulación afectada (paños calientes o baños calientes). Para la mayoría de gente la rigidez dura sólo poco tiempo. Para otros menos afortunados, puede durar todo el día. La causa de esta rigidez no se conoce claramente pero si sabemos que se puede evitar.

Otra consecuencia común de la artritis es la *fatiga*. Aquí, otra vez la causa precisa no se conoce. La inflamación por si misma causa fatiga. Así también el dolor crónico y el esfuerzo del movimiento cuando los músculos y las articulaciones no trabajan bien. Además, la fatiga es causada por las preocupaciones y temores que frecuentemente acompañan a la artritis. Cualquiera que sean los factores causantes, la fatiga es un problema común en la mayoría de pacientes con artritis.

La fibromialgia es una condición que no se asocia con inflamación, sino crea dolor muscular y articular parecido a lo cual experimentan muchas personas con la artritis inflamatoria crónica. Todavía no se conoce la causa de fibromialgia. Usualmente existe sola, pero a veces acompaña una enfermedad reumática. El tratamiento utilizando los medicamentos antiinflamatorios no la ayuda; sin embargo, muchos de los tratamientos de manejo personal empleados por las personas con artritis crónica son beneficiosos.

Una consecuencia final de la artritis es la *depresión*. Con frecuencia las personas con artritis tienen problemas de hacer lo que quieren o necesitan hacer. Esto puede hacerles sentirse inútiles, sin ayuda y aislados. Esto crea un sentimiento de incertidumbre, y frustración lo que puede conducirlos a la depresión. La depresión puede hacer que otros síntomas tales como el dolor, la fatiga y la incapacidad se empeoren. Esto puede limitar la habilidad de realizar trabajos y de realizar sus actividades sociales. Además puede afectar las relaciones familiares lo mismo que la capacidad para vivir independiente. Comúnmente la depresión es un tipo dependiente de una situación lo que significa que origina de las dificultades causadas por la artritis, y no es una enfermedad mental. Frecuentemente, la depresión disminuye cuando la artritis mejora, pero también puede ser ayudado por el uso de las técnicas de manejo personal y de un medicamento antidepresivo.

Es obvio que la artritis puede traerle muchos efectos negativos. Tal vez podríamos pensar que el pronóstico de una persona con artritis puede ser incierto. Sin embargo, no lo es. Se puede hacer mucho para compensar o eliminar los efectos negativos de la artritis. Este y otros libros que están dirigidos a las personas con enfermedades crónicas como la artritis se han escrito para ayudar a las personas afectadas con esta enfermedad a manejar mejor los síntomas y evitar complicaciones. Más adelante en este capítulo vamos a ofrecer consejos para el manejo de la artritis. Las técnicas para el manejo de la artritis se han detallado en casi todos los capítulos de este libro.

385

Pronóstico, o ¿Qué Nos Presenta el Futuro?

La mayoría de enfermedades artríticas, si se dejan sin tratar, tendrán diferentes resultados para diferentes personas. Algunos progresan rápidamente o lentamente hacia la deformidad. Otros experimentan la enfermedad que viene y va en un período de años, posiblemente empeorando lentamente o tal vez no. En unos cuantos afortunados la enfermedad desaparecerá espontáneamente. Con los tratamientos modernos, la mayoría de pacientes pueden controlar los síntomas y detener el proceso de la enfermedad. Ahora, a diferencia de años anteriores hay menos pacientes con artritis en los que la deformidad progresa en forma severa.

Sin embargo, conforme la gente vive más sin la deformidad, vive más tiempo con síntomas variados y problemas creados por la artritis. Es decir, vive una vida que ha sido cambiada de alguna manera por la artritis y posiblemente, por los efectos indeseables del tratamiento.

A la fecha no se conoce una cura real para ninguna de las formas de artritis crónica. Con suerte, la artritis puede disminuir parcialmente o completamente por sí misma. El tratamiento médico usualmente ayuda a disminuir los síntomas y la inflamación, pero también debe ser continuado indefinidamente. Un adecuado manejo personal puede ayudar mucho al mejoramiento y la prevención de incapacidades. Esto depende en gran parte de la participación de la persona con artritis y la familia. Por tanto, el pronóstico, o lo que trae el futuro, no se puede predecir con precisión para cualquier individuo. Depende en parte del tratamiento médico y del programa de manejo personal de la enfermedad que la persona desee seguir. Aunque el futuro es algo incierto, si sabemos que las personas con artritis pueden mejorar su calidad de vida, retrasando el proceso de incapacidad. Esto depende en parte de la ayuda que los profesionales en el campo de la salud le puedan brindar, así como la participación activa de la persona en el tratamiento y control de su artritis.

¿Cómo Se Trata la Artritis Crónica?

Tratamiento con Medicinas

No hay cura para la mayoría de enfermedades artríticas. Como resultado, el tratamiento médico, está dirigido a prevenir o controlar los síntomas como la inflamación y el dolor, y mejorar la función física. Las medicinas que usualmente se usan para la artritis ayudan a reducir el dolor o la inflamación, o hacen ambas cosas. Cuando se reduce la inflamación, como resultado, el dolor generalmente se reduce y la función se mejora.

La mayoría de artritis crónica fluctúa en severidad. Es decir, se mejora o empeora por sí misma. Las medicinas pueden acelerar el mejoramiento, pero no curan. Por tanto, deben ser usadas usualmente por largos períodos de tiempo. Las medicinas comúnmente usadas para la artritis se pueden colocar en cuatro categorías:

1. **Antiinflamatorias no esteroides (AINES o NSAIDS en inglés).** Estas medicinas tienen efecto reductor del dolor como antiinflamatorio. De todos los medicamentos antiinflamatorios los AINES son los menos fuertes. Usualmente son las primeras medicinas que se usan para tratar la artritis porque son útiles y los efectos secundarios son mínimos. Representantes de este grupo incluyen: la aspirina, Motrin, Indocid, Clinoril, Naprosyn y Voltaren. De alguna manera acetaminofen (Tylenol) está también en este grupo; reduce el dolor pero no tiene efecto antiinflamatorio. Comúnmente la osteoartritis no involucra inflamación, la actividad antiinflamatoria del medicamento no es de importancia conocida; el beneficio se deriva del efecto reductor del dolor y por tanto la aspirina o el Tylenol deben ser tan efectivos como los otros AINES. Ahora, hay tres medicamentos antiinflamatorios nuevos disponibles: Celebrex, Vioxx y Bextra. Estos medicamentos son en una categoría de drogas conocida como "inhibidores de la enzima COX-2". Esto significa que estas drogas están diseñadas a tener las mismas propiedades antiinflamatorias que tienen los AINES, pero causan menos daño al estómago y los intestinos. En práctica, la propiedad de que estas drogas "causan menos daño" pueda ser verdad, pero el efecto que tienen en controlar los síntomas de artritis no es mejor y pueda ser menos del efecto que tienen los otros medicamentos AINES. También, son más caros. Recientemente, algunos de estos medicamentos fueron retirado del mercado o su uso fue limitado porque, durante tiempo, pueden causar la enfermedad cardíaca y la enfermedad de los vasos sanguíneos. El daño estomacal o intestinal causado por los otros AINES puede ser reducido mucho simplemente al tomar el medicamento durante las comidas.

2. **"Modificadoras de la enfermedad".** Las medicinas en estas categoría son todas drogas antiinflamatorias, que son más poderosas que los AINES pero son potencialmente más tóxicas. El termino "modificadora de la enfermedad" se refiere o implica la curación de la artritis inflamatoria, pero la curación con estos medicamentos no se ha comprobado. Miembros de este grupo de medicinas son el oro, la penicilamina, el metrotexato, la Azulfidina, el Plaquenil y una nueva droga leflunomida (Arava). Son usualmente usados en el tratamiento de la artritis inflamatoria si fallan los AINES. No se usan para la osteoartritis. En los últimos años, los resultados de investigaciones científicas han demostrado que el uso temprano de estas drogas "modificadoras de la enfermedad" retrasa

la progresión de la enfermedad. Debido a que los AINES no realizan este mismo efecto de retardar el progreso de la enfermedad, muchas personas con la artritis reumatoide reciben tratamiento con estos medicamentos más temprano en el curso de su enfermedad. Todavía estos medicamentos no se han demostrado tal beneficio temprano en el tratamiento de otras formas de artritis inflamatoria crónica.

3. **Corticosteroides.** Los corticosteroides son medicamentos antiinflamatorios poderosas que también suprimen la función inmunológica. Ambos efectos son útiles con la artritis inflamatoria, especialmente con las enfermedades reumáticas donde las anormalidades auto-inmunes parecen jugar un papel en la causa de artritis. La mayoría de corticosteroides en uso son versiones sintéticas de una hormona humana normal, el cortisol, que está presente en todo el mundo y ejerce un leve efecto masculino en las mujeres. Los corticosteroides son las drogas antiinflamatorias de acción más rápida y efectiva de las drogas antiartríticas, pero pueden causar efectos secundarios adversos cuando se usan por largos períodos de tiempo. La Prednisona es el corticosteroide que se usa mas comúnmente. **Una última nota:** Los coricosteroides nunca deben dejar de usarse repentinamente. Hable con su médico si usted está pensando dejar de usarlos.

4. **Drogas citotóxicas:** Estos medicamentos, desarrollados para tratar el cáncer, también tienen efectos antiinflamatorios e inmunosupresores. Ejemplos incluyen Cytoxan, Imuran, Leukeran, Ciclosporina, CellCept, y Rituxan. Estas medicinas pueden ser bastante tóxicas y sólo algunas veces tienen ventajas claras sobre otros medicamentos antiartríticos. Estos son usados sólo después que otras drogas han fallado para controlar el problema. Nunca se usan para tratar la osteoartritis.

5. **Nuevos agentes biológicos.** Los resultados de investigaciones recientes han demostrado que un material biológico que se llama el factor de necrosis tumoral juega un papel importante en la inflamación de la artritis reumatoide. El factor de necrosis tumoral es un producto de algunas de las células involucradas en las respuestas inflamatorias e inmunológicas del cuerpo y es un miembro de la familia citoquina. Se han desarrollado dos métodos de contrarrestar este factor, los dos neutralizan el factor, lo que significa que impiden la inflamación. Un tratamiento utiliza un anticuerpo al factor de necrosis tumoral llamado infliximab (Remicade) o adalumumab (Humira). El otro método de tratamiento utiliza un receptor soluble que se obtiene de las células para neutralizar el factor. Este material se llama etanercept o Enbrel. El Remicade se da por inyección intravenosa; mientras Humira y Enbrel se inyectan debajo de la piel. Estas drogas son muy caras.

Para osteoartritis, se han introducido dos otras terapias. Las dos tratan de mejorar el cartílago dañada o sustituirlo. Una se llama glucosamina que se toma oralmente. La otra es hyaluronan que se inyecta a la articulación. Los resultados de los estudios sugieren que la glucosamina disminuye los síntomas de osteoartritis a corto plazo con un efecto similar a las dosis bajas de AINES. Sin embargo, los estudios no son muy definidos y los efectos a largo plazo no se han sido establecidos. Afortunadamente, la glucosamina aparece no tener ningunos efectos negativos significantes. El uso de hyaluronan es más complicado porque requiere inyecciones, los estudios no han demostrado beneficios actuales para las personas con artritis, y el tratamiento es caro. Los dos métodos de tratamiento aparecen no tener un beneficio claro ni decisivo para las personas con osteoartritis, y no tienen ningún valor teórico ni práctico en el tratamiento de otras formas de artritis.

A veces se usan otras medicinas. Un ejemplo es la colchicina, que junto con muchos de los medicamentos arriba mencionados es efectiva en el tratamiento de la gota. Los antibióticos se usan cuando la artritis se debe a infección.

Sólo ocasionalmente las medicinas usadas para tratar la artritis proveen un beneficio inmediato. Usualmente se requiere muchos días o aun semanas antes que los efectos totales de la medicina se sientan. Los corticosteroides y la colchicina son las excepciones; pueden con frecuencia producir beneficios a pocas horas de su uso.

Es casi imposible predecir de antemano si una medicina será útil. Por tanto, el tratamiento de la artritis crónica con medicamentos es un proceso de prueba y evaluación, en el cual el médico usualmente empieza con una medicina más leve y luego, si la forma más simple no beneficia a la persona, el médico procederá a prescribir medicinas más fuertes.

La mayoría de los medicamentos para artritis se toman por boca. Sin embargo, algunos (corticoesteroides, metotrexato, oro, colchicina, Remicade, Humira, y Enbrel) pueden ser o son dados por inyección en la piel, los músculos, o las venas. Una inyección de corticoesteroides directamente en las articulaciones inflamadas a veces puede ser beneficiosa.

Los efectos secundarios pueden ser causados por los efectos tóxicos de los fármacos. Todas las medicinas pueden causar daño, al mismo tiempo que causan beneficio. A veces un tipo de medicina puede ser muy útil pero también puede causar tanto daño que la persona no pueda usarlas. Otra vez, es imposible predecir con anticipación qué medicinas pueden ser útiles o dañinas. A veces, los efectos tóxicos no pueden ser reconocidos por la persona. En este caso será necesario que la persona sea vigilada con pruebas sanguíneas, estudio de las funciones hepáticas y/o análisis de orina. Las personas que empiezan cualquier clase de tratamiento con medicinas para la artritis deben estar seguras que entienden los síntomas o signos de efectos secundarios que estas puedan producir, como erupciones en la piel o salpullido, malestar estomacal o pensamientos inusuales. Es necesario notificar al médico si tales síntomas aparecen.

A veces, a pesar del tratamiento farmacológico, las articulaciones se dañan al punto donde no puedan ser efectivamente usadas. Afortunadamente, hoy, *las técnicas quirúrgicas* permiten el reemplazo de muchos tipos de articulaciones, y algunas de las articulaciones de reemplazo funcionan casi tan bien como las articulaciones naturales.

Hace algunos años, cada tipo de artritis inflamatoria era tratada con un tipo particular de medicina. Ahora, casi todas las medicinas arriba descritas se usan para cualquier tipo de artritis inflamatoria. Se elige una medicina según la condición de la persona y sus necesidades. Comúnmente las medicinas más suaves se usan primero y las más fuertes se usan cuando las otras no trabajan. Sin embargo, como mencionado previamente, ahora se usan más temprano las medicinas más fuertes en el tratamiento de la artritis reumatoide para retrasar el progreso de la enfermedad y prevenir la destrucción de las articulaciones.

El tratamiento de la artritis con medicinas es usualmente útil. Sin embargo, esta no es la única forma de tratamiento. Otras formas de manejar la artritis es mediante métodos de manejo personal de la enfermedad donde se involucra la participación activa de la persona con artritis.

Manejo de la Artritis Crónica

Además del tratamiento con medicinas o cirugía, hay otras maneras de manejar bien la artritis crónica. Para cualquier enfermedad, el manejo propio de la artritis sigue los principios generales señalados en los primeros dos capítulos de este libro. Recordar las muchas consecuencias de la artritis previamente mencionadas, nos ayudará a entender lo que significa un programa completo de manejo de la artritis.

El objetivo del manejo apropiado de la artritis no es sólo evitar el dolor y reducir la inflamación; es mantener el máximo uso posible de las articulaciones afectadas y la mayor función posible. Esto involucra mantener el movimiento más completo de la articulación y la fuerza más grande en los músculos, tendones y ligamentos que rodean la articulación. *La clave de este objetivo es el ejercicio*. El ejercicio, discutido en detalle en los capítulos 7 a 10, es una parte esencial de cualquier buen programa de manejo personal de artritis. El ejercicio debe ser regular, consistente y tan vigoroso como sea posible. A veces el ejercicio puede incrementar el dolor temporalmente, pero no hará que la artritis se empeore. Sin embargo, el dejar de hacer ejercicio puede hacer que la artritis empeore, limitando el movimiento de las articulaciones. Por regla general no debe tener más dolor después de hacer ejercicio que tenía antes de empezar.

El calor es una parte importante del manejo de la artritis. Reduce la rigidez y hace el movimiento mas fácil. Mucha gente encuentra que calentando las articulaciones antes del ejercicio hace que el ejercicio sea más fácil. El calor asociado con el reposo puede ser muy relajante. Ocasionalmente, la gente encuentra que enfriar la articulación con *hielo* es confortante. El enfriamiento, sin embargo, no incrementa la movilidad.

El control de la fatiga es importante. Los períodos de descanso entre actividades y un adecuado sueño durante la noche son esenciales para el control. Cuando el dolor dificulta el sueño en la noche, diferentes tipos de camas (camas de agua, camas de espuma) y el uso de sedantes leves puede ser de gran ayuda. Para algunas personas con artritis bajas dosis de un medicamento antidepresivo a la hora de acostarse pueda controlar efectivamente el dolor durante la noche.

391

A veces, cuando la función de la articulación se limita, puede ser de beneficio el uso de aparatos de ayuda. Muchos tipos de aparatos están disponibles y se pueden encontrar a través de diferentes organizaciones o servicios comunitarios, como la Fundación de la Artritis.

Alterar la *alimentación* tiene poco valor con la mayoría de artritis crónica, particularmente la osteoartritis y la artritis reumatoide. (La alimentación, sin embargo, es importante para la gota donde el uso de alcohol y el comer ciertas carnes rojas pueden provocar ataques de gota. La alimentación para las personas con gota debe ser discutida con su médico.) En casos raros, las alergias alimenticias pueden causar ataques de artritis. Existe evidencia que comer aceites de pescado de aguas frías puede ayudar a las personas con artritis reumatoide; sin embargo, el beneficio es pequeño. Por supuesto, el sobrepeso no ayuda a la artritis porque causa un esfuerzo o presión adicional a las articulaciones. Por eso, es recomendable que las personas con artritis crónica mantengan una alimentación balanceada, comidas placenteras y un peso normal. Sugerencias para hacer esto se discuten en el capítulo 6.

El convivir con la artritis puede ser frustrante y desalentador, por eso no es de sorprender que la persona con artritis se deprima. Es importante *reconocer la depresión y buscar consejo de profesionales de la salud mental.* La depresión se puede combatir de muchas formas; lo importante es saber que está presente y tomar pasos para superarla.

La mayoría de personas con artritis crónica son capaces de llevar vidas productivas, satisfactorias e independientes. El paso más importante en lograr esto es tomar una parte activa en el manejo de su artritis. Manejar la artritis requiere la participación principal de la persona, por eso la persona debe convertirse en una persona proactiva en el manejo de su enfermedad. Este libro le ofrece técnicas, sugerencias y consejos para lograrlo.

Capítulo
21

Planeando Para el Futuro: Temores y Realidades

FRECUENTEMENTE LAS PERSONAS CON ENFERMEDADES CRÓNICAS SE PREOCUPAN POR LO QUE LES SUCEDERÁ SI SU ENFERMEDAD LOS DEJA DISCAPACITADOS. Tienen miedo de que en algún tiempo en el futuro puedan tener problemas manejando su vida y su enfermedad. Una manera en que podemos manejar mejor estos temores es tomar control y planear para el futuro. Es posible que nunca tengamos que llevar a cabo estos planes, pero nos asegura saber que estaremos en control si pasarán las cosas que tememos. A continuación hablamos sobre algunos de las preocupaciones más comunes y algunas sugerencias que puedan ser útiles para manejarlas.

¿Y Si No Puedo Cuidarme Más?

Quedarse incapacitado y dependiente es uno de los temores más comunes de las personas que padecen de un problema de salud crónica que puede llevar a la discapacidad. Este temor usualmente tiene varias partes, incluyendo las preocupaciones sobre la habilidad física, tales como los asuntos financieros, sociales y emocionales.

Las Preocupaciones sobre la Habilidad Física

Conforme cambia su condición de salud durante el tiempo, usted pueda necesitar a considerar un cambio en su situación de vivienda. Estos cambios puedan involucrar la contratación de empleados para el hogar o mudarse a un lugar donde se ofrece ayuda. La decisión sobre cuál alternativa es mejor para usted dependerá de sus necesidades y cómo satisfacerlas mejor.

La primera cosa que necesitará hacer es evaluar cuidadosamente qué puede hacer por sí mismo y cuáles actividades de la vida diaria requerirán algún tipo de ayuda. Las actividades de la vida diaria incluyen las cosas que hace diariamente como levantarse de la cama, bañarse, vestirse, cocinar o preparar sus comidas, comer, limpiar la casa, hacer compras, administrar las finanzas de casa, y así sucesivamente. La mayoría de las personas pueden hacer todas estas actividades aunque tengan que hacerlas más despacio, con alguna modificación, o con la ayuda de algún aparato.

Sin embargo, algunas personas, con el tiempo, encuentren que ya no pueden hacer uno o más de estas actividades sin la ayuda de otra persona. Por ejemplo, usted todavía pueda cocinar pero su movilidad pueda ser tan limitada que ya no es posible hacer sus compras. O, si usted tiende a marearse o tiene ataques de inconsciencia, es probable que usted necesite alguien que se quede con usted todo el tiempo. Utilizando los pasos para la resolución de problemas discutidos en el capítulo 2, analice y haga una lista de todos sus problemas posibles. Luego, trate de resolver cada problema uno tras otro, primero haciendo una lista de todas las soluciones en que puede pensar.

Ejemplo:

Problema	Posibles Soluciones
No puedo hacer compras	• Pedir a un pariente que haga compras para mí • Buscar un servicio de voluntarios que hace compras • Ir a un mercado que ofrece un servicio de entrega • Pedir a un vecino o amigo que me ayude • Utilizar el Internet • Conseguir un servicio de entrega para mis comidas
No puedo estar solo	• Contratar un acompañante de veinticuatro horas al día • Irme a vivir con un pariente • Instalar un sistema de respuesta de emergencia • Mudarme a un hogar de vida asistida • Mudarme a una comunidad o residencia para los jubilados

Cuando usted ha hecho la lista con sus problemas y las posibles soluciones, escoja la solución que le parece la más aceptable y práctica, y menos cara para sus necesidades (el tercero paso de la resolución de problemas).

La selección dependerá de sus finanzas, su familia u otros recursos que usted puede acudir, y qué tan bien una de estas soluciones resolverá su problema. A veces, una solución pueda resolver varios problemas. Por ejemplo, si no puede hacer compras ni estar solo, y necesita ayuda para hacer las tareas domésticas, usted pueda considerar que vivir en una residencia para los jubilados resolverá todos estos problemas. Tal residencia ofrece una variedad de servicios, tales como las comidas regulares, limpieza, transporte para quehaceres y citas médicas, actividades recreativas, etc.

Aunque no sea de la edad de jubilación, muchas residencias aceptan gente más joven, dependiendo de la política particular de la residencia. La mayoría de las residencias para los jubilados aceptan residentes tan jóvenes de los 50 años, o menor si uno de la pareja tiene la edad mínima. Si usted es una persona joven, el centro local para las personas con discapacidades o "centro de vivienda independiente" debería dirigirle a un lugar que facilita "cuidado afuera de la casa" apropiado para usted.

Usted puede facilitar la evaluación de su situación y necesidades si habla con un amigo de confianza, un pariente, o trabajadora social sobre sus habilidades y limitaciones. Algunas veces otra persona puede observar las cosas que nosotros no podemos o que nos gustaría olvidar o ignorar. Una persona proactiva en el manejo de su enfermedad y su vida utiliza otros recursos; éste es el paso 6 en la resolución de problemas discutido en el capítulo 2.

Cuando es necesario hacer cambios en su vida, es importante hacerlo gradualmente, un paso a la vez. No es necesario cambiar toda su vida para resolver un problema. También, recuerde que siempre puede cambiar de opinión o idea. Si usted piensa que mudarse de su propio hogar a otro lugar es lo que debe hacer (sea con parientes, residencia de vida asistida, etc.), no venda su casa ni renuncie su apartamento hasta que se haya adaptado cómodamente en su nuevo hogar y esté seguro que va a quedarse allí.

Si usted piensa que necesita ayuda con algunas actividades, el contratar ayuda para el hogar es una opción menos drástica que mudarse, y pueda ser bastante por ahora. Si usted no puede estar solo y vive con alguien que está fuera de la casa durante el día, talvez sería bastante ir a un centro de cuidado diurno para los adultos para asegurar que usted esté seguro y cómodo mientras su familia esté ausente. De hecho, los centros de cuidado para los adultos son buenos lugares en donde usted puede encontrar nuevos amigos y actividades adecuadas para sus habilidades.

Un trabajador social de su centro local para personas mayores, de un centro para personas con discapacidades, o del departamento de servicios sociales del hospital puede ayudarle mucho. El trabajador social provee mucha información sobre los recursos en su comunidad y también tiene ideas de cómo manejar sus necesidades. Hay varios profesionales que pueden ser de gran ayuda. Como ya mencionamos, *los trabajadores sociales* son buenos para ayudarle a decidir cómo resolver problemas financieros y de la situación de vivienda, y pueden encontrar los recursos comunitarios apropiados. Algunos trabajadores sociales también son entrenados para aconsejar a las personas discapacitadas y los mayores con problemas emocionales e interpersonales que puedan estar asociados con su problema de salud.

Un *terapeuta ocupacional* puede evaluar sus necesidades y actividades diarias. También, puede recomendar aparatos de ayuda o cambios en los arreglos de su hogar para hacer la vida más fácil para usted.

Un *abogado especializado en la ley que se relaciona a los asuntos de los mayores* debe estar en su lista para ayudarle a arreglar los asuntos legales o financieros, tales como conservar sus bienes (haberes), preparar un testamento, y quizás ejecutar un poder duradero para la atención médica y del manejo de sus asuntos financieros. Si se preocupa por sus asuntos financieros, contacte el centro local para los mayores y pida los nombres de abogados que ofrecen servicios gratis o económicos para las personas mayores. También es posible que el Colegio de Abogados de su comunidad cuente con un servicio de remisión a abogados de distintos especialidades o competencia en este campo. Además, estos abogados generalmente están familiarizados con las leyes que aplican a las personas más jóvenes con discapacidades porque las necesidades legales son similares a las necesidades de la persona mayor.

Encontrando Ayuda en el Hogar

Si usted se da cuenta que ya no puede manejar solo, la primera opción es contratar alguien que puede ayudarle. Muchas personas sólo necesitan una persona llamada *asistente domiciliario* o algún otro titulo similar. Son personas que ayudan con las actividades diarias como bañarse, vestirse, preparación de las comidas y tareas domésticas; no proveen servicios médicos que requieren una licencia especial.

Hay varias maneras en que usted puede encontrar tal empleado. La manera más fácil, pero también más cara, es contratar alguien de una agencia de asistencia domiciliaria, usualmente listado debajo "home care" (asistencia domiciliaria) o "home nursing" (enfermería domiciliaria) en las páginas amarillas de la guía telefónica. Frecuentemente, pero no siempre, estas agencias son negocios privados o lucrativos que proveen personal que pueden ayudar a las personas en el hogar. Los precios de los servicios varían con la habilidad y tipo de licencia del proveedor de cuidado e incluirá una cantidad para la seguridad social para el empleado, y el seguro, y la ganancia para la agencia.

Cuando contrata un asistente por una agencia el precio es doble de lo puede esperar pagar una persona directamente. La ventaja, si usted puede pagar, es que la agencia asume todas las responsabilidades de la nómina, incluyendo la seguridad social, los impuestos federales y estatales. También asume la responsabilidad para asegurar la habilidad e integridad del asistente, y pueden reemplazar en seguida un asistente enfermo o uno que no llegue a trabajar. La agencia paga el personal directamente. El cliente paga la agencia, pero no tiene nada que ver con el pagamiento del asistente.

Las enfermeras diplomadas contratadas en esta manera son muy caras, pero es raro que la asistencia domiciliaria para la persona con una enfermedad crónica requiera los servicios de una enfermera diplomada. Otro tipo de enfermera, llamada enfermera LVN son menos caras, pero usualmente no son necesarias a menos que se requieran servicios de enfermería (como inyecciones, el manejo de un ventilador, cambios de vendaje, etc.). Los asistentes de enfermería (CNAs) reciben algún entrenamiento en enfermería y son menos caros. Ellos pueden proveer un cuidado satisfactorio en el hogar para todos menos la persona más gravemente enferma.

La mayoría de estas agencias proveen los asistentes domiciliarios tan como el personal titulado o diplomado. A menos que usted esté postrado en la cama, o requiera algún procedimiento que se debe hacer por alguien que tiene una licencia especial o de cierta categoría, un asistente domiciliario probablemente será la opción más apropiada para sus necesidades.

Hay registros que tienen listas de asistentes preinvestigados de lo cual usted puede escoger uno para contratar. Esta clase de agencia cobrará una cuota para proveer esta persona, usualmente equivale al sueldo mensual de la persona contratada. La agencia negará responsabilidad para la habilidad u honestidad de estas personas, y será necesario verificar las referencias y entrevistar cuidadosamente esta persona así como haría para alguien de cualquier otra fuente. Este tipo de recurso se puede encontrar en las páginas amarillas debajo el mismo listado como "agencias de asistencia domiciliaria" (o de enfermería domiciliaria), o "registros". Algunas agencias proveen ambos su propio personal y registros de personal de lo cual usted puede seleccionar.

Otros recursos que puedan proveer ayuda en el hogar incluyen los centros para los mayores y los centros que sirven la población discapacitada. Frecuentemente estos centros tienen listas de personas que han llamado al centro buscando trabajo y ofreciendo sus servicios como un asistente domiciliario, o han puesto una nota en el tablón de anuncios. Estas personas que están buscando trabajo no han sido preinvestigados y necesitan ser entrevistadas cuidadosamente. También es necesario verificar sus referencias antes de contratarlas.

Muchos asistentes con experiencia utilizan el periódico local y la sección clasificada para encontrar nuevos trabajos. Este tipo de trabajo usualmente es temporal porque con tiempo la persona o paciente necesitará más o, a veces, menos ayuda y cuidado que el asistente puede proveer. Entonces el asistente necesita buscar otro trabajo. Otra vez, uno puede encontrar un ayudante competente usando el periódico, pero es importante entrevistar estas personas cuidadosamente y verificar sus referencias.

Probablemente la mejor fuente de ayuda sea de palabra de otra persona que ha contratado un asistente o que conoce alguien que ha trabajado por un amigo o pariente conocido. Por eso, es importante que usted informe a otros en su familia o en sus grupos o contactos sociales que está buscando tal ayuda. Muchas veces puede encontrar una persona de confianza en esta manera.

Otra solución posible es compartir su hogar. Si usted tiene una casa con bastante espacio, puede ofrecer a compartir su casa con una persona a cambio de la ayuda que necesita. Esto funciona mejor cuando la ayuda que necesita consiste en hacer las tareas domésticas. Algunas personas puedan estar dispuestas a proveer algún cuidado personal, como ayuda a vestirse, bañarse y preparación de las comidas. Algunas comunidades tienen organizaciones o agencias del gobierno que ayudan a localizar a las personas que quieren compartir su hogar y las que buscan una casa.

Una última nota: Cada condado en los Estados Unidos tiene una *Agencia de la Vejez* (en inglés *Agency on Aging*). Es recomendable llamar a esta agencia cuando busca recursos porque es una fuente excelente de información sobre servicios y recursos en su comunidad para las personas mayores.

Encontrado Cuidado Afuera del Hogar

Comunidades para Personas Jubiladas

La persona que requiere muy poco cuidado personal, pero reconoce la necesidad de vivir en un ambiente más protegido, con seguridad y servicios que responde a las emergencias, etc., y es mayor (más de 50 años), talvez desee considerar una comunidad para personas jubiladas. Estas comunidades ofrecen una variedad de viviendas, por ejemplo unidades que usted puede comprar o alquilar (rentar), o residencias con servicios de asistencia. Las residencias con servicios de asistencia requiere un pago considerable adelanto (llamado una dotación, un pago de alojamiento, o algo similar), más una cuota mensual que cubre el cuarto, servicios, y en algunos casos, servicios de asistencia personal y/o de asistencia médica cuando se necesiten. Otras residencias como estas están subvencionados por el gobierno federal para las personas de bajos ingresos. El criterio de lo que constituye "bajo ingreso" está establecido por las reglas de la institución federal que financia esta organización.

Casi siempre hay listas de espera para estas comunidades, a veces antes de que se construyan las residencias o que estas estén listas para inquilinato. Si usted piensa que tal lugar sería bueno para usted, debería poner su nombre en una lista de espera ahora, o a lo menos dos años antes de que planee de mudarse. Siempre puede cambiar de opinión o declinarlo si usted no está listo cuando le ofrecen el espacio. Para localizar estas residencias en su comunidad, llame al centro para los mayores para información o visite la biblioteca y consulte la guía de la Asociación de Residencias (u Hogares) para los Ancianos (Association of Homes for the Aged en inglés). El bibliotecario le puede ayudar a encontrar esta publicación. También, usted puede navegar el Internet.

Residencias u Hogares con Servicios de Asistencia

Las residencias con servicios de asistencia u hogares de alimentación y cuidado tienen una licencia estatal o del departamento de servicios sociales del condado. Proveen asistencia no médica y supervisión para las personas que no pueden vivir solos. Estas residencias se dividen en dos categorías, grandes y pequeñas. Las pequeñas son casas para aproximadamente seis residentes; viven juntos en el estilo de una familia en una residencia de la vecindario. Las grandes instituciones tienen más residentes, a veces centenares de personas; viven como si estuvieran en un hotel. Comen juntos en un comedor central y tienen cuartos individuales o compartidos, con actividades en grandes salas comunales.

En cualquier tipo de residencia, los servicios para los residentes son los mismos – todas las comidas, asistencia al bañarse y vestirse como necesario, lavandería, limpieza, transporte a las citas médicas, supervisión, y ayuda a tomar medicinas. En las residencias más grandes, usualmente tienen directores profesionales de actividades. Los residentes de las residencias grandes normalmente tienen que ser más independientes, puesto que no hay tanta atención personal para los residentes como en las residencias más pequeñas.

Estas residencias tienen licencias en la mayoría de los estados para personas mayores (mayor de 62 años) o adultos (menor de 62 años). La categoría de "adultos" se divide más en residencias para personas que tienen enfermedades mentales, las personas retrasados mentalmente, y las personas discapacitadas físicamente.

Al considerar una residencia con servicios de asistencia, es importante evaluar la clase de residentes que vive allí para asegurarse que sea adecuada para usted y sus necesidades. Por ejemplo, algunas residencias puedan atender más a los indi-

399

viduos que tienen problemas mentales. Si usted no tiene ningún problema mental, es probable que no vaya a encontrar mucha compañía en este lugar. O si todos no pueden oír bien, usted pueda tener dificultad para comunicar con otros.

Según la ley, todas las residencias tienen que proveer comidas saludables; sin embargo, usted debe asegurarse de que la comida sea de su gusto y que satisfaga sus necesidades alimenticias. Por ejemplo, si usted requiere un plan de alimentación sin sodio o tiene diabetes, asegúrese que el operador de la residencia está dispuesto a preparar una alimentación especial para usted.

Las cuotas mensuales de las residencias con asistencia varían, dependiendo de que si son espartanas o lujosas. Las instituciones más espartanas cuestan casi lo mismo de los beneficios del Ingreso de Seguridad Suplemento (SSI) y aceptarán los beneficiarios o recipientes del SSI, pasando directamente la factura al gobierno. Las residencias más lujosas, con respecto a los muebles, servicios, vecindario, y así sucesivamente, son más caras. Sin embargo, aún la mejor residencia con servicios de asistencia probablemente cueste menos de la ayuda en el hogar de tiempo completo, veinticuatro horas al día, siete días a la semana.

Instituciones u Hogares de Enfermería Especializada (Atención Médica)

Estas instituciones, también conocidas como "hogares o asilos para los ancianos" u "hospitales de convalecencia", proveen el cuidado más completo para las personas discapacitadas o con enfermedades muy graves. Típicamente, una persona que ha tenido un derrame cerebral o un reemplazo de la cadera o rodilla será trasladada de un hospital a una institución de enfermería durante un periodo de rehabilitación antes de regresar a casa. Investigaciones recientes han demostrado que casi la mitad de las personas mayor de los 65 años pasará algún tiempo en una institución de enfermería, la mayoría solamente durante un tiempo corto.

La perspectiva de tener que ir a una institución de enfermería provoca temor en muchas personas. Las "historias de terror" que escuchamos en las noticias ayudan a fomentar esta ansiedad sobre el destino terrible que sucederá a la persona que tenga la desgracia de pasar un tiempo en un "hogar para los ancianos".

Ahora, más que antes, hay valioso escrutinio público que ayuda a asegurar que la calidad del cuidado o tratamiento de estas instituciones sea humanitaria, competente y aceptable. Es importante recordar que estos hogares satisfacen una necesidad crítica. Cuando una persona realmente necesita una institución de enfermería, usualmente no hay otra forma de cuidado que satisfará esta necesidad.

Estas instalaciones proveen cuidado y atención médica para las personas que ya no pueden estar en una situación sin cuidado médica. Esto significa que hayan medicamentos que necesitan ser administrados, por inyección o vía intravenosa, o que requieran ser vigilados por personal de enfermería profesional. Una paciente de una institución de enfermería normalmente tiene muchas limitaciones físicas y necesita ayuda a levantarse y acostarse de la cama, comer, bañarse, o tratar el control de la vejiga y/o el vientre (intestino). Estas instalaciones también pueden manejar el cuidado de los tubos de alimentación, respiradores y otro equipo tecnológico. Para las personas que están discapacitadas parcial o temporalmente, la institución de enfermería también provee terapia física, ocupacional y de la palabra, cuidado de las heridas, y otros servicios.

No todas instituciones de enfermería ofrecen todos tipos de cuidado. Algunas especializan en rehabilitación y terapias, mientras otras proveen cuidado y supervisión a largo plazo. Además, algunas instalaciones pueden ofrecer servicios tecnológicos de enfermería, mientras otras no.

Cuando selecciona una institución de enfermería especializada, usted debe buscar la ayuda de una trabajadora social o la persona encargada de las altas de los pacientes del hospital, u otro profesional de una agencia de asistencia domiciliaria o centro para los mayores o discapacitados. Hay organizaciones que vigilan las instituciones locales de enfermería. También, la ley exige que cada instalación cuelgue en un lugar prominente el nombre y número de teléfono del "ombudsman" que es el defensor de los residentes o pacientes. Esta persona está destinada por el estado a asistir los pacientes y sus familias con problemas relacionados con el cuidado recibido en la institución de enfermería. Las organizaciones que le pueden ayudar con este proceso están listadas en las páginas amarillas debajo "organizaciones de servicios sociales". Es probable que usted quiera que su familia o amigos visiten varias instituciones y hagan recomendaciones. También puede buscar información sobre diferentes instituciones locales y los reportes oficiales sobre la calidad de su cuidado en el Internet.

¿Tendré Bastante Dinero para Pagar por mi Cuidado?

Además del temor básico de la dependencia física, muchas personas tienen miedo de que no tengan bastante dinero para pagar por sus necesidades. El estar enfermo frecuentemente requiere cuidado y tratamiento caro. Si usted está muy enfermo o discapacitado que no puede trabajar, la pérdida de ingresos y especialmente de su cobertura de seguro de salud, pueda representar un problema financiero abrumador. Sin embargo, al planear con anticipación y saber sus recursos, usted puede evitar algunos de los riesgos.

Pueda ser que el seguro de salud y Medicare satisfaga solamente una parte del costo total de su cuidado. Hay muchas necesidades que Medicare no cubre en absoluto, y muchos de los seguros privados de "Medigap" cubren solamente el co-pagamiento de 20% de lo que no cubre Medicare. Sin embargo, las pólizas de seguro suplemento ofrece la clase de cobertura que provee para las necesidades de cuidado que Medicare y los seguros de Medigap no pagan. Si usted planea comprar tal seguro suplemento, lea cuidadosamente las secciones sobre limitaciones y exclusiones. Asegúrese de que la póliza cubra el cuidado en un centro de enfermería especializada a un nivel de una tarifa diaria que es realista para su comunidad. También, verifique que la póliza cubrirá tratamientos o cuidado para condiciones preexistentes, usualmente de tres a seis meses. Algunos seguros suplementos no le cubrirán en absoluto para cualquier condición que fue diagnosticado antes de la fecha que comenzó la póliza.

Si usted está tan enfermo que no puede trabajar, para siempre o durante un periodo extendido, es probable que usted tenga derecho a recibir sus beneficios de Seguro Social debido a su discapacidad. Si usted tiene niños dependientes, ellos también recibirán estos beneficios. Si usted ha estado discapacitado durante un periodo especificado (a partir de ahora, es dos años), pueda recibir cobertura de Medicare para sus necesidades de tratamiento médico. Los pagos de los beneficios para los discapacitados se basan solamente en la discapacidad física, no en la necesidad económica.

Si usted tiene pocos ahorros y poco o ningún ingreso, el programa federal de Medicaid puede pagar por el tratamiento médico y el cuidado necesario a largo plazo. Las reglas de elegibilidad acerca los bienes (haberes) y el ingreso varían de un estado a otro. Por eso, debe consultar su departamento de servicios sociales para averiguar si usted califique para recibir los beneficios de Medicaid. Un abogado especializado en los asuntos legales de las personas mayores también pueda ayudar o aconsejarle.

Si los beneficios de seguro social no están disponibles o no son bastante, el programa del Ingreso de Seguridad Suplemento (SSI) está disponible para ayudar a las personas que satisfacen el criterio de elegibilidad para Medicaid.

El departamento de servicios sociales en el hospital donde usted ha recibido tratamiento puede aconsejarle sobre su situación personal y la probabilidad de estar elegible para recibir ayuda de estos programas. La agencia local que sirve las personas discapacitadas usualmente tiene consejeros que pueden referirle a los programas y recursos para los cuales usted sea elegible. También, los centros para los mayores frecuentemente tienen consejeros informados sobre los pormenores del seguro de salud.

Una nota final: Si usted es dueño de una casa, usted pueda obtener una hipoteca de "inverso". Quiere decir que el banco le paga a usted una cantidad mensual basada en el valor de su casa. Lo bueno es que no importa cuanto tiempo que vive, el banco nunca puede desalojarlo de su casa.

Necesito Ayuda, Pero No Quiero Ayuda – ¿Ahora Qué?

Ahora hablaremos de los aspectos emocionales de volverse dependiente. Cada persona sale de la niñez esperando y apreciando cada señal posible de su independencia – la licencia de conducir, el primer trabajo, la primera cuenta bancaria, la primera vez que salimos sin decir adonde vamos o cuando regresamos, y así sucesivamente. En estas maneras y otras nos demostramos a nosotros mismos y a otros que somos adultos – que estamos al frente de nuestras vidas y capaces de cuidarnos sin la ayuda de los padres.

Cuando llegue el momento que debemos de enfrentarnos al entendimiento que necesitamos ayuda, que ya no podemos manejar completamente solos, pueda parecer como si estuviéramos regresando a la niñez, permitiendo que otra persona esté al cargo de nuestras vidas. Esta realización nos puede causar dolor y vergüenza.

Algunas personas en esta situación se ponen deprimidas y ya no pueden disfrutar de la vida. Otras luchan contra el reconocimiento de su necesidad para ayuda, así poniéndose en posible peligro y haciendo la vida más difícil y frustrante para las personas que desean ayudar. Aún otras personas se dan por vencidos y esperan que otras tengan responsabilidad por sus vidas, requiriendo mucha atención y servicios de sus hijos u otros miembros de la familia. Si usted está experimentando una o más de estas reacciones, puede ayudarse a sentirse mejor y desarrollar una respuesta más positiva.

La oración donde pedimos, *"Dios, déme la serenidad para aceptar las cosas que no puedo cambiar, el coraje para cambiar las cosas que puedo cambiar, y la sabaduría para saber la diferencia"* realmente es algo fundamental para poder estar al frente de nuestras vidas. Usted debe estar capaz de evaluar su situación correctamente. Trate de identificar cuales actividades requieren la ayuda de otra persona (por ejemplo, hacer compras o limpiar la casa) y cuales actividades todavía puede hacer por usted mismo (por ejemplo, vestirse, escribir cartas, administrar sus finanzas).

Esto significa que tiene que tomar decisiones, y mientras usted guarda la prerrogativa de tomar decisiones, tendrá control de su vida. Es importante tomar decisiones y acción mientras que todavía esté capaz de hacerlo, y antes de que ciertas circunstancias surjan o alguien más decida para usted. Por eso, es necesario ser realista y honesto con usted mismo cuando esté evaluando sus habilidades.

Algunas personas encuentran que el hablar con un oyente comprensivo, como una aconsejadora profesional, amigo cercano o un miembro de la familia, es confortante y útil. Un oyente objetivo frecuentemente ayuda, precisando las alternativas y opciones usted pudo haber por alto o de que usted no sabía. Ella o él puede proporcionar información, u otro punto de vista o interpretación de una situación que usted no habría pensado solo. Este es parte del proceso del manejo personal de su enfermedad y la vida.

Tenga cuidado y sea minucioso, sin embargo, al evaluar los consejos de una persona que tiene algo venderle. Hay gente cuya solución de su problema es precisamente lo que está vendiendo – sea una póliza de seguro de salud o de entierro, rentas vitalicias, muebles especiales y caros, cruceros especiales para mayores, revistas especiales, o comidas saludables con propiedades mágicas y curativas.

Cuando usted habla con su familia o amigos que le ofrecen ayuda, sea tan abierto y razonable que pueda y, al mismo tiempo, trate de ayudarles a entender que usted se reserva el derecho de decidir cuanto y cual tipo de ayuda aceptará. Probablemente ellos estarán más dispuestos a ayudar y comprensivos si usted dice "Sí, necesito alguna ayuda con. . ., pero todavía quiero hacer. . . solo". Hay más consejos sobre cómo pedir ayuda en el capítulo 12.

Insista en que ellos le consulten a usted. Establezca al principio las reglas básicas con sus ayudantes. Pida que ellos le presenten las opciones para que usted pueda decidir lo que es mejor para usted como lo entiende. Si usted trata de considerar objetivamente las diferentes sugerencias que le dan y no rechaza cada uno de pleno, estas personas considerarán que usted está capaz de tomar decisiones razonables y continuarán a ofrecerle la oportunidad de hacerlo.

Sea agradecido y reconozca la buena voluntad y los esfuerzos de las personas que quieren ayudarle. Aunque se sienta incómodo o nervioso, mantendrá su dignidad al aceptar con gracia la ayuda ofrecida, si la necesita. Si cree de verdad que las personas le están ofreciendo ayuda que no necesita, usted puede declinarla con tacto y aprecio. Por ejemplo, usted puede decir, "Aprecio mucho la oferta de celebrar el día de Acción de Gracias a su casa, pero me gustaría continuar a tener la celebración aquí. Sin embargo, realmente podría utilizar alguna ayuda, quizás con la limpieza después de la cena".

Durante el tiempo si usted no puede asimilar su dependencia creciente de asistencia de otras personas para manejar su situación de vida, debe consultar un aconsejador profesional que tiene experiencia con los asuntos emocionales y sociales de las personas con problemas de salud discapacidad. Su agencia local que provee servicios a los discapacitados debe de poder referirle al aconsejador apropiado. La organización local o nacional dedicada a servir personas con su condición específica de salud (por ejemplo, Asociación Americana del Pulmón, Asociación Americana del Corazón, Asociación Americana de la Diabetes, etc.) también puede referirle a los grupos de apoyo y clases para ayudarle a manejar mejor su condición. Debería encontrar la agencia que necesita en las páginas amarrillas de la guía telefónica listado debajo "organizaciones de servicios sociales". Además, puede navegar el Internet para tal información.

Parecido al temor y vergüenza de volverse dependiente físicamente, es el temor de ser abandonado por su familia de quien se esperaba la ayuda necesaria. Los cuentos de ser "descargado" en un centro de enfermería por los hijos que nunca visitan persiguen muchas personas. Se preocupan que esto les vaya a suceder.

Necesitamos ser seguros que hablamos con familia y amigos y pedimos la ayuda que necesitamos cuando reconocemos que ya no podemos seguir haciendo las cosas solos. A veces, las personas no piden la ayuda porque esperan rechazo. Algunas personas tratan de esconder su necesidad porque tienen miedo de que su necesidad haga que se retiren sus seres queridos. A menudo las familias se quejan, "Solo si hubiéramos sabido. . .", cuando se revela que un ser querido necesitaba ayuda y no la recibió.

Si de verdad no puede acudir a su familia o amigas en busca de ayuda porque no puedan o no están dispuestos de involucrarse en su cuidado, hay organizaciones dedicadas a ayudar en estas situaciones. En el departamento local de los servicios sociales, el programa de "servicios protectores para adultos" o la Asociación de Servicios de Familia, usted debería encontrar un "administrador de casos" (case manager en inglés) que podrá organizar los recursos comunitarios para proporcionar la ayuda que usted necesita. El departamento de servicios sociales de su hospital local también puede ayudarle a contactar la agencia apropiada.

Pena:
Una Reaccion Normal a las Malas Noticias

Cuando experimentamos cualquier tipa de pérdida – una pequeña, tal como la pérdida de una posesión especial o valorada o una grande como la muerte de un ser querido o enfrentarse con una enfermedad crónica o terminal – todos pasamos por un proceso emocional de pena y duelo para poder asimilar la pérdida y, con tiempo, aceptarla.

Una persona con un problema de salud crónica que puede causar la discapacidad experimenta una variedad de pérdidas. Estas incluyen pérdida de confianza, pérdida de amor propio, pérdida de independencia, pérdida de un cierto estilo de vida que conocía y apreciaba, y quizás la más dolorosa, la pérdida de una imagen positiva de sí mismo, especialmente si la condición ha afectado mucho el aspecto de una persona (como la artritis reumatoide o la parálisis residual de un derrame cerebral).

La doctora, Elizabeth Kübler-Ross ha escrito extensivamente sobre este proceso emocional, y describe las diferentes etapas de pena y duelo. Usted puede tener sentimientos diferentes en momentos diferentes. Estos sentimientos incluyen:

- **Choque**, cuando uno se siente una reacción mental y física al reconocimiento inicial de la pérdida.

- **Negación**, cuando la persona se dice que "No, no puede ser verdad," y sigue actuando por un tiempo como si no fuera la verdad.

- **Rabia y culpabilidad**, cuando la persona experimenta los sentimientos de "¿por qué yo?". Entonces, busca alguien o algo más que tiene la culpa. Por ejemplo, si el doctor me hubiera diagnosticado más temprano, haría sido curado; o el trabajo me causó demasiado estrés; etc.

- **Negociación**, cuando nos decimos a nosotros mismos, a otra persona, o a Dios, "Nunca fumaré otra vez," o "Seguiré mi tratamiento absolutamente al pie de la letra de la ley," o "Iré a la iglesia cada domingo," "si solamente pudiera superar esta enfermedad."

- **Depresión o tristeza**, cuando el verdadero conocimiento empieza a afianzarse. Nos enfrentamos con la verdad acerca de la situación y experimentamos sentimientos profundos de tristeza y desesperanza.

- **Aceptación**, cuando al final reconocemos que tenemos que superar las emociones, ocuparnos de lo que pasó y decidir lo que tenemos que hacer para manejar la situación.

No pasamos por estas etapas en una manera lineal. De hecho, podemos encontrarnos alternando de un sentimiento a otro. Por ejemplo, justo cuando parece que uno ha comenzado a aceptar su enfermedad, puede volver a sentir tristeza o rabia. Por eso, no se desanime si se encuentra enojado o deprimido otra vez, esto es normal. Es probable que su pena no vaya a desaparecer por completa, sino pueda disminuirse con el tiempo a medida que usted se sobrepone a estos sentimientos.

Tengo Miedo a la Muerte

Muchos de nosotros empezamos a temer la muerte cuando algo sucede y nos encontramos cara a cara con la posibilidad de nuestra propia muerte. La muerte de un ser querido o amigo cercano, un accidente que habría podido ser fatal, o aprender que tenemos una enfermedad que pueda acortar la vida, nos causa a pensar de la inevitabilidad de nuestro propio fallecimiento. Aún así muchas personas evitan a enfrentarse al futuro porque tienen miedo de pensar en ello.

Nuestras actitudes sobre la muerte son conformadas por nuestras propias actitudes fundamentales de la vida. Son productos de nuestra cultura, las influencias de nuestra familia, y talvez la religión, y con toda certeza, nuestras experiencias.

Si usted está listo para pensar en su propio futuro – en la perspectiva cercana o lejana que su vida sin duda se acabará en algún tiempo – entonces las siguientes ideas le serán útiles. Si todavía no está listo para pensar en eso, deje este capítulo a un lado ahora y vuelve a leerlo después cuando ya está más preparado.

407

Así como la depresión, la manera más beneficiosa para manejar o asimilar su muerte final es tomar pasos positivos para prepararse. Esto significa poner sus asuntos en orden, ocupándose de todos los detalles necesarios, los pequeños y los grandes. Si usted sigue a evitar tratando con estos detalles, usted causará problemas en una forma significativa para usted mismo y para las personas involucradas con su situación. Poner sus asuntos en orden incluye las siguientes partes:

- **Decida y luego comunique a otros sus deseos** sobre cómo y donde quiere estar durante sus últimos días y horas de vida. ¿Prefiere estar en el hospital o en casa? ¿Cuándo quiere que ya no utilicen los procedimientos para prolongar la vida? ¿En qué momento quiere dejar que las cosas sigan su curso natural cuando se determina que la muerte es inevitable? ¿Quién debe estar presente con usted – solo unas pocas personas cercanas e intimas, o todas las personas que le importan y quieren verlo una última vez?

- **Haga un testamento.** Aunque su herencia sea pequeña, usted pueda tener algunas preferencias definidas acerca de quien recibe qué. Si usted tiene una herencia grande, las consecuencias de los impuestos sobre sucesiones de un testamento adecuado puedan ser muy significativas. Por eso, es importante planificar con anticipación y considerar todas las posibles ramificaciones financieras y emocionales para las personas involucradas.

- **Haga preparativos, o a lo menos planifique con anticipación su funeral.** Su familia afligida y sus amigos en duelo se sentirán aliviados al no tener que decidir lo que usted desearía y cuanto gastar. Hay planes disponibles donde usted puede realizar un contrato para hacer los preparativos por adelantado y prepagar algunos o todos los gastos de un funeral (incluyendo la parcela cementerio en el lugar y del tipo prefiere) directamente con un proveedor de servicios fúnebres (una funeraria) o a través de una organización funeraria de planificación o sociedad conmemorativa. Si decide prepagar su funeral, asegúrese de informarle a su familia de los planes que hizo. Dígales donde se encuentran los documentos correspondientes. Si su familia no está al tanto de los planes previamente efectuados por usted, puede que sus deseos no se cumplan. Además si sus familiares no saben que usted prepagó el costo de un funeral, pueden pagar nuevamente por los mismos arreglos.

- **Prepare un poder duradero para la atención médica**, y uno también para mandar a alguien cómo manejar sus asuntos financieros y legales. (Se discute este tema en el capítulo 16.) Usted debería discutir sus deseos sobre su cuidado médico con su médico personal, aunque él o ella no se parezca estar muy interesado(a). (Puede ser que el médico tenga dificultad para enfrentarse de la perspectiva de perderle.)

408

Asegúrese de que algún tipo de documento o notación esté incluido en su archivo médico que indica sus deseos en el caso que usted no pueda comunicarlos cuando llegue el tiempo.

Asegúrese de que las personas que usted ha escogido para manejar sus asuntos después de su muerte se estén enteradas de todos sus deseos, sus planes y arreglos, y la ubicación de los documentos necesarios. Usted necesitará hablar con ellos, o a lo menos preparar una carta detallada de las instrucciones y dársela a alguien confiable que puede entregar la carta a la persona apropiada cuando sea necesario. Esta persona debe ser un familiar o amigo bastante cercano para saber cuando el tiempo haya llegado. Talvez usted no desee que su esposo(a) o pareja, por ejemplo, tenga la responsabilidad de llevar a cabo sus deseos, sino puede ser la mejor persona para guardar la carta y saber cuando entregarla a su agente designado.

Usted puede comprar un "kit" o materiales preorganizados en una tienda de papelería bien surtida en donde puede poner una copia de su testamento, su poder duradero para la atención médica, sus papeles importantes, e información sobre sus asuntos financieros y legales. También hay formularios que puede llenar acerca de sus cuentas bancarias, tarjetas de crédito, pólizas de seguro, y la ubicación de documentos importantes, su caja de seguridad y donde se queda la llave, etc. Esto es una manera conveniente y práctica de recolectar todo junta que cualquier persona pudo necesitar saber.

- **Aclare las "cosas" con las personas a su alrededor.** Mejore sus relaciones. Devuelva todo lo que se lo debe, incluyendo las deudas financieras y las personales. Diga lo que necesita decir a las personas que necesitan oírlo. Haga lo que se necesita ser hecho. Perdone a usted mismo y a otros.

- **Hable sobre sus sentimientos acerca de su muerte.** Es probable que la mayoría de su familia y amigos cercanos muestren reticencia a iniciar una conversación sobre la muerte, pero lo apreciarán si usted la menciona. Talvez usted encuentre que hay mucho que hablar y oír de sus seres queridos. Si encuentra que ellos no están dispuestos a escucharlo cuando usted quiere hablar sobre su muerte y los sentimientos que tiene, entonces busque alguien que estará más cómodo y comprensivo al escucharlo. Es posible que, con tiempo, su familia y amigos podrán escuchar mejor. Recuerde, los que lo aman también pasarán por las etapas de pena y duelo cuando tengan que pensar en la perspectiva de perderlo.

Una gran parte del temor de la muerte es el miedo del desconocido. "¿Cómo será?" "¿Será doloroso?" "¿Qué me sucederá (después de que muera)?" Estas son preguntas normales para cualquier persona. Para muchas personas que están muriendo de una enfermedad, ya están listas para morir cuando llegue los días finales. El proceso de la enfermedad y los medicamentos analgésicos debilitan el cuerpo y la mente, y el conocimiento de uno mismo disminuye sin darse cuenta de lo que pasa. La mayoría de personas sencillamente se escabullen, y la transición entre el estado de estar vivo y de ya no estar vivo apenas se percibe. Los reportes de las personas que han sido resucitados después de estar en un estado de la muerte clínica indican que experimentaron una sensación de tranquilidad y claridad, y que no tenían miedo.

Una persona que está muriendo pueda sentir solo y abandonado. Lamentablemente, muchas personas no pueden enfrentarse con sus propias emociones cuando están alrededor de una persona que esté muriendo. Por esta razón, evitan deliberadamente su compañía o entablen conversación poca seria, interrumpido con largos periodos de silencio incómodo. A menudo esto puede dejar perpleja y ofendida la persona que está muriendo y quien necesita su compañerismo y consuelo.

A veces usted puede ayudarles a su familia y amigos a manejar mejor la situación, diciéndoles lo que desea y necesita de ellos – atención, diversión, consuelo, ayuda práctica y así sucesivamente. En otras palabras, cuando una persona tiene algo positivo que hacer, es más probable que pueda hacer frente a sus emociones. Si usted puede ocupar su familia y seres queridos en actividades específicas, ellos pueden sentir que son necesitados y se pueden relacionar con usted alrededor de la actividad. Esto le dará algo de que ustedes pueden hablar y también ocupará el tiempo con ellos. A lo menos le ayudará a definir la situación para ellos y para usted.

Si decide que desea morir en casa, los cuidados de hospicio pueden ser muy útiles. Estas organizaciones proporcionan apoyo médico, psicológico y espiritual a las personas que están muriendo, y a su familia y otros seres queridos. Los cuidados paliativos ponen el énfasis en la calidad de vida, es decir, en la tranquilidad, la comodidad y la dignidad de la persona. Un hospicio puede arreglar su casa para que

409

satisfaga sus necesidades. También puede asumir responsabilidad para los detalles de su cuidado antes y al tiempo de su muerte. Esto puede ser de una gran ayuda a sus seres queridos y uno de los mejores regalos que les puede dar. Para encontrar un hospicio en su vecindad, consulte con el trabajador social de su hospital, su médico, o el servicio comunitario de información y referencias. También puede encontrar más información acerca de estas organizaciones en el Internet.

Los cuidados de hospicio, como todos los otros asuntos discutidos en este capítulo, se pueden arreglar antes del tiempo que se necesitan. El planear con antelación puede ser un gran consuelo para usted y sus seres queridos.

410

Indice

411

413

415

416